JN232644

臨床試験用語事典

The Handbook of
Clinical Trials and Other Research

佐久間 昭
宮原 英夫
折笠 秀樹 ［監訳］

Alan Earl-Slater ［著］

朝倉書店

The Handbook of Clinical Trials and Other Research

by

Alan Earl-Slater

Executive Advisory Panel
Ann Bowling   Anna Donald
Malini Haria   Warwick Hunt
David Kernick   Jane Sharpe
Tom Walley

Radcliffe Medical Press Ltd.
@2002 Alan Earl-Slater
All rights reserved. No part of this publication may be reproduced, stored in a retrieval system or transmitted, in any form or by any means, electronic, mechanical, photocopying, recording or otherwise without the prior permission of the copyright owner.

監訳者まえがき

　薬効の評価に臨床試験の適切な実施が欠かせないことはいうまでもないことである．さいわい，わが国においても優れた専門教育の場が増し，臨床試験に関連する職種に携わる専門家の数も急速に増加してきている．それに伴い，参考書も数多く出版され，書店に行くと国の内外の定評のある医学統計，臨床試験の参考書が並んでいる．インターネットを介しても，莫大な量の情報が入手できる．

　対象を人間においている臨床試験は，臨床医学，薬学だけでなく，疫学を含む公衆衛生，遺伝学を含む生物学など広い範囲の学問や，厚生行政と密接に関係しているので，その計画，実施，報告のためには，多職種の人々との間で幅広い知識の共有と，正確な情報の交換が必須である．また国際化が進むにつれて，海外の試験の実態や海外の医療制度に関する情報も重要になっている．

　これまでわが国では，海外で使われている専門用語を，上述の諸領域ごとに，別々に翻訳し，定義してきた．それぞれの分野の特殊性があるので，同じ綴りの外国語であっても，日本語に置き換えたときに，まったく同じ概念に相当すると考えるほうが無理であろうが，臨床試験のように，たくさんの業種の人々が共同作業をする場には，その異同をはっきりさせてから議論する必要がある．

　われわれはこのような状況で，日常に使われる臨床試験関係の用語を今一度見直し，整理しておく必要性を感じていたので本書に注目し，翻訳の提案を行った．幸い，出版社のご理解と，現在わが国の臨床試験の第一線で活躍している多数の研究者，実務家のご協力を得て，完成に漕ぎつけることができた．

　本書の最大の特徴は，臨床試験の先進国である英国で，臨床試験に関連してどんな問題が注目されているのかを，広い視野から紹介している点であ

る．最近の英国では医療制度がめまぐるしく変化し，2002年の出版後4年を経た本書の記載が，現況と変わってしまっている部分もあるが，重要な情報がたくさん含まれていることに変わりはない．

特に，医療統計学や臨床の現場と直接かかわる領域の用語だけでなく，試験実施に当たってわきまえておかなければならない医の倫理，プライバシーの保護，報告書の構成法，国際的な関係など，わが国のこれまでの参考書で，一括して取り上げられることが少なかった分野の用語や，制度が，豊富な実例や参考文献とともに紹介されている点に注目したい．

しかし一方では，治験の実際に関連する基本的な用語，CRO，SMOなどが取り上げられていないという不満もある．また，英国の医療行政の枠組の中での研究のあり方を示す研究管理（research governance）については，いろいろな角度から詳しく論じられているが，治験の現場で大活躍するリサーチナース（research nurse, CRC）についての言及はない．

見出し語の訳にあたっていくつか候補がある場合には見出し語の後に括弧でくくって示した．括弧でくくった用語も独立に見出し語として掲げ➔印で探索できるようにした．また，見出し語としてとりあげられているdemonstrative trial, effectiveness trial, efficacy trial, explanatory trial, feasibility trial, pragmatic trialなどの試験の定義，相互の関係については専門家の間でも意見の一致をみていない．この事典では原著者の考えにしたがって紹介した（参照．清水直容，津谷喜一郎（1999）：ランダム化臨床比較試験50周年記念ロンドン会議，臨床評価26(3)：453-503）．

このように本書は，臨床試験全領域にわたる辞書というよりもむしろ，これまでの臨床試験の辞典，事典ではとりあげられることが少なかった多くの問題に目を向けるための情報を提供する役割を担っている．従来の本とは違った切り口に本書の意義を見出して利用していただきたい．

2006年9月

佐久間　昭
宮原　英夫
折笠　秀樹

監 訳 者

佐久間　昭　　独立行政法人医薬品医療機器総合機構
宮原　英夫　　つくば臨床薬理センター観音台クリニック
折笠　秀樹　　富山大学大学院医学薬学研究部バイオ統計学・臨床疫学

翻 訳 者

大森　　崇　　京都大学大学院医学研究科社会健康医学系専攻
渡橋　　靖　　三共株式会社医薬開発本部臨床解析部
里井　洋一　　旧藤沢薬品工業株式会社臨床統計企画部
澤　　淳悟　　シェリング・プラウ株式会社研究開発本部臨床統計解析部
柴田　大朗　　国立がんセンターがん予防・検診研究センター情報研究部
菅波　秀規　　興和株式会社臨床解析部統計解析課
比江島欣慎　　東京医療保健大学医療保健学部

著者まえがき

　この5年の間，ヘルスケアに関係してきた者は誰でも，「すべてがエビデンスに基づいている」という望ましい状況にわれわれが急速に近づいていることに気づいてきたであろう．良かれ悪しかれ，臨床試験はエビデンスの最良の情報源とみられている．

　情報がだんだんと増加してきているが，長年にわたる経験によると，専門用語の意味を明確にし，人々が話題にできるような現代の実例を豊富に取り上げている臨床試験の本の需要の高まりはずっと続いている．

　この臨床試験用語事典の目的は次のとおりである：
- 臨床試験で使われる用語を紹介する
- 専門分野で使われる用語の範囲を広げる
- 専門用語を使いやすく明快にする
- 専門用語の標準化に役立てる
- 用語の意味の理解を深める
- 話題性がある最近の実例を集めて提示する
- さらに調べを進めることができるように参考文献を提示する
- 研究が臨床試験であるかないかにかかわらず，研究の管理という立場から現代の問題点，手順，展開についての洞察を試みる．

　しかしながら，研究の専門用語や方法論を超えて認識され，理解される必要がある，もっともっと重要なことがある．たとえば，研究の運営を取り巻くさまざまな問題，持ち上がってくる法律や政治，そして，思考，知識，実践に対する研究の影響がある．この本は，研究の専門用語や方法論を超えて，これらの問題点のいくつかに一瞥を与えようと試みる．

　この用語事典は広く臨床研究で，特に臨床試験で用いられている用語の多くを示している．それは臨床研究についてすでに何らかの知識をもっている人々に対しては記憶をよみがえらせるものとして，またこの話題になじみの

薄い人々に対しては手引きとして書かれている．全体的にみて，この本は患者，医療の購入者，供給者，医薬品企業，医事評論家，解析者，どのような立場であれ，臨床研究に関係する者の有能な助手になることを目指している．

　この用語事典でみられる定義は，1つ1つ切り離しても意味をもつが，いくつかの要素を追加すると，読者は臨床試験についてより強力な評論を展開することができる．この本の見出し語の多くは，相互に参照できるようになっている．たとえば，「決定的な臨床試験」という見出し語は，「臨床試験」，「研究法の比較」，「デュエムの反証不能理論」，「反証主義」，「ラカトス研究綱領」，「メガトライアル」，「主要な質問」，「エビデンスを臨床で活かす際の問題点」，「研究質問と研究方法」と相互に参照できる．このように相互参照する1つの理由は，取り上げられた見出し語に関連する別の見出し語がこの本のどこにあるかを指示するためである．また，この相互参照は異なった方法を結びつけることもある（たとえば，並行試験はクロスオーバー試験と方法論的に異なったものである）．さらに，相互参照をすることによって，取り上げられた見出し語と一緒に問題点を提起する見出し語をとらえようと考えている．

　大抵の見出し語の末尾にいくつかの参考文献を掲げた．これらは読者に議論している見出し語の実例を与えたり，この話題に関するさらに進んだ読み物を教えてくれる．参考文献をたどることによって，取り上げている問題についてもっと深く，広い知識を得ることができるであろう．参考文献の多くはごく最近のものであり，代表的な雑誌から引用されている．このようにすると入手できる参考文献が容易にわかるので，読者の負担が少しばかり楽になると期待している．

　この本は成書から多くの例を引用しているが，このことは私の助言者や私自身が引用された研究の結論を是認したり，同意したりしていることを意味するものではない．

　この用語事典をどのように利用したらよいか？　いくつかのヒントを以下に示しておく．

- 臨床研究で用いられている用語に出くわし，その意味をはっきり知りたいときには，この本を参考にする．
- 臨床研究の商売道具のいくつかを学びたければ，この本を参考にする．

- 臨床研究の専門用語を自分自身の仕事で使いたければ，正しい用語を使っているかどうかこの本で確認する．
- 研究が臨床試験であるかないかにかかわらず，研究管理における問題点，手順，展開について，何らかのヒントを1つの情報源から得る．
- 参加する――もし，この本の次の版で採用したいと考えるような見出し語があれば，あるいはより広い範囲の読者が価値を認めると考えられるような見出し語のよい実例をもっているならば，私に連絡して欲しい．

これは重要なことである．もし読者が統計学，倫理学，疫学，医療経済学，エビデンスに基づくヘルスケア，保健サービス機関，あるいはアウトカム研究についてもっと詳しく知りたいならば，次に掲げる書籍を薦めたい．

- Altman D (1977) *Practical Statistics for Medical Research*. Chapman and Hall, London.
- Matthews JNS (2000) *An Introduction to Randomised Controlled Clinical Trials*. Arnold Texts in Statistics, Edward Arnold, London.
- Boyd KM, Higgs R and Pinching AJ (1997) *The New Dictionary of Medical Ethics*. BMA Books, London.
- Last JM (1995) *A Dictionary of Epidemiology*. Oxford University Press, Oxford.
- Earl-Slater A (1999) *Dictionary of Health Economics*. Radcliffe Medical Press, Oxford.
- Li Wan Po A (1998) *Dictionary of Evidence-Based Medicine*. Radcliffe Medical Press, Oxford.
- Fulop N, Allen R, Clarke A and Black N (2001) *Studying the Organisation and Delivery of Health Services : research methods*. Routledge, London.
- Bowling A (1995) *Measuring Health*. Open University Press, Buckingham.
- Bowling A (1997) *Measuring Disease*. Open University Press, Buckingham.

現在進行中の何千という臨床試験があり，1冊の本に列挙するにはあまりに多い．特定の臨床試験に関する情報は，以下の情報源を調べることによって見つけることができる：

- インターネットのリスト（たとえば，http://www.controlled-trials.com, http://hiru.mcmaster.ca/cochrane, http://www.cochrane.org, http://www.nrr.org, http://clinicaltrials.gov, http://www.evidence-basedmedicine.com）

- 国民保健サービス(NHS)の情報源（たとえば，国立研究登録(NRR)，NHS執行部から入手可能なCD版研究リスト，あるいはインターネット上(http://www.doh.gov.uk/research/nrr.htm)）
- 読者の住んでいる地区や地域の臨床試験倫理委員会
- 読者の住んでいる地区のプライマリケアグループ，トラストや委員会，病院や保健局
- 読者の住んでいる地域の地域薬剤情報事務局
- 試験の後援者
- 国際機関

臨床試験に関する高度の専門家になるためには，読者は上に掲げた情報源（たとえば国立研究登録(NRR)，コクラン計画，米国食品医薬品局，*British Medical Journal*, clinicaltrials.gov）で見つけることができるような臨床試験の文献に精通する必要がある．EBMのウェブサイト(www.evidence-basedmedicine.com)は，公表されている研究と解析の抄録を調べるために価値がある．読者はまた試験（たとえばNRRは試験実施者の連絡先の名称と住所をもっている）と関係する人と話をし，実際の試験報告（どこで入手できるかは試験の後援者に尋ねよ）を読み，特定の臨床試験を議論するために仲間と知り合いになり，そして，読者自身と他人の経験から判断する力をつけてほしい．読者が会合，ワークショップ，生涯教育，研修教育，セミナーや学会で試験に関する発表を聞いたときには，演者に質問してみよう．読者の診療所に臨床試験について話し合いがもてるかどうか尋ねてみよう．読者は討論グループと連携したり，あるいはそれを立ち上げたりできるだろう．読者が参加できる訓練コースやワークショップにはどんなものがあるか見つけよう．読者の家族，友人，仲間と問題点を議論しよう．読者は地区の新聞に手紙を出して，新聞が地区の臨床試験にどんな関心をもっているかを尋ねてみよう．雑誌社やラジオ局に手紙を出して，彼らが臨床試験にどんな関心をもっているかを尋ねてみよう．

　この事典の見出し語は，ヘルスケアの範囲を超えて，多くの他の場面——たとえば，教育における試験，ソシアルケア，法と秩序，製造業における材料の試験，農業（たとえば農事試験），獣医診療で使用することができる．

　筆者は私が一緒に働いてきた多くの人から受けた励まし，援助，ヒント，専門知識，友情に心から感謝している．国際機関，産業界，大学，政府，ヘ

ルスケア，研究委員会，民間ボランティア部門に属するこれらの人々が，彼らの知識と助言を自由に私と分かち合ってきた．そして，私の連続した渇きと解明のための絶え間のない探求に対して反応することを拒む者は1人もいなかった．この本を執筆している途中，私は世界中の300人を超える人と接触してきた．彼らの助力，熱意，支援，親切に対して一人ひとりに感謝をささげたい．

　何人かに対しては特に名前を挙げて公的に感謝したい．これらの人々は私が書いてきているものに対して論評し，助言してくれた．そして彼らの洞察と明快さが非常に役立った．彼らは見せかけでない目的と情熱をもった正真正銘の専門家たちである．

Alan Earl-Slater
alaneslater@hotmail.com
May 2002

顧問専門家一覧

　出版されたこの本の実際の内容について筆者が全責任を負っているが，顧問専門家の一人ひとりに対して特別の感謝の気持ちを表明したい．

- **Professor Ann Bowling**, Professor of Health Services Research, Department of Primary Care and Population Sciences, University College Medical School, London.
- **Dr Anna Donald**, Managing Director, Bazian Limited, London.
- **Ms Malini Haria**, Associate Editor, Drug and Therapeutics Bulletin, The Consumers' Association, London.
- **Dr Warwick Hunt**, Head of Clinical Governance and Quality Development, Northamptonshire Health Authority, Northampton.
- **Dr David Kernick**, General Practitioner, St Thomas' Health Centre, Exeter.
- **Ms Jane Sharp**, Director of Medicines Information, Pharmacy Department, Northwick Park NHS Hospital, Harrow.
- **Professor Tom Walley**, Department of Pharmacology and Therapeutics, University of Liverpool, Liverpool.

あ行

IRB ➡ 施設内審査委員会

ICH
　ICH は医薬品規制調和国際会議（International Conference on Harmonisation of Technical Requirements for Registration of Pharmaceuticals for Human Use）の頭字語である．
⇨ 医薬品規制調和国際会議

ICD
　ICD は国際疾病分類（International Classification of Diseases）の頭字語である．
⇨ 国際疾病分類

アウトカム ➡ 結末

アウトライアー ➡ 外れ値

アクションリサーチ（実地研究）［action research］
　過去 50 年にわたって「アクションリサーチ」はいろいろな人々によっていろいろな方法で表現，定義されてきた．2,3 名前を挙げるとすれば，Kurt Lewin, Stephen Corey, David Hopkins である．たとえば，1994 年に Emily Calhoun は，アクションリサーチとは，「何が起こっているかを研究し，どのようにしてよりよくするか決めよう，という熟練を要する方法」であるといった．
　アクションリサーチは行動（変化）と研究（理解）を同時に，相互に関連させながら追跡する方法論の集まりである．それは行動と研究の高みへ向かうらせん状の過程になることを目指している．らせん状の過程は複数のサイクルか

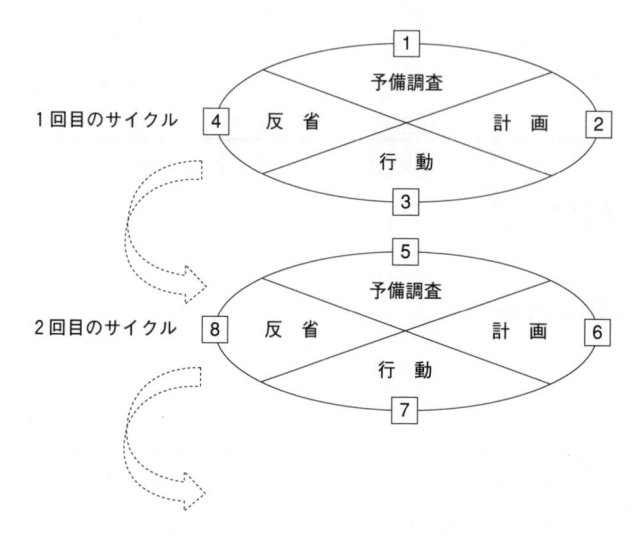

図1 アクションリサーチのらせん

らなる．図1が示すように，それぞれのサイクルは予備調査，計画，行動，反省からなる．後のサイクルでアクションリサーチは，それ以前のサイクルで発展させたエビデンスや理解に照らし合わせて，方法，データ，解釈をさらに洗練していく．
・**予備調査**：問題の仕様や理解が明らかにされる場でとられる探索的な姿勢．
・**計画**：計画は介入戦略の型を決める．
・**行動**：興味をもった集団との折衝と議論の後で介入を実行する．
・**反省と修正**：介入の評価と最初に挙げた問題点の再評価．
それぞれの介入の前，中，後で観察がなされ，情報が収集・分析される．アクションリサーチは一般に「みる，考える，行動する」という過程からなる．そのために，アクションリサーチは問題の概念化と特殊化から始めて，何回かの行動，反省，洗練，評価を通じて移動しながら，与えられた状況のより深い理解を助長しようとする．また，アクションリサーチはわれわれが取り組んでいる状況，どのようにしてそれらがわれわれの判断に影響を与えるかやその判断が根拠にする解釈を考えさせる．らせん過程は望ましい形に実践が改良されるまで繰り返される．

　アクションリサーチは：

- 理解が深まるとともに形作られる**創発的**な過程である
- 実践と変化のよりよい理解に収束する**反復**過程である
- 行動と研究の点で**実践的**である
- **参加的**である（他にも理由があるが，変化の影響を受けたものがそれぞれのサイクルに含まれるとき，変化は達成しやすいのが通常である）
- **反省的**である
- 「**エビデンスに基づいた**」ものである
- しばしば**質的，量的**な調査と行動とを**調和する**．

以下のことを提供できるので，アクションリサーチは実践において本物のかつ持続した改良につながる可能性をもっている：
- 行動と分析の当事者であるという大きな感情
- 実生活の問題，抱負，制約と解決への実践的な洞察
- 仕事を反省し評価する新しい機会
- 新しいアイデア，方法，資料を探索したりテストしたりする見通しや構造
- 新しいアプローチがどれほど効果的かを状況に即して評価する可能性
- 友人や同僚と戻ってくる情報を共有する前向きで建設的な機会
- エビデンスと分析にしたがって定式化したり行動したりするための基礎．

ヘルスケアではアクションリサーチは以下の問題で用いられている：
- 患者情報リーフレットの強化
- 研究プログラムへの募集の復活
- 喘息患者の薬物療法遵守への復帰
- 臨床研究管理プログラムへの適合
- 癌患者のケアパスの変更
- 投薬ミスの減少
- 小児病院における家族に対する牧歌的で道徳的な支援サービスの向上
- 高齢で新たに身障者になった患者に対する物理療法サービスの開発
- 新しい倫理委員会メンバーに対するトレーニングプログラムや導入プログラムの改良
- 患者と開業医の薬物変更の管理
- 看護師主導の疾患管理クリニックの育成
- 反復処方プログラムにおける薬剤師の患者，看護師，医師との交流の洗練．

アクションリサーチは法と秩序，ソシアルケアといった分野でも用いられて

きた．また，教育の分野では現在人気があるアプローチである．
⇨ NHS の研究管理，エビデンスを臨床で活かす際の問題点，カルディコットガーディアンズ，監査，研究法の比較，作業達成評価，質的研究のチェックリスト（BMJ 版），主要な質問，資料分析，探索的データ解析，トライアンギュレーション，ヘルシンキ宣言，ベンチマーキング，臨床試験

○ Bowling A (1987) *Research Methods in Health : investigating health and health services.* Open University Press, Buckingham.
○ Earl-Slater A (2002) The superiority of action research. *Br J Clin Gov.* **7** : 132-5.
○ Stringer ET (1996) *Action Research : a handbook for practitioners.* Sage Publications, London.

後同意 [deferred consent]

後同意とは患者が試験の治療群に割り当てられた後に，あるいは治療が開始された後に得られた同意である．

後同意は臨床的，道徳的，倫理的，専門的，最近では法律的な関心事にもなってごたごたを引き起こすので，臨床試験では避けたほうがよい．

患者を罠にかけているという指摘もある．患者の決定は，患者の現在の状態（たとえば，すでに試験の 1 つの群に割り当てられている，あるいは試験の治療群の 1 つに入っている）によって影響されるだろう．実際問題として，患者が自らの置かれた立場から完全に独立な決定を行うことは困難であろう．患者は，すでに試験のどこかに入っていれば，同意に傾きやすいだろう．つまり患者が置かれている立場は，患者の判断に影響する．地域の臨床試験倫理審査委員会にどうすべきかを問い合わせるべきである．しかしながら，問い合わせ先が患者の同意を得ない試験を認めた委員会と同じならば，セカンドオピニオンを得るために他の倫理委員会へ問い合わせるべきである．地域倫理審査委員会の機嫌を損ねることを心配する必要はない－彼ら自身も，どうすべきかのセカンドオピニオンを聞くことを歓迎するであろう．
⇨ MREC, LREC, 均衡状態，同意，臨床試験にかかわる前に質問すべきこと，倫理的問題

アトリション ➡ データ消失

誤り [error]

誤りとは，間違い，過ち，判断上の間違い，見落とし，過失である．誤りは

動機あるいは自覚を伴わずに生じるものである．一方，うそや偽り，ごまかしは動機に基づいて発生する．
⇨ データさらい，統計的検定：統計的検定でだます10通りの方法，バイアス

洗い流し期（ウォッシュアウト期間）[washout period]

洗い流し期とは，患者の全身から薬物あるいは治療法の影響が完全になくなるまでに要する期間のことをいう．

医薬品の見地から洗い流し期は，次のような要因に依存している：
・薬の半減期
・代謝による排出
・薬の効果の持続期間
・効果が検出されるまでにどのくらいの時間がかかるか
・患者に特異的な問題．

臨床試験に洗い流し期を設ける主な理由は，次のようなときに，おのおのの要因が混ざり合うことの影響を排除するためである：
・患者が現在の治療から臨床試験下の治療に移行する
・試験の中で，ある治療法から別の治療法に移行する．

たとえばWetterらは下肢静止不能症候群患者を対象としてペルゴリドのランダム化プラセボ比較試験を実施しているが，そこでは1週間の洗い流し期を設けている．
⇨ クロスオーバー試験，研究導入期間，薬力学

○ Wetter TC, Stiansy K, Winkelmann J et al. (1999) A randomized controlled study of pergolide in patients with restless legs syndrome. Neurology. **52**: 944-50.

アルゴリズム [algorithm]

アルゴリズムとは，どのようにしてある特別な問題を解決するかを記述した一義的に定義された一連の規則である．
⇨ ケアパス，プロトコル

安定（性）→ 頑健な

イエローカード制度 [yellow card scheme]

イエローカード制度とは，英国において実施されている制度であるが，医療関係専門家に，医薬品による望ましくない・予期されない副作用を医薬品安全

性委員会（CSM）に報告するよう求める制度である．

CSM は 1 年に 2 万件前後の報告を受ける．これはかなりの数であるが，次のような点に注意しなければならない：

- 必ずしもすべての望ましくない・予期されない副作用が報告されているわけではない
- これらの報告のすべてが重篤，致死的であるわけではない
- イングランドでの処方数は，今では 1 年あたり 5 億 3 千万件以上にのぼる．

一方，医薬品の販売承認を取得しているもの（製薬企業）には，法的な義務が課せられている．法律によって，医薬品の承認取得者は，承認を受けている医薬品の使用によって生じたヒトでの副作用あるいは動物でみられた副作用について，報告の記録を保存する義務がある．記録は，査察の権限を与えられているものによる査察時に確認可能なように保存されている必要がある．

イエローカード制度は，すでに市販されている医薬品についてだけ適用される仕組みである．そのため，臨床試験で使われている医薬品に対して自動的に適用されるわけではない．臨床試験でみられた有害事象はどのようなものであれ，総括研究者に報告される必要があり，総括研究者はエビデンスおよび試験プロトコルの要求事項にしたがって適切に対処しなければならない．たとえば，試験の資金提供者や英国医薬品管理局（MCA），他の試験施設の管理者や，地域の倫理委員会や多施設研究倫理委員会などにその情報とアドバイスを報告する場合もある．被験者（患者）の権利，安全性，福祉が最も重要であり，科学，社会，試験の資金提供者，試験を運営しているものの利益よりも重視されなければならない．

イエローカード制度は医薬品以外の介入（たとえば，医療技術や外科手術など）については対象外である．英国政府は 2000 年中ごろに，より広くヘルスケアの中で生じた問題を記録し，知識として集積し，行動につなげるための制度を開発することを公表した．

イエローカードは，標準的な報告形式をもち，処方箋あるいは，英国国民医薬品集（British National Formulary）の巻末，英国製薬産業協会（Association of the British Pharmaceutical Industry, ABPI）の出版物，既承認医薬品の特性を示したデータシートと説明書，あるいは以下に示す MCA の医薬品安全性委員会から入手することができる．

The Medicines Control Agency, Committee on Safety of Medicines,

Freepost, London SW8 5BR.
⇨ MCA，監査，結末，CSM，市販後調査，透明性，有害事象

閾値解析 [threshold point analysis]

閾値解析とは，超えると成功であり，下回ると失敗となる値を探す解析方法である．
⇨ 感度分析，境界型アプローチ，中間解析，P 値，優越性試験，用量比較試験

医原性疾患 [iatrogenic disease]

医原性疾患とは，介入の結果起こるといわれている疾患である．
⇨ 副作用，有害事象

異質性 [heterogeneity]

異質性は違いを意味する．
臨床試験には次のような点で異質性がある：
・方法
・介入
・患者の特性
・組み入れ基準と除外基準
・ケアパス
・使われる統計的検定
・結末
・試験時期
・追跡評価の時間
・文脈．
たとえば：
・携帯型の血液検査装置は現在 40 種類以上売られている
・10 種類以上の ACE 阻害薬が発売されている
・6 種類以上の COX-2 阻害薬が発売されている
・同じ疾患に対する臨床試験がしばしば異なった被験者の組み入れ基準や除外基準をもつ
・似かよった臨床試験なのに，得られた結果がしばしば異なる

8　いしつ

・エビデンスに基づく結果の実施が国によって異なる．

　もし適切な説明がなされないようなら，異質性は結果の妥当性を著しく損なうかもしれない．
⇨ エビデンスに基づく医療，系統的レビュー，同質な製品，併合解析，メタアナリシス，漏斗プロット

異質な製品［heterogeneous product］

　他の製品と異なる，あるいは異なると認められる製品は異質な製品である．
⇨ 異質性，同質な製品

一致性 ➜ コンコーダンス

意図［intention］

　意図とは計画されていることである．
⇨ 治療意図による解析，割り付けた治療による解析

意図的抽出（有為抽出）［purposive sampling］

　意図的抽出とは，興味のある症例を意図的に選び出す試験対象群のランダムでない抽出方法である．質問票を開発するときや，今後の試験の仮説を生成するパイロット試験で用いられてきた．実用的な理由で用いられることもある．図2は意図的抽出の図解である．

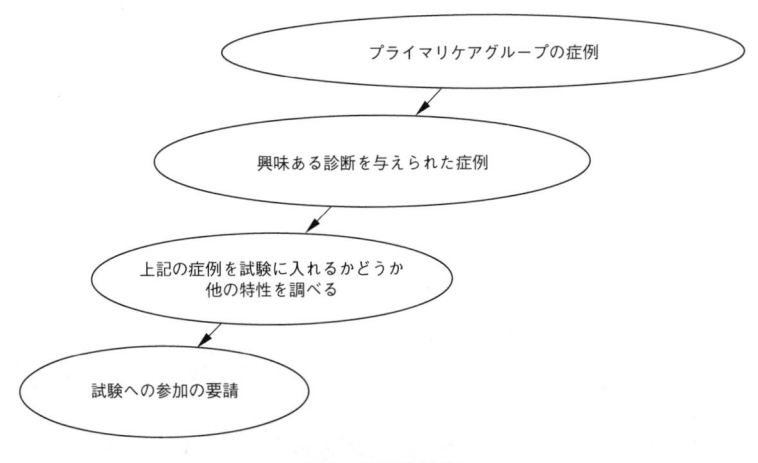

図2　意図的抽出

⇨ サンプリング法，症例発現，二段階抽出，捕獲-再捕獲抽出法

イベント（事象）[event]
　イベントとは事件が起きる（しばしば結果と称される）ことである．イベントは臨床試験中に予期できる場合も，予期できない場合もある．
⇨ 結末，作用，主要評価項目，透明性，有害事象，予想しない有利な作用，予想しない有害作用

医薬品規制調和国際会議（ICH）[International Conference on Harmonisation]
　医薬品規制調和国際会議（International Conference on Harmonisation of Technical Requirements for Registration of Pharmaceuticals for Human Use : ICH）は1990年に設立され，欧州，日本，米国の製薬企業と規制当局の専門家が対等に協力して集まる一連の会議である．

　ICH事業の重要な目的は，新薬の研究開発において実施される試験の重複を減少または除去するために，製品の登録に対する技術的なガイドラインや要求事項の解釈や適用に関する調和を達成するための方法を勧告することにある．そうすることによって人，動物，物質資源のより効率的な利用を促進し，グローバル開発や薬の使用を可能にすることへの不必要な遅延を排除し，同時に品質，安全性，有効性および公衆衛生を守るための規制に関する保護手段となっている．

　ICHに参加する組織は，欧州委員会（European Commission, EC），欧州製薬団体連合会（European Federation of Pharmaceutical Industries' Association, EFPIA），日本の厚生労働省（Ministry of Health, Labour and Welfare in Japan, MHLW），日本製薬工業協会（Japan Pharmaceutical Manufactures Association, JPMA），米国食品医薬品局（FDA），米国製薬工業協会（Pharmaceutical Research and Manufactures of America, PhRMA）である．世界保健機関（WHO），欧州自由貿易地域（European Free Trade Area，スイスが代表），カナダの当局はICHのオブザーバーである．

　ICHは会議やワークショップを運営し，ビデオやガイドラインを作成する．臨床試験に関しては，次のような興味あるICH文書をみることができる：
・医薬品の臨床試験の実施に関する基準（GCP）
・臨床試験の一般指針

- 治験の総括報告書の構成と内容
- 小児集団における医薬品の臨床研究
- 臨床試験のための統計的原則
- 臨床試験における対照群の選択
- 外国臨床データを受け入れる際に考慮すべき民族的要因
- 新医薬品の承認に必要な用量-反応情報
- 臨床的な安全性情報の取り扱い
- 臨床試験実施のための前臨床安全性試験の実施時期
- 新医薬品の製造または輸入の承認申請に際し承認申請書に添付すべき資料（コモンテクニカルドキュメント）
- 安定性試験
- 不純物に関する試験
- 癌原性試験
- 遺伝毒性試験
- 分析法バリデーション．

ICHの成果は国際的に重要であり，これらの文書は試験とその応用や解釈を国家的，地域的，局地的に理解する上で助けとなる．追加の情報はウェブサイトを参照（http://www.ifpma.org）．

医薬品の臨床試験の実施に関する基準 (GCP) [good clinical practice]

優良な臨床試験を見極め，支援し，促進することを目指す基準の集まりである．GCPには種々な版があり，現在も進展中であり，固定されたものではない．米国の製薬企業のための臨床試験にかかわってきた人の多くは，米国におけるGCPシステムについて米国がGCPの発起人かつリーダーとみなされていることを，認識している．

臨床試験にかかわるものにとって重要な業務は次のようなものである：
- これらの基準を真剣に受けとめる
- 興味をもっている，あるいはかかわっている臨床試験にどの基準が当てはまるか見極める
- 試験でどの程度まで基準が遵守されているかを決定する．
⇒ ICH，英国医学研究審議会（MRC）による臨床試験実施ガイドライン，NHSの研究管理，監査，ヒトに対して使用する医薬品の臨床試験に関す

る欧州連合指令，ヘルシンキ宣言，ベンチマーキング

因果仮説 [causal hypothesis]

因果仮説とはあるイベントがある指定された要因によって引き起こされるという陳述である．一例として喫煙といくつかの癌との間の関連性をあげることができる．

⇨ 因果関係，因子分析，仮説，仮説検定，関連，デュエムの反証不能理論，反証主義，ベイズ流の解析

因果関係 [causal relationship]

患者がある介入を受け，その介入が患者に影響を与えるとき，介入と結果の間に因果関係があることが示唆される．

たとえば，心筋梗塞後のアスピリン投与は平均余命を延長する．その関係はいまだ十分には理解されていないけれども，それは確かに存在する．Burns と Spangler は家庭での心理療法の遵守とうつ病の変化との関係を調べている．

⇨ 因果仮説，関連，交絡因子，統計的検定：統計的検定でだます10通りの方法

○ Burns DD and Spangler DL (2000) Does psychotherapy homework lead to improvements in depression in cognitive-behaviour therapy or does improvement lead to increased homework compliance? *J Consult Clin Psychol*. **68**: 46-56.

○ Heitjan DF (1999) Causal inference in a clinical trial: a comparative example. *Control Clin Trials*. **20**: 309-18.

因子分析 [factor analysis]

因子分析とは臨床試験のかぎとなる構成要素の研究である．試験の主要な要素に注目するという単純な理由から，時に主成分分析と呼ばれることがある．

⇨ 主要評価項目，中間解析，臨床試験

インフォームドコンセント（説明と同意）[informed consent]

インフォームドコンセントとは，関連するすべての詳細を理解した後に臨床試験に参加することを自発的に承諾することである．委任状を持っているときには，その委任状で同意を与えたり拒否をしたりできる．

いくつかの研究によれば，患者に与えられる情報が多ければ多いほど，またその情報について熟考する時間が長ければ長いほど，同意の得られる可能性が低くなるという．

他の研究では，与えられる情報が多ければ多いほど，患者の心のあいまいさが増すことが示されている．しかし，別の研究では逆のこと，すなわち，情報が多ければ多いほど，確実さが増すことが示されている．

実際には，おそらく各患者に最適なレベルの情報があるであろう．問題は，最適なレベルは患者や時間や状況に依存するので，何が最適であるかを実際には知ることができないことである．これは臨床試験の前に患者に説明するという問題を無視すべきことを意味するものではなく，むしろ各患者が情報や問題点を理解することを気持ちよく感じ，不必要なあいまいさが残らないことを保証できるように十二分の注意を払う必要があることを意味している．

説明による同意の問題点に関して最近の事例を考慮しながら（たとえば，英国の North Staffordshire, Manchester, Leed, Bristol の病院や，フランス，米国，オーストラリアで起きた例），このような問題点が専門家，政治家および法律家の間で非常に真剣に議論されている．

⇨ NHSの研究管理，均衡状態，賛意，データモニタリング委員会，同意，透明性，ヘルシンキ宣言，ベルモントレポート，臨床試験にかかわる前に質問すべきこと，倫理的問題

○ Edwards SJL, Lilford RJ, Thornton J and Hewison J (1998) Informed consent for clinical trials: in search of the 'best' method. *Soc Sci Med.* **47**: 1825-40.
○ Tobias J and Doyal L (2000) *Informed Consent: respecting patients in research and practice.* BMJ Books, London.

隠ぺい [concealment]

隠ぺいとは偽装あるいは隠すことを意味する．

⇨ マスク，割り付け方法の隠ぺい

ウィリアムの一致度指標 [William's agreement measure]

ウィリアムの一致度指標とは，個人と，集団の残りのメンバーとの一致の程度の評価である．

仮に10人の評価者（A，B，C，…，Jとする）がいたとすると，たとえば評価者Jの残りのメンバーに対するウィリアムの一致度指標を算出することができる．

ウィリアムの一致度指標（WA）は次の式で算出される：

$$WA = \frac{J と残りのメンバーとの一致百分率}{集団の残りのメンバーの中ですべての評価者対(たとえば AB,}$$
$$AC, AD, DE, \cdots, FG, \cdots)を作り、メンバーごとに計算さ$$
$$れるペアの評価の一致百分率をメンバーに関して平均をとったもの$$

この結果をどう解釈するべきだろうか．一般に，ウィリアムの一致度指標（WA）が高いほど一致度がよい．

以上の説明では，いささか抽象的に感じるかもしれない．一見するとそうであるが，ウィリアムの一致度指標に類するものは，今日まで気づかれていないが広く使われている．ウィリアムの一致度指標の興味深いところは，単に臨床試験の中で一致の度合いを評価できるだけでなく，ある人の臨床試験のエビデンスに対する見解，印象，主張が他の人々のものとどの程度一致しているかを評価する場面でも使えることである．

たとえば：
- 新しい薬品を使う症例を専門医が提示した際に，ウィリアムの一致度指標を使って，その専門医の見解が，どの程度同僚の見解と似ているかを評価する
- 保健局の医薬品アドバイザーがある医薬品を支持する議論をしている際に，ウィリアムの一致度指標を使って，他のアドバイザーの見解に対して，この議論がどう評価されているかを示すことができる
- ウィリアムの一致度指標を使って，いくつの病院が，新しく売り出された高価ではあるが効果のある第一線の乳癌薬に対して支払いを受け入れるか，あるいはどのような理由で対価を払ってよいと考えているかについて知ることができる
- プライマリケアグループに属する開業医が，最近公表された臨床試験の結果得られたエビデンスを実際に用いるにはどのような方法を採用するのが最もよいと考えているかを知ることができる．

ウィリアムの一致度指標が高く，集団の中での一致度が高いからといって，その集団の主張が正しいとは限らないことに注意しなければならない．たとえば，昨年，ある高齢者を専門とする精神科医のグループがアルツハイマー型認知症に関するある事項で意見の一致をみたが，他のグループ，特に医薬品の購入担当者はその事項について懐疑的であった．このように，ウィリアムの一致度指標が高いからといってそれを盲目的に受け入れて，意思決定の根拠にしてはならない．一致度が高いからといって，満足し，実際はそうではないのに安

心しきってはならない．検討している問題そのものについて，問いかけ，分析を行うこと．そうして，他人がどのように考えているかを知ること．さらに，ウィリアムの一致度指標を集計する際の対象となった人々の考え，既得権益について心にとどめておくこと．もしそれが偏狭なものであると思われる場合，より幅広い見解となるよう，他の人々の見解を含めてはどうだろうか．
⇒ NHSの研究管理，解析的見通し，バイアス

ウェンバーグの計画 [Wennberg's design]

　ウェンバーグの計画とは，臨床試験の方法の一種であり，被験者自身が好む治療を選択し，その治療を受ける方法である．

　この計画は次のようなものである．

・自分の意思で治療を選択できる群と，自分の意思で治療を選択できない群に患者をランダム化する．
・自分の意思で治療を選択できる群に割り付けられた場合，望む治療を受ける．
・自分の意思で治療を選択できない群に割り付けられた場合，いずれの治療を受けるかランダム化される．

　図3に例を示す．

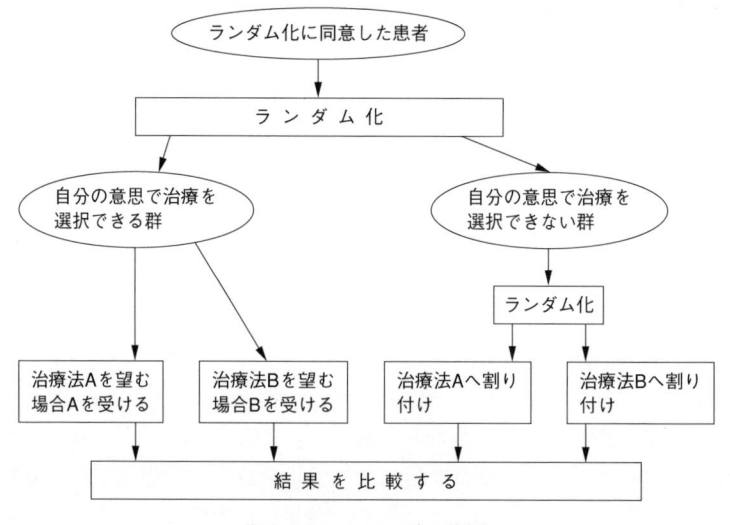

図3　ウェンバーグの計画

⇒ IRB，インフォームドコンセント，ジーレンの単純同意割り付け，選好試験，同意，ヘルシンキ宣言，ベルモントレポート，包括的コホートデザイン，倫理的問題
  ○ Awad MA, Shapiro SH, Lund JP and Feine JS (2000) Determinants of patients' treatment preferences in a clinical trial. *Commun Dental Oral Epidemiol.* **2**: 119-25.
  ○ Jadad A (1998) *Randomized Controlled Trial.* BMJ Books, London.
  ○ Lambert MF and Wood J (2000) Incorporating patient preferences into randomised trials. *J Clin Epidemiol.* **53**: 163-6.
  ○ Silverman WA and Altman D (1996) Patient's preferences and randomised trials. *Lancet.* **347**: 171-4.

ウォッシュアウト期間 → 洗い流し期

後ろ向き研究 [retrospective studies]

後ろ向き研究は，時間軸をさかのぼって実施する，すなわち，すでに起こった事象について調査する研究方法である．たとえば：
- この12週間にわたってこの病院で，胸痛を訴えた患者に対する血栓溶解治療がどのくらい迅速に施行されたか
- この12週間どのくらいの患者が病院に到着するまでの間に（たとえば救急車の中で）血栓溶解治療を受けたか
- 138の救急病院の5年間の後ろ向きコホート研究において，Glasgowらは，病院の規模が大きいほど手術による死亡率が低く，かつ，肝切除術施行後の入院期間が短くなっているかどうかの確認を試みた
- Reidらは，二次医療機関に頻繁に受診する患者における医学的に特定できない症状の後ろ向きコホート研究について報告した．

この情報はそれぞれ単独でも意義があり，新しい臨床試験のデザインを行う際に参考となる場合がある．
⇒ 監査，研究質問と研究方法，研究法の比較，データさらい，データフィッシング，前向き研究
  ○ Glasgow RE, Showstack J, Katz PP *et al.* (1999) The relationship between hospital volume and outcomes of hepatic resection for hepatocellular carcinoma. *Arch Surg.* **134**: 30-5.
  ○ Reid S, Wessely S, Crayford T and Hotopf M (2001) Medically unexplained symptoms in frequent attenders of secondary health care: retrospective cohort study. *BMJ.* **322**: 767.

打ち切り ➡ センサリング

打ち切りデータ [truncated data]

　打ち切りデータとは，いくつかの値が解析に用いられないようなデータをいう．たとえば，X よりも大きな値や，Y よりも小さな値が臨床試験の解析の際に使われない，といった状況を指す．
⇨ センサリング，データモニタリング委員会，手元のデータによる解析，統計的検定：統計的検定でだます 10 通りの方法

英国医学研究審議会（MRC）による臨床試験実施ガイドライン [Medical Research Council Guidelines for Good Practice in Clinical Trials]

　これは英国の MRC が作成した 1 組のガイドラインであり，臨床試験の良質な実践を目的としている．

　MRC は英国における臨床試験の主要な資金提供者なので，資金の提供を受けた研究実施者が，試験参加者を保護し，収集されるデータが高品質であることを保証するガイドラインに同意し，固く守ることを保証する必要がある．これは，すべての研究資金調達を支える信頼の本質的な要素を損なうことなく，また，合理的な研究活動を息苦しくするような官僚主義的なわずらわしさを加えることなく行われる必要がある．

　MRC ガイドラインは 1996 年 5 月に合意された GCP に関する ICH のハーモナイゼーション日米欧 3 極ガイドライン（ICH Harmonisation Tripartite Guideline for Good Clinical Practice）によって定められた原則に基づいている．

　その原則は次のとおりである．
1. 臨床試験は，ヘルシンキ宣言を源泉とし，GCP や適用可能な規制当局の要求事項と一貫した倫理的な原則にしたがって実施されなければならない．
2. 試験が開始される前に，予測できる危険性と不便さと，試験に参加する個人や社会の予期される便益とを天秤にかけるべきである．試験は，便益がリスクを正当化できる場合にのみ開始され，継続されるべきである．
3. 試験参加者の権利，安全性，福利が最も重要な考慮点であり，科学や社会の利益より優先されるべきである．
4. 利用可能な治験薬の非臨床や臨床の情報は，提案された臨床試験を支持す

るために適切なものでなければならない．
5. 臨床試験は，科学的であり，明確で詳細なプロトコルに記載されていなければならない．
6. 試験は，事前に倫理委員会が支持した意見を取り入れたプロトコルを遵守して実施されなければならない．
7. 参加者に施される医療や参加者のために下される医療上の決定は，常に資格のある医師，または適切な場合は資格のある歯科医師の責任によって行われなければならない．
8. 試験実施にかかわる各人は，それぞれの仕事を成し遂げるために必要な教育，研修を受け，経験を積むことによって資格を与えられるべきである．
9. 試験参加前にすべての参加者から自由意思に基づくインフォームドコンセントが得られなければならない．
10. すべての臨床試験の情報は，正確な報告，解釈，照合が可能な方法で記録され，取り扱われ，保存されなければならない．
11. 参加者を同定しうる記録の機密は，適切な規制要求事項にしたがってプライバシーや機密性に関する規律を尊重しつつ，守られなければならない．
12. 治験薬は，GMP（good manufacturing practice, 医薬品の製造管理と品質管理に関する基準）にしたがって製造され，取り扱われ，保管されなければならない．治験薬は承認されたプロトコルにしたがって使われなければばならない．
13. 試験のすべての局面の品質を保証する手続きをもった体制が提供されなければならない．

　これらの原則を読み飛ばしてはならない．これらの原則は単に試験の高い標準を維持するために用いられているだけではなく，臨床試験の弱点を見いだし，質問を発しようとする人たちによってチェックリストとしても現在用いられている．もし読者の試験がこれらの原則の1つに違反していることを誰かが見つけたとすると，読者の仕事と参加者や読者の組織の信用が大きく傷つけられることになる．高い標準を維持することは，医学研究，専門的な評判，資金調達，患者保護，法律の点で重要である．

　読者がもし臨床試験にかかわっていないとすると，読者は，聞かれたらこれらの原則を固く守っていることを証明しなければならない人々にいつでも質問できる．これらの原則で他に何ができるだろうか．読者のトラストや委員会や

行政区の同僚で，MRCの臨床試験（詳細は国立研究登録（NRR）参照）にかかわっている人に連絡し，彼らがMRCの原則にいかに忠実にしたがっているか示すよう求めるとよい．次に，他の団体から資金を受けている試験に目を移し，どの原則を守らなければいけないか，どの原則が実際に守られているかをみるとよい．どちらの試みにおいても，試験の総括研究者（PI）に証明を求めるとよい．

　3つ目の試みとして，読者が臨床試験にかかわりたいとする．上述したおのおのの原則を用い，それらを質問の形に変えてみる．たとえば，原則10は次の質問「試験の情報はどのように集められ，照合され，監査され，保存されるのか」に変えることができるであろう．

　MRCガイドラインは次のような細目を含んでいる：
・中心となる研究機関
・総括研究者
・独立な試験監視
・試験の運営委員会
・試験管理
・治験薬
・ランダム化の方法
・試験参加者の医療保険
・試験参加者に対する敬意と説明と同意
・プロトコル遵守
・安全性報告
・データの取り扱いと記録の保管
・品質保証と監査
・試験の進捗
・新しい情報の考慮
・試験結果の広報と情報提供
・クレームの手続きと個人に対する補償
・地域研究倫理委員会や多施設研究倫理委員会とのコミュニケーション
・科学的，倫理的，運営的な取りまとめに関する専門家のレビュー
・文書作成
・MRCの申請書式の書き方

- MRCの運営委員会やデータモニタリング委員会
- キーとなる文書作成．
⇨ ICH，NHSの研究管理，MREC，LREC，監査，系統的レビュー，ピアレビュー，プロトコル，ヘルシンキ宣言，ベンチマーキング，メタアナリシス

  ○ Department of Health (1996) *The Protection and Use of Patient Information*. Department of Health, London.
  ○ Medical Research Council (1998) *Guidelines for Good Practice in Clinical Trials*. Medical Research Council, London.

（英国）医薬品安全性委員会（CSM）[Committee on the Safety of Medicines]

　医薬品安全性委員会はサポートする事務局とともに約34名の独立した専門家から構成される英国の委員会であり，2週間ごとに開催して薬品の認可の申請を審査し，どのような条件をつけて，この薬品を英国内で使えるように認可を与えるかを英国の保健大臣（政治家）に助言する責任を果たす．

　本書にどうしてこの委員会の項目があるのだろうか．その答えは，この委員会が薬品の承認への支援のために提出されたエビデンスと臨床試験に関係した多くのエビデンスを決定的かつ批判的に査定しているからである．
⇨ イエローカード制度，MCA

（英国）境界型薬剤に関する諮問委員会 [Advisory Committee on Borderline Substance]

　これは法的執行権限のない専門家集団で，次に挙げることについて英国政府に助言をするために1971年に設立された：
- 製品（たとえば，食品，ハーブ，ダイエット補助食品，化粧品）を医薬品に分類し，その結果，医薬品に関するルールにしたがわせるべきかどうか
- 製品が，英国が公的に資金を提供している国民保健サービス（NHS）で利用できないようにすべきか
- NHSでの製品の経済的使用．

　英国内閣の大臣が議長と7人のメンバーを任命する．スコットランド，ウェールズ，北アイルランド担当大臣がそれぞれもう1人ずつのメンバーを委員会に指名する．政治家がメンバーを選ぶが，委員会の仕事においては，党利党略

はほとんど役割を果たさない．

初めて読み，初めて考えるわけではあるが，なぜこの本にこのような特別な委員会のことが含まれているのか，疑問に思うのはもっともなことである．理由は，もし委員会がある製品を「医薬品」と判断すると，その製品は医薬品に関連するたくさんの規約を満たさなければならないので，臨床試験の観点からこの委員会は重要であるからである．これらの規約には，その製品の臨床試験を実施する必要性，それを市場に出すライセンスを申請する必要性，製造の監査が必要とされること，製品が関連する市場取引や広告に関する規約の制約下にあることが含まれる．

⇨ NICE, MCA, MDA, CSM

英国国立医療技術評価機構，英国保健医療向上研究所（NICE）[National Institute for Health and Clinical Excellence]

NICE は，ヘルスケアへの介入の臨床的な有効性と費用に対する効果についての情報に一貫性，権威および重要性を与えるために，1999 年 4 月に設立された英国国民保健サービス（NHS）の 1 機関である．元来 National Institute for Clinical Excellence を略して NICE と呼んでいた．

2005 年 4 月，健康開発局（Health Development Agency）と併合して National Institute for Health and Clinical Excellence になったが，NICE のまま呼んでいる．

NICE は医薬品と医療処置の臨床的および経済的な評価を実施している．また，臨床現場を手助けするガイドラインの作成を始めている．

NICE は，特別な保健局であり，NHS の他の部署ではうまく処理できないとされる問題に対処するための独特の全国的，すなわち地域を超えた機能を保有している．NICE は英国保健省の資金を得て他の専門機関が現在引き受けている仕事を結集する．

当然のことであるが，NICE は NHS の資源の使用を改善しようという努力を助けるために，地区，地域そして全国的なレベルでの関係を発展させている．

保健大臣は政治家であるが，NICE 委員会に小人数の理事と委員を任命する．NICE 委員会は，その資源，作業プログラムの配布および作成するガイダンスに対する説明のために保健大臣によって開催される．

臨床的および経済的な評価に当たって，NICE は以下に説明する 6 ステップの戦略を使う：
- ステップ1　同定と調査：NHS に大きな影響を与えそうな医薬品，医療機器，処置に関して；使用上で説明ができないばらつきや，ヘルスケアへの介入について臨床的有効性と費用効果の不確実性を確認するために現状を調べる
- ステップ2　エビデンスの収集：ヘルスケアへの介入の臨床的有効性と費用効果を評価する研究を計画する
- ステップ3　評価とガイダンス：臨床的有効性と費用効果についてのエビデンスの臨床的意味を注意深く検討し，NHS のためにガイダンスを作成する
- ステップ4　公布：ガイダンスと支援する監査方法の公布
- ステップ5　実施：地区レベルでクリニカルガバナンスなどの方法を通じて実施する
- ステップ6　モニタリング：影響をモニタリングし，助言の吟味をつづけ，患者やその代理人の視点と，関連がある新しい研究成果を考えに取り入れる．

展開しているプログラム，スタッフ，これまでの決定についてのさらなる詳細は NICE のウェブサイト（http://www.nice.org）を訪れるとよい．英国政府は，実績と経験が増せば NICE の役割と機能を発展させることを検討するだろうと述べている．実際，NICE は仕事ぶりとその影響について審査されている．

正直なところ，なぜ NICE がこの臨床試験の事典に含められているか，と思うかもしれない．理由は簡単で，NICE が医療関連製品の周辺の臨床的なエビデンスをきわめて念入りにみており，そしてそのエビデンスの多くが臨床試験から生じるからである．

それゆえ：
- 推薦を受けた購入品の主なものが公示されるようになり，そしてそれらは以前にもまして臨床的なエビデンスの厳密な審査に基づくであろう
- 以前よりも多くの人が臨床試験に興味をもつであろう
- より多くの人が，製品やサービスについて NICE が行うような型式の質問をすることに満足し，自信をもつであろう
- より多くの人が，「あなたの決定や説明を支持するエビデンスはどこにあり

ますか」というような単純な質問をするようになるだろう．

臨床試験を支援したり運営する人は，研究や研究の結果が今まで以上に精査される（しかも迅速に）ようにしなくてはならない．

⇒ NHS の研究管理，エビデンスに基づく医療，経済分析と臨床試験，系統的レビュー，説明責任，適正手続き，透明性

（英国）国立研究登録（NRR）[National Research Register]

国立研究登録は，国民保健サービス（NHS）が出資しているか，またはそこで行われる研究プロジェクトのデータベースである．それは多種多様な研究を含み，その研究の目的と方法の印象を与え，主任研究者の連絡先の詳細も提供している．

したがって，以下の質問について考えるとき，国立研究登録は役に立つ．
- NHS でどのような研究が行われているのかを知りたいか．
- 近くであなたの処方サービスに関心のある研究を実施している人がいるか．
- 隣のプライマリケアグループの場で誰が何をしているかについて興味があるか．
- 新しい薬の試験を行っている専門家を訪れたいが，誰を訪ねればよいか．
- 誰が特定の研究に対して資金を払ったのか．
- どんな研究プロジェクトが近いうちに報告されるのか．
- ある新しい薬を処方集に載せるように要求している専門医とスポンサーまたは研究関係者の間に，何らかの接点があるのか．
- 誰が臨床現場での研究について医師と話すことができるのか．
- 研究を行うことを熱望しているあなたの看護師の1人が，臨床試験を行っている指導者を探し出すことができるか．
- 他のどこかですでに実施されているかどうか確信がない場合を除いて，ある研究を委託したいか．
- 何が現在研究されているのかを把握したいか．
- いつ新しい研究が報告されるのか，いつ報告されるかを知るために誰に連絡をすればよいか．

国立研究登録は以下のものを提供する：
- NHS が行っているまたは関心がある広い範囲のプロジェクトへの迅速で簡便なアクセス

- 関連がある素材をより効率的に把握するキーワード検索手段
- 1年を通じての更新
- プロジェクト実施者の氏名と連絡先．

プロジェクトの情報は以下から得られる：
- NHSの医療技術プログラム
- 研究開発部（R&D）におけるNHSの国家優先プログラム
- スコットランドおよびウェールズの事務局が資金を提供している仕事
- NHSプロバイダーユニットの中のNHS R&D指令の援助を受けている仕事
- 医学研究審議会の臨床試験要覧
- R&D型プロジェクト情報を保持している他の登録に関する情報
- NHSレビュー普及センター（Centre for Reviews and Dissemination；CRD）のデータベース情報．

以下の事項について多くの情報を与えるために研究登録は余地を残している：
- 試験にデータモニタリング委員会があるか
- 試験の盲検性の問題点
- 終了した仕事の結果
- どこに結果が公表されているか
- 誰がその結果を使っているか．

　国立研究登録は，イングランドのNHS執行部に連絡することによって，またはインターネット（http://www.doh.gov.uk/research/nrr.htm またはhttp://www.updatesoftware.com）によって知ることができる．

⇨ IRB，NICE，NHSの研究管理，LREC，研究質問と研究方法，試験が開始されないことについて研究者が示した理由，試験中止・中断について研究者が示した理由，説明責任，対価表，多施設共同試験，適正手続き，透明性，ブラインディング，臨床研究の流れ

（英国）多施設研究倫理委員会（MREC）[Multicentre Research Ethics Committee]

　多施設研究における倫理的事項の承認を得るための新しい制度が，1997年の英国保健サービス（NHS）の文書 HSG(97)23 において発表された．多施設研究の倫理審査の過程を容易にするために，多施設研究倫理委員会

(MREC) は，既存の地域研究倫理委員会（LREC）の業務を補うことを目的に 1997 年に設立された．

MREC 制度は，複数の地区にまたがる研究のさまざまな問題を解決するための 1 つの試みである．これらの問題は以下のものを含んでいる：
・地区ごとに倫理的要請と制度が相違している
・申請の多様性
・決定を受け取るまでの遅延
・決定におけるばらつき
・作業労力の重複
・調整不足．

MREC 制度は有益な研究を助長し，基準を高め，上に掲げた問題を緩和するであろうと期待された．さらに MREC の一般的な目的は以下に示すとおりである：
・研究を実施する際の倫理規範を守り，関係機関により公布されたガイドラインが厳守されていることを保証すること
・危害から研究の対象者を守ること
・対象者の権利を守ること
・これらの目的が厳守されていることを社会に再保証すること．

この新たな制度では，多施設研究とは 5 つ以上の LREC がある地域の中で実施される研究と定義されている．そのような研究のすべてが MREC によって検討されなくてはならない．

MREC の申請は，「主任研究者」と呼ばれる特定の一個人によって拠点としている NHS 行政区（region）に対して行われる．興味深いことに，MREC の決定はイングランドのすべての行政区に適用される．スコットランド，ウェールズ，および北アイルランドで設立された同様な委員会とは相互協定がある．

MREC の承認が得られた場合，主任研究者は承認書を受け取り，これを研究に参加している各地区のすべての研究者に送らなくてはならない．そして，地区の研究者は地区特有の受け入れ条件に影響しそうな問題を検討するために，LREC に MREC からの承認書と一緒に申請資料を提出しなくてはならない．どの LREC も MREC の承認書なしには，多施設研究のための申請を受理しない．

個々の行政区のMRECには，5つ以上のLRECの地域内から提出された研究計画を審査する責任が与えられる．研究は臨床試験にかぎらない．たとえばデータベース研究，患者へのインタビュー，または薬物の使用調査についての計画も含まれる．ある研究について1つのMRECによる承認は全国的な承認となる．しかし，このような承認が全国的な規模の試験を実施することを強制しているわけではない．

　MRECは，HSG(97)23とMEL(1997)8により与えられている通知，およびHSG(91)5のガイダンスと広報1992(GEN)93の方針にしたがい形を整えられてきた．1998年2月現在，NHSのMRECに対する議事規則は次のとおりである．

　委員会は，主任研究者が［適切な場所］に配置されていて，研究が英国内の5つ以上のLRECがある地域内で実施される多施設研究について検討する責任がある．

【委員】

　委員長と副委員長は保健省の主席医務官によって任命され，任命されたものの1人は医療従事者でない必要がある．これらのものは最初2年間従事し経験の連続性を確保するような方法で再任命される．委員は3〜5年間従事し，1期の留任が可能である．MRECの構成を表1に示す．

表1　MRECの委員

内容	最大数	最小数
一般開業医	2	1
看護師，助産師	2	1
医療関連の専門家	1	1
臨床薬学者，薬剤師	2	1
病院専門医	4	3
公衆衛生医，疫学者	1	1
非医療従事者*	6	4
合計	18	12

*現在だけでなく，過去においても以下の職種ではなかったもの：
ⅰ）医師，歯科医師，眼科一般開業医，眼鏡技師，薬剤師
ⅱ）登録眼鏡処方師
ⅲ）登録看護師，登録助産師，登録保健師
ⅳ）何らかの保健局，健康関係当局，地域健康協会，地域医療協会の職員もしくは何かしらの従事者

委員長は，保健省や委員たちとの協議を行い，委員会の結束や作業に関して好ましくない行動をとると感じられる委員について働きかけを行い，総合的な委員会の視点からこの問題を議論する権限をもつ．最終的にこの問題が解決されない場合には，その委員は辞任するように促されることもある．

【会議への出席】

委員は代理人を立てることはできない．もし，3回続けて会議に出席できない，もしくは年間で会議の出席率が50％未満のものは辞任とみなす．

【法定責任】

MRECの委員は，MRECの1委員としての職務の実行により彼らに対して反対する主張を受けるかもしれないが，保健省はそのような主張により生じるどのような損失に関してもMREC委員を法的に保護する．この中には法的な費用や賠償，またその委員がそのような主張を保健省に届け，理にかなった方法でそれを助力することが行われた際に彼らが負うであろうと予想される出費も含まれる．

【利害関係の申告】

もしも委員会の委員がプロジェクトまたはそのスポンサーに対して財務上または個人的な利害関係があるならば，そのことを委員長に知らせなくてはならない．その場合，委員長はこの利害関係により委員が議論に加わる資格を奪うべきであるか否かを決めることになる．

【機密性】

委員はMRECの作業に関するすべての文書および議論について，機密にしなければならない．

【説明責任】

MRECは国務大臣に対して説明責任がある．現実にはこの業務は主席医務官に委任されている．公式な説明責任は年次報告書により果たされる．

【会議の回数と頻度】

MRECは，妥当な頻度で仕事量に応じて会合を開く．最初のうちは月に1度でよい．

【議題】

議題は，可能なかぎり会議の最低2週間前に委員に送る．

【会議の日程】

すべての会議の日程は年間の予定として公表されるので研究者は会議の日程

を調整することができる．研究者は会議が設定されている3週間前にMRECの事務官へ申込書を送らなくてはならない．

【研究者の会議への出席】
　申請者は自分たちのプロジェクトが議論されるMREC会議への出席を要請されることもある．

【委員会の決定】
　委員会の決定は，すべての倫理的事項について十分な議論が行われた後に下される．可能なかぎりの意見の一致によりなされる．すべての決定は，その研究について検討された会議から10日以内に書面で研究者に通達される．承認または棄却の理由が必ず添えられる．重要な少数意見も議事録には記載され，役に立つと思われる場合にはコメントとして研究者に匿名で届けられることもある．

　申請書類について以下の決定が下される．
- 承認：申請書類は修正なしで倫理的な承認が得られる．
- 修正条件付き承認：申請について比較的軽微な修正を行うという条件付きの承認が得られる．委員会の修正要求に対する主任研究者からの回答の判断は，委員長に委任される．
- 延期：申請の検討は，重要事項の修正，明確化，さらなる情報を得るまで延期される．
- 棄却：申請内容が，本質的に非倫理的で，容易な修正が可能ではない場合には倫理的な承認が拒否される．
- 転送：申請内容が，特定のMRECには適切ではない場合，より適切なところに転送される．

【承認の一般的な要件】
　MRECは以下に示す一般的な状態を前提として倫理的承認を与える：
- オリジナルのプロトコルから逸脱するようなときには，まず委員会に連絡する
- 研究の進行の定期的な更新と試験の結末の報告が得られる
- 承認が与えられた日から（拡大した計画も適用される）3年以内に研究が開始される
- MRECガイドラインに沿った手順にしたがってMREC，関連のあるLREC，スポンサーに有害事象が報告される．

【MREC間の相互委託】

事務局間の協定によって，あるMRECで重い負担となる場合には，その仕事を別のMRECに回すことができる．申請の内容によっては，MRECが特定の分野で専門技術をもっている別のMRECに回すこともあるかもしれない．どのMRECも別のMRECまたはLRECに対する上訴を聞くことはできない．研究者とMRECのどのような意見の相違も当事者間で解決されなくてはならない．もし結論を下すことができそうになく，当初のMRECと研究者と協定があるならば，他のMRECに委託を行うことが可能である．その場合2番目のMRECの勧告が最終的なものとなる．

【委員長の判断】

委員長の判断が最初の申請に決着をつけるために用いられることはない．それは，申請書類の若干の改定が必要なときに，主任研究者による修正が要求を満たしているかを確認する際に適している．また，すでに承認された申請の修正がきわめて本質的で，委員全員の熟考を要するものなのか，それとも，修正が委員長の判断でなされる程度に非常に軽微であるかどうかを決める際にも適している．委員長の判断による決定は，次回の委員会の会議で報告されるべきである．

【定足数】

定足数は，委員の半数を必要とし，その中には委員長もしくは副委員長の他に，少なくとも2人の非医療従事者と2人の医療従事者が必要である．事務官は会議に先がけて，個々の会議が定足数に達することを保証すべきである．

【会議の議事録】

すべての会議について議事録をつける．これらは，機密書類であるが，請求があれば，主席医務官，主席研究者，およびLREC委員長に送られることもある．

【申請資料の保管】

MRECの事務官は，研究の結論が出た後3年間，委員会として受け取ったすべての申請資料のコピーを保管する．

【年次報告書】

年次報告書は国務大臣またはその代行者に送られる．年次報告書のコピーはまたLREC委員長および保健省でみることが可能である．年次報告書は公的な査察においても利用することが可能である．

【承認された研究の審査】
　MRECは，何らかの有害な結果や研究を完成できなかったこと，または作業を行う上でMRECが関心を寄せるであろうと考えられるその他の情報について通知を受けることを期待している．さらに，MRECは年間の中間報告と研究が完了した後の最終報告を要求する．仮の報告書形式がこの目的のためにガイドラインの中に規定されている．もしも研究を中止した場合や被験者の募集が困難である場合には，研究者はMRECに通知をするように求められることもある．

【申請料】
　営利会社が後援している研究は，1申請あたり1000ポンドの申請料が必要となる．

　図4にMREC制度を流れ図で示した．
　表1にはMRECの構成を示した．実際には許される範囲内で構成を変えてもよい．
　1998年9月に，NHSの執行部は，LRECに対するガイダンスを公表したがそこでは以下について述べられている：
・MRECにより承認された申請を検討するために，LRECの常設小委員会を設立するべきである（定足数は2人）
・このLREC実行委員会は，MRECによる承認後の2週間以内に招集するべきである
・LREC実行委員会の裁決は，5勤務日以内に研究者に連絡すべきである．この裁決は委員会全員による批准を求めているわけではない．承認が与えられれば，研究を開始してもよい
・LREC実行委員会による申請の棄却は地域的な理由によるものだけであり（下記を参照），この決定について十分な説明を行う必要がある．
　LRECの棄却理由は以下に基づくものである：
・地区の研究者の適切性
・研究場所の適切性
・被験者の適切性
・患者情報シートと同意書が要求されている地区情報を伝えているか，または，それらが地区に適した言葉を使って作成されているという条件．患者情

ステップ 1 　主任研究者が，配置されている地域の MREC に申請書を提出する．

ステップ 2 　指名された MREC は提出された申請書を検討する．

ステップ 2 で MREC は研究者とともに議論を行うこともあれば，適切な外部専門家からのアドバイスを得ることもある．

ステップ 3 　指名された MREC は，決定を主任研究者に交付する．

もしも否定的な決定が下された場合には，主任研究者は申請書を修正し，再度ステップ 1 で行ったように再提出する．MREC からの返答書には，その申請の承認もしくは非承認の理由の詳細が示される．これには，その MREC の委員長か，指名された代理人によって署名される．

ステップ 4 　主任研究者は，プロトコル，MREC からの返答書，MREC への申請書を，地域性を加味するために必要な添付資料とともに，地区の研究者に送る．

ステップ 5 　地区の研究者は，MREC からの返答書と承認済みの申請書を，完成し署名された添付書類とともに適切な LREC に送る．

ステップ 6 　LREC は，その地区で受け入れに影響を及ぼす事項について検討する．

ステップ 6 で LREC はその申請書をその地区の主任研究者と議論することもある．LREC はまた，事務官を通じて MREC と一般的な関係を深めることもある．

ステップ 7 　LREC は地区の研究者に NHS および関連する MREC に決定を知らせる．LREC はその返答のコピーとプロトコルのコピーを，コメントを添えて MREC に送る．

LREC は申請書を承認するか棄却するかであって，基本的に患者情報シートを地区の要求に反映させるための変更以外に修正しない．地区の申請のときのように，LREC は棄却の理由を与えるべきである．

ステップ 8 　MREC は地区のコメントと決定を検討し，これらを考慮しながらこの決定を修正するかもしれない．MREC と LREC はこの流れ図に記載されているプロセスのすべてのステージが，適切にかつ効果的に行われるということを保証すべきである．

図 4 　多施設研究倫理制度の流れ図（簡略化された例）

表2 研究中間報告書の事例

1. 主任研究者の氏名および住所
2. 試験の短い標題
3. 研究倫理委員会参照番号
4. 研究倫理委員会承認日
5. 試験は始まりましたか　　　　　　　　　　　　　　はい　　いいえ
   もし，いいえの場合は理由を記載してください
6. 組み入れられた地区の研究施設数　　　　　　　　　計画時　実績
7. 試験組み入れ対象/患者数　　　　　　　　　　　　計画時　実績
8. 試験完了対象/患者数　　　　　　　　　　　　　　計画時　実績
9. 下記理由による脱落者数
   （ⅰ）　効果不十分
   （ⅱ）　有害事象
   （ⅲ）　自己判断による中止
   （ⅳ）　服薬不遵守
10. 試験に対象を組み入れるのに重大な困難がありましたか　　はい　　いいえ
    もし，はいの場合は理由を記載してください
11. 望ましくない事象はありましたか　　　　　　　　　はい　　いいえ
    （回答の前に，同封の研究者への通知という小冊子にある定義を参照してください）
    はいの場合，委員会へ届け出ましたか　　　　　　　はい　　いいえ
12. もし望ましくない事象を委員会へ届け出なかった場合は，その理由を述べてください．届けることは研究倫理委員会が承認する条件であるからです
13. 試験内容に改訂はありましたか　　　　　　　　　　はい　　いいえ
    はいの場合，これらを委員会へ届け出ましたか　　　はい　　いいえ
    改訂を委員会へ届け出なかった場合は，その理由を述べてください．御承知のように，届けることは委員会の承認条件であるからです
14. 試験は終了しましたか　　　　　　　　　　　　　　はい　　いいえ
    はいの場合，下記の15と16に回答してください
    いいえの場合，予想される終了日はいつですか
15. 将来とも終了しない場合は，理由を記述してください
16. 結果―結末と結論の詳細を記載してください（必要であれば別紙を添付のこと）
    どのようにして成果は広められましたか
    ・認可/規制の目的に使用した　　　　　　　　　　　はい　　いいえ
    ・発表　　　　　　　　　　　　　　　　　　　　　はい　　いいえ
    ・出版物：−計画中　　　　　　　　　　　　　　　はい　　いいえ
    　　　　　−印刷中　　　　　　　　　　　　　　　はい　　いいえ
    　　　　　−出版済み　　　　　　　　　　　　　　はい　　いいえ

詳細を下に記入し，出版物と発表資料のコピーを入手後すぐに送ってください
17．総括研究者の署名
18．総括研究者氏名の活字体での記入
19．研究実施施設における組織の長の署名
20．倫理委員会への中間報告書の提出年月日

報シートと同意書に他の変更はいっさいなされない．

現実には「適切性」という用語の意味するところは不明瞭である．研究によっては1つのLRECが「不適切」とみなしたが他のLRECはそうではなかったということも報告されている．この見解の相違は基準に則った妥当な理由によるかもしれないが，さらなる検討が必要である．

MRECによる展開の1つは，標準化された中間報告用紙を使うことである（表2参照）．この用紙は，これらの用紙が送付され，記入され，返却され，解析された場合に，MRECがどのような情報を得るのかを示すためにここで再掲しておく．

これらの用紙からの情報は，試験実施者に試験の状況の最新情報を提供するだけでなく，委員会の中で彼らが推奨した作業過程に対する有益な洞察を，承認した委員会に提供するであろう．より一般には，この情報は，現実場面における教育と研究の経過に関する真の理解を主要な学会，試験を行わない医師，試験のスポンサー，そしてもちろん患者と彼らの支持者に伝えることに役立つであろう．

これを書いている時点では，英国のMREC制度は，試験の申請を裁可するために登場してきた制度の大きな部分を占める．上述したように，承認された試験を実際に監視したり，試験を承認する制度を監視したり，倫理委員会の決定をより透明性のあるものにしたり，そしてNHSの倫理委員会によって裁可されたNHSの患者が参加した試験の結果の公布に努めるという点でまだ仕事が残っている．

英国の臨床研究倫理委員会制度は，反省し，見直し，そして改善を行う第2の期間に入っている．それは，NHSの研究管理に対する改善の形をとって，またヒトに対して使用する医薬品の臨床試験における欧州連合指令を考慮してこれを行っている．どのような新しい制度が現れるのか，なぜそしてどのようにそれが機能するのかの検討は今後の問題である．

⇨ IRB，NHS の研究管理，LREC，研究管理施行計画書，研究質問と研究方法，試験が開始されないことについて研究者が示した理由，試験中止・中断について研究者が示した理由，多施設共同試験，ヒトに対して使用する医薬品の臨床試験に関する欧州連合指令，ベンチマーキング，臨床研究の流れ，臨床試験が遅れたり完了できない原因，倫理的問題

- Ah-See KW, MacKenzie J, Thakker NS and Maran AG (1998) Local research ethics committee approval for a national study in Scotland. *J Royal Coll Surg Edin.* **43**: 303-5.
- Alberti KG (1995) Local research ethics committees. *BMJ.* **311**: 639-41.
- Alberti KG (2000) Multicentre research ethics committees: had the cure been worse than the disease. *BMJ.* **320**: 1157-8.
- Busby A and Dolk H (1998) Local research ethics committees' approval in a national population study. *J Royal Coll Phy Lond.* **32**: 142-5.
- Lux AL, Edwards SW and Osborne JP (2000) Responses of local research ethics committees to a study with approval form a multicentre research ethics committee. *BMJ.* **320**: 1182-3.
- NHS Executive (1997) *Ethics Committee Review of Multicentre Research: establishment of multicentre research ethics committees.* HSG(97)23. NHS Executive, Leeds.
- NHS Executive (1998) *Guidance Points to Local Research Ethics Committees.* NHS Executive, Leeds.
- MREC Central Office (2000) *Revised MREC Paperwork.* NHS Executive South Thames, London.
- Tulley J, Ninis N, Booy R and Viner R (2000) The new system of review by multicentre research ethics committees: prospective study. *BMJ.* **320**: 1179-82.
- While AE (1995) Ethics committees: impediments to research or guardians of ethical standards. *BMJ.* **311**: 661.

（英国）地域研究倫理委員会（LREC）[Local Research Ethics Committee]

　1991 年に保健省によってガイダンスが公布され，当時の各地区の保健局に 1992 年 2 月までに地域研究倫理委員会（LREC）を設置することが求められた．LREC は保健局の管理部門の 1 つでもなく，いかなる他の委員会の下の小委員会でもない．

　LREC の一般的な目的は次のとおりである：
・研究における倫理的な実施標準を保持し，関連団体により発行されたガイドラインにしたがっていることを保証する
・研究の被験者を危害から守る
・被験者の権利を保護する

・このような目的が達成されていることを一般の人々に再保証する．
　LREC は提案された研究プロジェクトの倫理的な問題に対して，以下の事項が含まれるときには，意見を求められる：
・プライベートセクターと契約している人を含む国民保健サービス（NHS）の患者
・NHS 患者がかかわる胎児材料と体外受精（IVF）
・NHS の施設内で最近死亡した人
・過去または現在の NHS 患者の記録の利用
・NHS の建物や設備の使用または利用の可能性．
　監査とクリニカルガバナンス調査は，検討するために通常は LREC に送付されない 2 つのタイプの分析である．これはこのタイプの分析が，このような委員会による独立した承認によって改善できないことを意味するものではない．
　経験によれば，もし試験が倫理的な審査の条件を満たしていることに疑問があるなら，研究者は試験を開始する前に委員会の議長のアドバイスを積極的に求めるべきである．
　適切に権限を与えられた倫理委員会の勧告を顧慮しない，あるいは無視する研究者は，深刻な状況を作っている可能性がある．彼らは専門的な規律上の処置，あるいは法的な処置に対してさえも弱い状況を自分自身に作っている．それに加えて，もし試験がだめになるならば，患者や管理者や同僚の時間を浪費することになる．NHS の研究管理の発展は，NHS 組織がどのような研究が組織内において着手されているかを把握していなければならないことを意味する．
　LREC は保健局に年次報告を提出する．これには，開催された会議の回数，考慮された提案のリスト（それが承認されたか，修正後に承認されたか，拒絶または取り下げられたかどうかを含める）などの詳細を含める．報告書の写しは他の NHS 関係部局へ送られ，住民の閲覧に利用できるようにされる．
　典型的な LREC は次のようなメンバーを含む：
・2 人の一般人（1 人は議長または副議長を務める）
・2 人の一般開業医
・1 人の看護専門家
・地区の NHS 病院からの 3 人の臨床医

- 1名の地域社会の臨床医（一般開業医でない）
- 1名の薬剤師．

　委員は男女両性を代表し，幅広い経験をもっていなければならない．委員は代表の資格で務めず，務めてはならない．任期は通常初めは3年間である．LRECのいくつかは新しい委員に対するすばらしい研修プログラムをもっている．

　委員は幅広い経験をもたねばならないが，LRECは，現行のメンバーの専門知識を超えた研究計画の側面（たとえば，専門的，科学的，倫理的）を補うために，専門家審査員や選ばれたメンバーの委員会に対する助言を求めるかもしれない．研究者は，申請が議論されている会議への出席が求められる．これは複雑で議論の多い提案のある場合に特にそうあるべきである．

　LRECに関するさらなる詳細，個々のLRECの連絡先，LRECが研究管理プログラムにどのように適合しているか，その他の情報は，研究倫理委員会中央局（Central Office for REC, COREC）のウェブサイト（http://www.corec.org.uk）で見つけることができる．

⇨ NHSの研究管理，カルディコットガーディアンズ，研究管理：現状把握，研究管理施行計画書，研究倫理委員会：中間報告書式の事例，同意，ヒトに対して使用する医薬品の臨床試験に関する欧州連合指令，倫理的問題

○ Ah-See KW, MacKenzie J, Thakker NS and Maran AG (1998) Local research ethics committee approval for a national study in Scotland. *J Royal Coll Srug Edin.* **43**: 303-5.
○ Alberti GM (1995) Local research ethics committees. *BMJ.* **311**: 639-41.
○ Busby A and Dolk H (1998) Local research ethics committees' approval in a national population study. *J Royal Coll Phys Lond.* **32**: 142-5.
○ Lux AL, Edwards SW and Osborne JP (2000) Responses of local research ethics committees to a study with approval from a multicentre research ethics committee. *BMJ.* **320**: 1182-3.
○ NHS Executive (1997) *Ethics Committee Review of Multicentre Research: establishment of multicentre research ethics committees.* HSG(97)23. NHS Executive, Leeds.
○ NHS Executive (1998) *Guidance Points to Local Research Ethics Committees.* NHS Executive, Leeds.
○ MREC Central Office (2000) *Revised MREC Paperwork.* NHS Executive South Thames, London.
○ Tulley J, Ninis N, Booy R and Viner R (2000) The new system of review by multicentre research ethics committees: prospective study. *BMJ.* **320**: 1179-82.
○ While AE (1995) Ethics committees: impediments to research or guardians of ethical

standards? *BMJ*. **311**: 661.
【訳注】：プライベートセクターは民間の社会福祉サービスの提供機関である．

英国保健医療向上研究所 ➡ 英国国立医療技術評価機構

英国保健省医薬品管理局（MCA）［Medicines Control Agency］

　MCAは，医薬品の販売承認の決定がなされる前に，その安全性，有効性および品質を評価する英国政府の組織である．MCAは，安全性監視，承認変更，販売承認の5年ごとの更新，承認の法的状態の再分類，商品情報，広告と販売促進の規制（インターネットで薬を広告することも含む），製造・実験設備の査察に関連する市販後の問題も扱う．

　医薬品安全性委員会（CSM）は，検討中の製品の安全性，有効性，品質に関係した質問に関してMCAに助言を行う．エビデンスと助言に基づき承認当局は英国市場でその製品がどのような条件で許可されるべきか否かについての決定を行う．

　MCAはヨーロッパの免許（すなわち，すべてのEUメンバー国の市場に参入する許可）を求めている製品の報告担当者の役割も果たす．
⇨ FDA，MDA，CSM，説明責任，透明性，ライセンス

英国保健省医療機器局（MDA）［Medical Devices Agency］

　MDAは，医療機器の安全性と性能を評価する英国政府の組織である．医薬品と違い医療機器は今のところ市場に出ることが可能となる前に，公的な認可を受けることを必要としない．このことは，ほとんどの医療機器は市場に出ることが可能となる前に厳密な臨床試験を経る必要がいまだにないことを意味する．製造業者が製品の利点についてのより強力な情報を提供しようとして，いくつかの医療機器では上市前の臨床試験が実際に行われている．
⇨ MCA

英国保健省国民保健サービス（NHS）における研究管理（NHSの研究管理）
［research governance in the NHS］

　研究管理とは，ある1つの領域において研究をコントロールする仕組みである．たとえば，それは，国民保健サービス（NHS, National Health Service）全般，地区病院，地区のプライマリケアトラスト，地域の診療所，あるいは私的または慈善活動のセクターが考えられる．

「管理する」という用語を，「権威をもってコントロールする」という意味で用いる．権威とは，たとえば法律，慣例となっている職業規則，行動の倫理規則，行為の自発的規則に深く埋め込まれているものかもしれない．研究管理は一般に，研究基準，研究システム，規則，期待されるもの，監視，監査，研究報告書，倫理，秩序を扱うものである．

研究管理は，データ保護条例や医薬品の臨床試験の実施に関する基準（GCP）要件を取り巻く諸問題にも影響を受けている．

2000年，英国保健省は，NHSで実施される臨床試験の管理に関する短い文書を作成した．

そのガイダンスでは，NHSのトラスト，保健局，一般開業医，プライマリケアグループ，プライマリケアトラストは，以下のことをすべきであると述べている：

- 彼らが資金を提供したり，しようとしている，もしくは患者を彼らの監視下に組み入れているすべての実施中，計画中の研究開発（R&D）研究を再検討するシステムを適当な場所に用意する
- NHSの患者が参加する臨床試験に対するGCP基準が，患者が参加するすべての研究に対して履行されていることを保証するために行動を起こす．

保健省のガイダンスは，次のようにも述べている：

- 患者を組み入れるすべての調査研究は，倫理委員会の承認を受けていることおよび，承認を受けたプロトコルと手順が遵守されることを保証する明確な責任の道筋があること
- 試験に組み入れられている組織は，自分たちの肩にかかってくる責任を理解し，受け入れ，遂行する備えができていること
- 臨床試験の管理において適正な実施基準を満たす能力に疑念をもつNHSの組織もしくは職員は，NHSのこの重要な仕事を支援し続ける（し始める）ために，研究開発部の地域責任者の協力を得るよう努めなければならない．

⇒ （英国）医学研究審議会（MRC）による臨床試験実施ガイドライン，NRR，MREC，LREC，試験運営委員会，GCP，スポンサー，説明責任，適正手続き，データモニタリング委員会，透明性，PI，ヘルシンキ宣言，臨床試験

○ Department of Health (2000) *Research Governance in the NHS : guidance on good clinical practice and clinical trials in the NHS*. Department of Health, London.

○ Strobl J, Cave E and Walley T (2000) Data protection legislation: interpretation and barriers to research. *BMJ*. **321**: 890-2.

NRR ➡ （英国）国立研究登録

NICE ➡ 英国国立医療技術評価機構

NHS の研究管理 ➡ 英国保健省国民保健サービス（NHS）における研究管理

NNH ➡ 危害必要数

NNT ➡ 治療必要数

N-of-1 試験 [number-of-1 trial]

　これはある１人の特定の患者で介入の有効性を確立しようとする臨床試験である（時に１人の患者の試験と呼ばれる）．
⇒ １人の患者の試験，メガトライアル，臨床試験

エビデンスに基づく医療 [evidence-based medicine]

　エビデンスに基づく医療とは，意思決定をするときに，エビデンスを計画的に，明確に，誠実に，思慮深く使用することである．

　意思決定は以下に示すような論点の集積に基づいて行われる：
・公表されたエビデンス
・エビデンスに対する理解
・経験
・研究の背景
・携わっている患者の状況．

エビデンスに基づいた医療を発展させるために，次のことを行う必要がある：
・取り組むべき問題を明示する
・エビデンスを確認する
・エビデンスを批判的に吟味する
・エビデンスから本質を引き出す
・エビデンスをどのように日常診療に関連づけるかを決める
・エビデンスをどのように日常診療に組み込むかを確認する．
⇒ NHS の研究管理，エビデンスの階層体系，解析的見通し，観察研究，系

統的レビュー，結果の提示法，コホート研究，症例対照研究，説明責任，適正手続き，データ表示形式，統計的検定の流れ図，透明性，パラダイムシフト，批判的評価，メタアナリシス，臨床試験，臨床試験によるエビデンスの欠点，臨床試験によるエビデンスの利点

○ Barton SW (2000) *Clinical Evidence*. BMJ Books, London.
○ Bond C (2000) *Evidence-Based Pharmacy*. Pharmaceutical Press, London.
○ Cochrane Centre (2001) *The Cochrane Reviewers Handbook*. Cochrane Centre, Oxford.
○ Dunn G and Everitt B (1995) *Clinical Biostatistics : an introduction to evidence-based medicine*. Edward Arnold, London.
○ Glaziou PP and Irwig LM (1995) An evidence-based approach to individualising treatment. *BMJ*. **311** : 1356-9.
○ Li Wan Po A (1998) *Dictionary of Evidence-Based Medicine*. Radcliffe Medical Press, Oxford.
○ McColl A, Smith H, White P and Field J (1998) General practitioners' perceptions of the route to evidence-based medicine : a questionnaire survey. *BMJ*. **316** : 361-5.
○ Prescott K, Lloyd M, Hannah-Rose D *et al*. (1997) Promoting clinically effective practice : general practitioners' awareness of sources of research evidence. *Fam Pract*. **14** : 320-3.
○ Risdale L (1996) Evidence-based learning for general practice. *Br J Gen Prac*. **46** : 503.
○ Rosenberg WM and Donald A (1995) Evidence-based medicine : an approach to clinical problemsolving. *BMJ*. **310** : 1122-6.
○ Sackett BL, Rosenberg WM, Gray JA *et al*. (1996) Evidence-based medicine-what it is and what it isn't. *BMJ*. **312** : 71-2.
○ Stevens A, Abrams K, Brazier J, Fitzpatrick R and Lilford R (eds) (2001) *The Advanced Handbook of Methods in Evidence-Based Healthcare*. Sage Publishing, London.

エビデンスの階層体系 [hierarchies of the evidence]

エビデンスを照合するいろいろな方法や，取り組むべき大量の文献を与えられたときには，エビデンスの質を反映するといわれている要約基準が用いられる．この要約基準をエビデンスの階層体系と呼ぶことができる．定義からわかるように，エビデンスの階層体系はエビデンスの価値を順序づける表である．

エビデンスの階層体系はたくさんあり，そのうちのいくつかは一見簡単そうにみえ，他のものは信じられないほど複雑である．それらの存在理由は一般的に同じで，エビデンスを順序づけるためである．しかし，それらの体系の構成，妥当性，信頼性，応用性，有用性は異なるかもしれない．

例示と議論のために3通りのエビデンスの階層体系を示す．

表3 エビデンスの階層体系

エビデンスの強さ	エビデンスの情報源
1	種々の臨床試験のメタアナリシス
2	臨床試験の系統的レビュー
3	ランダム化臨床試験
4	症例対照研究
5	コホート研究
6	権威者の意見

表4 より詳しいエビデンスの階層体系

エビデンスの強さ	エビデンスの情報源
I	よく計画されたランダム化比較試験
II-1 a	擬似ランダム化によるよく計画された比較試験
II-1 b	ランダム化されていないが，よく計画された比較試験
II-2 a	同時対照のあるよく計画された前向きコホート研究
II-2 b	既存対照によるよく計画された前向きコホート研究
II-2 c	同時対照のあるよく計画された後ろ向きコホート研究
II-3	よく計画された後ろ向き症例対照研究
III	介入の有無にかかわらず，時間や場所の比較から得られた大きな差異
IV	臨床経験，記述的研究，専門家委員会の報告に基づく権威者の意見

　表3は研究の特質のみに基づいた階層体系の例である．したがって一覧表の最上位にメタアナリシスをおいて最重要視する．メタアナリシスは考えている複数の研究の要約統計量を作ろうとする方法である．表の最下位には「権威者の意見」があり，これは最も弱いエビデンスの形であると考えられている（もちろん，実際には権威者がどのように「意見」を展開したかに依存する）．

　表4は別のエビデンスの階層体系の例である．

　3つめの階層体系（表5）はエビデンスの分類を助けるために，さらに記述的な専門用語を用いている．表面上この階層体系のカテゴリーは，各分類に何を含めるべきかの厳密な規則を強制しない．もう1つの利点は，この階層体系が便益があるという明らかなエビデンスから，便益があるというエビデンスがない，を経てエビデンスが不足しているへと並んでいることである．この体系には重要な区別があり，「便益があるというエビデンスがない」という用語は「便益がないというエビデンスがある」と同じでないことを覚えておく必要が

表5 臨床的エビデンスの状況

用語	意味
製品が有用であるというエビデンス	比較試験からの明らかなエビデンスによってその有用性が示された介入
製品が有用でありそうなエビデンス	「有用である」と分類されたものよりは有用性が十分に確立されていない介入
利益と害の損得勘定のエビデンス	臨床家と患者が個人の状況と優先度にしたがって有用な効果と有害な効果を天秤にかけるべき介入
有用性が未知	現在のところ十分なデータがない,またはデータの質が十分でない介入
製品が有用でありそうもない	「有用でないあるいは害がありそう」(下記を参照)と分類されたものほど有用性が欠如していることが確立されていない介入
製品が有用でないあるいは害がありそうなエビデンス	有用でないこと,または害があることが明らかなエビデンスによって示された介入

あるので,とても有用である.表5に示された階層体系は否定的なもの(すなわち,害となるエビデンス)を含むという点で新しい.要約すると,この階層体系はエビデンスの結果のより広い範囲をカバーし,本質的にエビデンスの情報源に依存しない.

この階層体系はコクラン計画のもとで最初に開発された.現在は"British Medical Journal"が共同制作し,特定の臨床上の問題点に関するエビデンスの要約を年に2回出版する Clinical Evidence などで使われている.

もしわれわれがある特定の試験や試験の集合を十分深く探求し,われわれの患者と話し合うとすると,しばしばエビデンスを「利益と害の損得勘定のエビデンス」として分類するかもしれない.実際に,われわれは患者のためにあるいは患者とともに行うほとんどすべてのことについて,危険性と便益の損得勘定を考慮せねばならない.したがって,もしほとんどのエビデンスが実際にこの損得勘定のエビデンスのカテゴリーに入ってしまうとすると,この階層体系の感度または特異度は不十分である.

どの階層体系もどのようにしてエビデンスの強さを決めるかの示唆でしかなく,また,どの階層体系もある状況において意思決定者に対して最も有用であるかを示す確固たる研究はいまのところ存在しないということを覚えておくべきである.階層体系に問題点がないわけではないし,どのような症例に対してもすべて等しく有用であるわけでもない.他のあらゆる比較一覧の方式と同様

に，どの階層体系が優れているかについてのコンセンサスはない．たとえば，Brittonらは，良質の非ランダム化試験は，質の悪いランダム化比較試験よりも頑健であろうと論じている．Schulzらは，臨床試験における不適切な方法論による接近法がバイアスと関連するという経験的なエビデンスを提示している．

考慮すべき1つの重要な論点は，階層体系がエビデンスの質に対する意思決定者の評価をどの程度助けるか，あるいは妨げるかということである．エビデンスのいろいろな階層体系に対する批判的な評定がなされるべきである．

最後になったが，どのような状況においても絶対に1つの階層体系やエビデンスの強さを盲目的に採用したり受け入れたりすべきではない．次のことについて問いかけるべきである：

- 順序をつける方法
- 誰が開発したか
- なぜ開発されたか（すでに存在する階層体系を使うことに対抗して）
- その順序づけの方法を支持する独立したエビデンスの存在
- 感度（たとえば，質の悪いランダム化比較試験と良質なランダム化比較試験を区別できるか），妥当性と信頼性（もし誰か他の人が同じ質問に答えるために同じ文献に対して，その順序づけ方法を使ったとしたら，同じ結論に到達するか）
- 自分の直感を信じる（たとえば，もし話がうますぎて真実でなさそうならば，多分そうである）．

⇒ エビデンスに基づく医療，擬似ランダム割り付け，系統的レビュー，コホート研究，ゴールドスタンダード，準ランダム化試験，症例対照研究，ベンチマーキング，メタアナリシス，ランダム化比較試験，臨床試験，臨床試験によるエビデンスの利点

○ Barton S (2000) Which clinical studies provide the best evidence? *BMJ*. **321**：255-6.
○ Benson K and Hartz AJ (2000) A comparison of observational and randomised controlled trials. *NEJM*. **342**：1878-86.
○ Britton A, McKee M, Black N *et al*. (1998) Choosing between randomised and non-randomised studies: a systematic review. *Health Technol Assess*. **2**：1-119.
○ Concao J, Shah N and Horwitz RI (2000) Randomized, controlled trials, observational studies and the hierarchy of research designs. *NEJM*. **342**：1887-92.
○ Earl-Slater A (2001) Critical appraisal of clinical trials and hierarchies of the evidence. *J Clin Govern*. **6**：59-63.

○ Lindbaek M and Hjortdahl P (1999) How do two meta-analyses of similar data reach opposite conclusions? *BMJ*. **318**: 873-4.
○ Schulz KF, Chalmers I, Haynes RJ and Altman DG (1995) Empirical evidence of bias: dimensions of methodological quality associated with estimates of treatment effects in controlled trials. *JAMA*. **273**: 408-12.

エビデンスを臨床で活かす際の問題点 [problems with regards to putting evidence into practice]

表6に研究から得られたエビデンスを日常診療で実践するにあたって，過去に起きた，または現在でも起こっている現実の問題を10項目列挙する．

表6 エビデンスを実際に適用するにあたっての問題点

1. 意思決定を行うための時間の制約
2. 現場での政治力の欠如
3. 方針の解析や評価のための力量や技術の欠如
4. 合意の欠如
5. 見つかったエビデンスが手元の症例に完全には当てはまらない
6. エビデンスが決定の根拠の一部でしかない
7. 現行の財源から資金を移すことができない
8. 過剰な情報
9. 変化の倫理面での懸念
10. 法律的側面での懸念

小さいが重要な学習課題として，たとえば次の月の第一火曜日に1時間同僚を集めてみよう．60歳を超えた女性のリウマチ様関節炎の治療に関するエビデンスを検討することが共通の課題である．あなたは，会議に以下の2組のエビデンスをもっていく：

・公表されている文献からのエビデンス
・そのような患者があなたの診療所で現在どのような治療を受けているかに関するエビデンス．

それから，表6を用いて，以下の問題を考える：

・そのエビデンスを日常診療で活かすにあたって現実に起こってくるあるいは起こる可能性がある問題
・試験計画者が試験を計画したり，詳記した際に表6に挙げた問題を考慮したかどうか

・そのエビデンスを臨床で活かすにあたって各問題がいかに重要か
・明らかになった問題を克服する最良の方法．

　表6の問題は1つでもあるとその薬剤の日常診療での使用が減少する．一緒にとりあげると，問題点のリストは試験から得られたエビデンスを日常診療に活かすことに重くのしかかるだろう．確かにそのとおりであって，頑健でかつ臨床的に重要な結果を示した試験でさえ，エビデンスを日常診療で活かすにあたって起こってくる問題のために，日常診療へ影響を与えることができずにきた．

　表6に示した問題の本当の重要性は，エビデンスを日常診療に活かすという立場から問題点を特定すれば，適切な解決法をずっと計画しやすくなるということである．

　表中のすべての問題が同じ重要性をもつわけではなく，またそのリストが必ずしもすべてを含んでいるわけではないことに留意してほしい．重要な問題は何かを見いだし，それらを処理することが継続的な課題である．

⇨ NICE，エビデンスに基づく医療，臨床試験によるエビデンスの欠点，臨床試験によるエビデンスの利点

○ Earl-Slater A (1999) Advantages and disadvantages of evidence from clinical trials. *Evidence-based Healthcare*. **3**: 53-4.
○ Earl-Slater A (2001) Barriers to applying clinical trial evidence in practice. *Br J Clin Gov*. **6**: 279-82.
○ Freeman AC and Sweeney K (2001) Why general practitioners do not implement evidence: qualitative study. *BMJ*. **323**: 1100-2 (and see the letters in the *BMJ* (2002) **324**: 674 by de Lusignan, Wells and Singleton).
○ Lilford RJ, Pauker SG, Braunholtz DA and Chard J (1998) Getting research findings into practice: decision analysis and implementation of research findings. *BMJ*. **317**: 405-9.
○ Rosser WM (1999) Application of evidence from randomised controlled trials to general practice. *Lancet*. **353**: 661-4.

エフェクトサイズ（効果の大きさ）[effect size]

　エフェクトサイズとは，読んで字のごとく，試験で発現した効果の大きさである．エフェクトサイズは，試験における介入によって直接もたらされるかもしれないし，そうでないかもしれない．

⇨ 作用，作用修飾因子，主要評価項目，漏斗プロット

FDA ➡ 米国食品医薬品局

MREC ➡ （英国）多施設研究倫理委員会

MCA ➡ 英国保健省医薬品管理局

MDA ➡ 英国保健省医療機器局

LREC ➡ （英国）地域研究倫理委員会

LOCF ➡ 最終観察値の再利用

エンドポイント [endpoint]

　エンドポイントとは，臨床試験において明確に定義された中心となる指標である．たとえば，乳癌治療試験では，5年生存率が一般的なエンドポイントである．

　意味があり測定可能なエンドポイントを使用し，それを選択した理由を述べることが試験の運営と信頼性にきわめて重要なことである．

⇨ 代替エンドポイント，データさらい

横断研究 ➡ 断面研究

遅れ ➡ ラグ

オッズ [odds]

　診療の場面では，しばしば1つのグループでどのくらいイベントが起こるのかということと，そのグループでどのくらいイベントが起こらないかを比べたい場合がある．これこそがイベントのオッズに関心があるという意味である．

　異なる2つの治療法，すなわち新しい治療法と「通常のプライマリケアグループで行われる治療法」で，ハイリスク患者に起こる脳卒中の数を調べるという臨床試験を想定しよう．その結果が表7に示されている．

表7　オッズ

	脳卒中の発症	脳卒中の非発症
新しい治療	a (100)	b (200)
通常の治療	c (120)	d (180)

例として，表7にあるデータを使うと，新しい治療法のもとで起こる脳卒中のオッズは以下のようになる．

$$Odds_{\text{new care}} \frac{a}{b} = \frac{100}{200} = 0.5$$

通常のプライマリケアグループで脳卒中が起こるオッズは以下のようになる．

$$Odds_{\text{usual PCG care}} = \frac{c}{d} = \frac{120}{180} = 0.67$$

以上の結果から，脳卒中のオッズは新しい治療法のほうが通常のプライマリケア治療法に比べて低いことがわかる．

一般には，オッズが低いほうがよい．

⇨ オッズ比，感度，絶対リスク，絶対リスク減少率，相対リスク，相対リスク低下率，特異度，尤度

オッズ低下率 [odds reduction]

オッズ低下率とは，オッズ比（OR）の補数である．数学的には，これを決めることは単純である．式は以下のようになる．

オッズ低下率＝1－オッズ比

次の「オッズ比」の項目の例ではオッズ比は0.75であった．したがって，

オッズ低下率＝1－0.75＝0.25

である．

オッズ低下率は相対リスク低下率に似ている．解釈において，多くの場合はオッズ低下率が大きいほうがよい．注意しなくてはならないことは，オッズ低下率の値がゼロ未満になってしまうようなときの解釈である．その正確な意味は，研究の課題に依存する．

⇨ オッズ，オッズ比，相対リスク低下率

オッズ比 [odds ratio]

オッズ比とは処置の効果を表す尺度の1つである．これは2つのオッズの比である．

オッズ比は臨床研究で広く用いられるようになった．製薬企業，プライマリケアグループ，病院，地域社会福祉事業団体が，高いリスクの脳卒中患者に新しい治療法を提供する計画のために集まったとしよう．新しいプログラムが既

表8 オッズ比

	脳卒中の発症	脳卒中の非発症
新しい治療	a (100)	b (200)
通常の治療	c (120)	d (180)

存の治療に比べてよいかどうかは定かではないので，既存の治療法と新しい治療法との比較試験を行うことにし，承認とそのための資金を得た．

適格基準を満たし，同意を得られた患者は新しい治療法か通常の治療のどちらかにランダムに割り付けられた．6か月後，データモニタリング委員会は表8に示されるような表を提示した．

新しい治療法では，100人のハイリスク患者が脳卒中を発症し，200人は非発症であった．通常の治療法では，120人のハイリスク患者が脳卒中を発症し，180人が非発症であった．

表8を参照すると，オッズ比（OR）は以下のように記載できる．

$$OR = \frac{a/b}{c/d}$$

表8のデータから

$$OR = \frac{100/200}{120/180} = 0.75$$

となる．

オッズ比の解釈をどのように行えばよいだろうか．一般には：
・$OR=1$なら，イベントが起こったオッズがどちらの群でも同じである（つまり，オッズは等しい）
・$OR<1$なら，通常の治療群に比べて新しい治療群のほうがイベントの起こるオッズは低い
・$OR>1$なら，通常の治療群に比べて新しい治療群のほうがイベントの起こるオッズは高い．

上記の例では，オッズ比は0.75であった．これは脳卒中のリスクが新しい治療法のほうが通常の治療よりも低いことを意味している．

⇒ NNT，オッズ，オッズ低下率，絶対リスク，絶対リスク減少率，相対リスク，相対リスク低下率，ベースライン，マッチドペア

○ Bland JM and Altman DG (2000) The odds ratio. *BMJ.* **320**：1468.

○ Sackett DL, Deeks JJ and Altman DG (1996) Down with odds ratios! *Evidence-Based Med*. **Sep-Oct** : 164-6.

オープンラベル試験 [open-label trial]

完全なオープンラベル試験とは，患者，臨床医，管理者，およびデータ評価者が，患者がどのような介入を受けるかを知っている臨床試験である．

オープンラベル試験は，以下に示す事項についての追加データを得るために行われる：
・安全性
・有効性
・品質
・遵守の問題．

たとえば：
・Taylor らは，心移植におけるタクロリムスとシクロスポリンの免疫療法を比較するオープンラベルランダム化多施設試験を行った．

オープンラベル試験は介入を盲検下で行うことが，困難であったり，現実的でなかったり，不可能であったりするときに行われることもある．

オープンラベル試験はオープン臨床試験（open clinical trial）と呼ばれることもある。

⇨ 市販後調査，添付文書，バイアス，非盲検臨床試験，ブラインド，臨床試験

○ Taylor DO, Barr ML, Radovancevic D *et al*. (1999) A randomised multicentre comparison of tacrolimus and cyclosporine immunosuppressive regimens in cardiac transplantation. *J Heart Lung Transplant*. **18** : 336-45.

か行

解析的な見方 [analytic perspective]

　解析的な見方とは解析で採用される観点を指す．臨床試験や日常診療での観点の例を図5に挙げる．これらすべての観点は共通の基盤をもつかもしれないが（例：すべてがよりよいヘルスケアを求めている），いずれか1つの問題に向ける独自の観点は異なる可能性がある．

　たとえば，Wellwoodらは，鼠径ヘルニアの患者の中には，より費用がかかるにもかかわらず，メッシュ修復術より腹腔鏡下修復術を好む患者がいることを見いだした．他の研究者は追加費用が正当化されることを信じないかもしれない．

⇨ NHSの研究管理，経済分析と臨床試験，説明責任，選好試験，適正手続き

○ Anonymous (2000) Giving medicine a fair trial (editorial). *BMJ.* **320**: 1686.

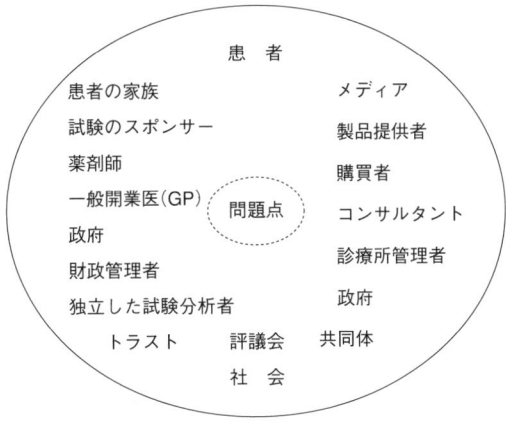

図5　解析的な見方

○ Featherstone K and Donovan JL (1998) Random allocation or allocation at random? Patients' perspectives of participation in a randomised controlled trial. *BMJ.* **317**: 1177-80.
○ Grol R, Weinman J, Dale J *et al.* (1999) Patients' priorities with respect to general practice care: an international comparison. *Fam Pract.* **16**: 4-11.
○ Klein S, Tracy D, Kitchener HC and Walker LG (2000) The effects of participation of patients with cancer in teaching communication skills to medical undergraduates: a randomised study with follow-up after 2 years. *Eur J Cancer.* **36**: 273-81.
○ Wellwood J, Sculpher MJ, Stoker D *et al.* (1998) Randomised controlled trial of laparoscopic versus open-mesh repair for inguinal hernia: outcome and cost. *BMJ.* **317**: 103-10.
○ Wensing M, Mainz J, Ferreira P *et al.* (1998) General practice care and patients' priorities in Europe: an international comparison. *Health Policy.* **45**: 175-86.

ガイドライン（指針）[guideline]

ガイドラインとは，意思決定を助けることができる記述を集めたものである．

最近公表されたガイドラインを扱った論文には次のものがある：
・精神疾患の診療ガイドラインにしたがうためのコンピュータ方式と記入紙方式の比較
・月経過多あるいは尿失禁女性に対する入院治療の改善に関する全国的ガイドラインと施設内プロトコルの実効性の評価
・医師の意思決定に対する具体的でないガイドラインと具体的なガイドラインの効果のランダム化比較
・プライマリケアにおけるうつ病の発見と転帰に関する日常診療ガイドラインと日常診療に基づいた評価の効果 (Hampshire Depression Project randomised controlled trial)．

⇒ アルゴリズム，エビデンスに基づく医療，ガイドライン，臨床試験と変化，クリニカルパス，ケアパス，多重水準モデル化，透明性，プロトコル

○ Cannon DS and Allen SN (2000) A comparison of the effects of computer and manual reminders on compliance with a mental health clinical practice guideline. *J Am Med Inform Assoc.* **7**: 196-203.
○ Chadha Y, Mollison J, Howie F *et al.* (2000) Guidelines in gynaecology: evaluation in menorrhagia and in urinary incontinence. *Br J Obstet Gymaecol.* **107**: 535-43.
○ Shekell PG, Kravitz RL, Beart J *et al.* (2000) Are nonspecific practice guidelines potentially harmful? A randomized comparison of the effect of nonspecific versus specific guidelines on physician decision making. *Health Serv Res.* **34**: 1429-48.

○ Thompson C, Kinmonth AL, Stevens L *et al.* (2000) Effects of a clinical-practice guideline and practice-based evaluation on detection and outcome of depression in primary care : Hampshire Depression Project randomised controlled trial. *Lancet.* **355** : 185-91.

ガイドライン，臨床試験と変化　[guidelines, clinical trials and change]

　臨床試験ビジネスの1つの側面は，日常診療の成長因子でもあるが，ガイドラインの存在である．

　ガイドライン開発戦略と日常診療変化の可能性の間に関係があるだろうか．図6は地方の人々がガイドライン開発戦略から遠く離れれば離れるほど日常診療を変化する可能性が少なくなることを表している．

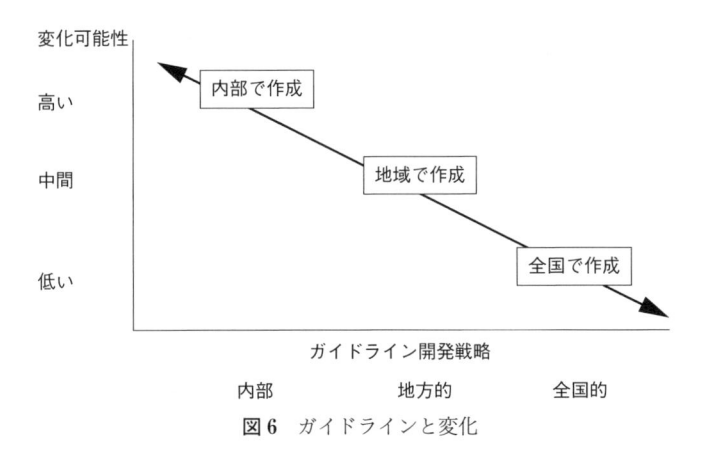

図6　ガイドラインと変化

　図6はガイドラインが全国的に開発される場合（トップダウンアプローチ）には，実際の診療を変化させる可能性が少なく，一方内部で開発される場合，（ボトムアップアプローチ；たとえば，病院や，日常診療の中で）には，日常診療に大きな影響をもたらすことを示している．

　もちろん，ヘルスケアシステムは，ガイドラインの使用に役立ったり，妨げになったり，命令したり，統制したりあるいは推進したりする別の要因をもっている．医療制度に関する訴訟が増加しているので，ガイドラインを法的な防御あるいは攻撃に使用することができる．実をいうと，ガイドラインを知らなかったということは防衛にならない．あるガイドラインに関係がない，あるいは使用していないという場合であっても，それらの知識は診療の常識としても

っていることが期待されているのである．さらに，より現実的なことであり，ものごとを複雑にしているのが，ガイドラインがすべての患者に当てはまるものではないということである．

図6ではガイドラインの質については何も示されていない．内部で作成されたガイドラインは全国的に作成されたガイドラインより質が劣っているのであろうか．この観点を支持するような強いエビデンスはどこにも存在しない．

臨床試験の立場からみてガイドラインが地域での診療を変化させることにしばしば失敗する理由の1つは，地域の当事者意識と密着性の欠如である．試験にかかわっているあるいは密接なつながりのある組織ではそうでない組織よりも日常診療を変化させる可能性が大きいということである．地域の人の試験に対する主体性または愛着を増加させるために種々の戦略を使用することができる（たとえば，多施設試験，試験進行状況の報告，仲間同士のミーティング）．

変更は試験結果にも依存するので，現地での当事者意識または密着性は，日常診療を変更するのに必要な旗手であるかもしれないが，当事者意識または密着性だけが考えるべきただ1つの要因ではない．

⇨ エビデンスに基づく医療，エビデンスを臨床で活かす際の問題点，ガイドライン，診療ガイドライン

○ Earl-Slater A (2001) Critical appraisal of clinical trials: barriers to putting trial evidence into clinical practice. *J Clin Govern.* **6**: 279-82.
○ Hurwitz B (1999) Legal and political considerations of clinical practice guidelines. *BMJ.* **318**: 661-4.
○ Sackett D and Oxman A (1999) Guidelines and killer Bs. *Evidence-Based Med.* **4**: 100-1.
○ Scottish Intercollegiate Guidelines Network (SIGN) (1999) *Guidelines: an introduction to SIGN methodology for the development of evidence-based clinical guidelines.* SIGN, Edinburgh.
○ Shaneyfelt TM, Mayo-Smith MF and Rothwangl J (1999) Are guidelines following guidelines? The methodological quality of clinical practice guidelines in the peer-reviewed medical Interature. *JAMA.* **281**: 1990-5.
○ Woolf SH, Grol A, Hutchinson A *et al.* (1999) Potential benefits, limitations and harms of clinical guidelines. *BMJ.* **318**: 527-30.

介入 [intervention]

イベントの自然な進行を妨げる，あるいは妨げようとする行為．
⇨ 臨床試験

仮説［hypothesis］
　仮説とは，臨床研究，観察，解析をすることによって検定することができる言説である．
⇨ 仮説検定，帰無仮説，対立仮説，デュエムの反証不能理論，反証主義，ラカトス研究綱領

仮説検定［hypothesis testing］
　仮説検定とは，仮説が受け入れられるか否かを決定するために仮説を検定する行為である．
⇨ 仮説，仮説検定における決定

仮説検定における決定［hypothesis test decisions］
　いったん仮説を設定し，結果を解析することにすると，4通りの結果がみられる（表9参照）．

表9　仮説検定における決定

決定		H_0を棄却	H_0を棄却しない
真実	H_0	第1種の過誤	正しい決定
	H_1	正しい決定	第2種の過誤

　2つの正しい決定が存在する．すなわち，帰無仮説が正しいときにそれを棄却しないことと，対立仮説が正しいときに帰無仮説を棄却することである．第1種の過誤は正しい帰無仮説を棄却するときに起こり，第2種の過誤は対立仮説が正しい場合に帰無仮説を棄却しないときに起こる．
　事態はこれよりずっと複雑であると研究の方法論や哲学は示している．
⇨ 仮説，第1種の過誤，第2種の過誤，デュエムの反証不能理論，反証主義，ラカトス研究綱領

片側検定［one-tailed test］
　試験の結果がある特定の値に比べて大きい（もしくは小さい）という確率を知ることに関心があるならば，片側検定を適用することになるであろう．
　たとえば，ある患者グループでの拡張期血圧の平均的な改善が10％を超えるか否かの検定は片側検定である．一般に，問題の状況によって片側検定が使われるか両側検定が使われるかが決められる．統計的検定を行うことは複雑な

問題で，適切な資格と経験がある統計家とのよい関係を築くことが最も重要である．
⇨ 許容域，結末，研究質問と研究方法，統計的検定の流れ図，両側検定，臨床試験にかかわる前に質問すべきこと

偏り ➡ バイアス

勝ち馬に賭ける規則［play-the-winner rule］
　勝ち馬に賭ける規則は，臨床試験において，次の患者の割り付けが直前の患者が良好な経過をとったか否かに依存するときにみられる．一般に，適応型試験の仲間である．
　次の患者が試験に入る前に直前の患者の結果を知る必要がある．もし，その結果が好ましいものであれば，次の患者は前の患者と同じ介入を受ける．もし，前の患者の結果が好ましくなければ，次の患者は試験のもう一方の治療を受ける．一般に，この方法は好ましい結果の患者数を最大にするために用いられるが，それは，前の患者の結果を比較的早くかつ正確に同定できることに大きく依存している．
⇨ 結末ピラミッド，主要評価項目，代替エンドポイント，適応型試験，統計的有意性，ベルヌーイ試行，臨床的有意義性

カッパ係数［kappa coefficient］
　ある人の見解や結論が他の人の見解と比べてどうかということを評価する必要がしばしば生じる．これを行うための1つの方法がカッパ係数の使用である．
　カッパ係数は，2人の間で一致する程度の尺度であり，偶然性から期待される一致度からの上乗せを表す．カッパ係数は二値データに適用される．
　カッパ係数は次のような決定を行うために使われてきた：
・症例の発見
・患者の記憶をカルテの分析と比較
・プライマリケアグループの患者の何人が試験の参加に適格であるか
・診断技量と能力
・クリニカルガバナンス
・どの試験を遂行すべきか．

カッパ係数 κ は次の式で計算される．

$$\kappa = \frac{P_o - P_c}{\text{全観察} - P_c}$$

ただし，P_o は観察された一致頻度であり，P_c は期待される一致頻度である．［訳者注：分母の全観察は全観察者の全観察者に対する比であるので1に等しい．完全な一致のときに κ を1とするための工夫．］

たとえば，観察された一致量（P_o）が0.8で，偶然性から期待される一致頻度が（P_c）が0.2であるならば，カッパ係数は

$$\kappa = \frac{0.8 - 0.2}{1 - 0.2} = 0.75$$

であり，これはよいレベルの一致を示している（あるいは，人々の間で75%一致することは偶然では起こらないことを示していると解釈される）．

表10 は，ある薬品を使用した患者の記憶とカルテに記録された薬品使用歴の一致を比較したものである．

表10 ある薬品を使用した患者の記憶とカルテに記録された薬品使用歴の一致の比較

		カルテによる薬品使用歴		計
		使用あり	使用なし	
患者による薬品使用歴	使用あり	14	7	21
	使用なし	25	171	196
計		39	178	217

カッパ係数は次のように計算できる．

$$\kappa = \frac{(14+171) - (21\times39)/217 - (196\times178)/217}{217 - (21\times39)/217 - (196\times178)/217} = \frac{185 - 164.5}{217 - 164.5} = 0.39$$

これは，インタビューでの患者の記憶とカルテの調査との一致が低いレベルであることを示している．

他の試験では，次のようなものの間の一致のレベルを決めるためにカッパ係数が用いられている：
・病理学者の診断
・専門医による患者の痛みの程度と患者自身による痛みの程度との比較

- 医学生による急性肺塞栓症の検出
- 病棟看護師による患者への投薬の記憶とカルテの比較
- 患者に一般的に使用される薬剤の薬剤師による禁忌リストと，製品概要シートに示された禁忌との比較
- 仮想患者に対するある医師の臨床的な決断と，同じ「指定された」患者に対する同僚の医師による決断との比較

カッパ係数は通常0から1の範囲をとる（図7参照）．

```
0                                              +1
偶然の一致                                    完全一致
```
図7 カッパの結果

カッパ係数の値をどのように解釈するのだろうか．スコア1はきわめてよい一致を表し，スコア0は偶然の一致を表す．この2つの両極端は別として，厳密な規則はないが，一般的にはカッパスコアは次のとおりである：
- 0〜0.2は非常に貧弱なレベルの一致を表すとみなすことができる
- 0.2〜0.4は貧弱なレベルの一致を表すとみなすことができる
- 0.4〜0.6は中くらいのレベルの一致を表すとみなすことができる
- 0.6〜0.8はよいレベルの一致を表すとみなすことができる
- 0.8〜1.0は非常によいレベルの一致を表すとみなすことができる．

カッパ係数は，人々の間で一致する程度の尺度であり，偶然性から期待される一致度からの上乗せを表す．たとえば人々が提示する問題点や質問には次のようなものが含まれるであろう．
- 患者は軽度から中等度のアルツハイマー型認知症をもっているか．
- 専門医はすぐれた対人手腕をもっているか．
- 医師は試験計画書に違反したか．
- 患者の腰痛をどう評点化するか．

カッパ係数の解釈を助けるためには，提示されている質問を念入りにみる必要がある．

不一致のレベルを反映するためにカッパ係数をマイナスまで広げることがある．これは直観的に理解できるが，論理，数学，0未満の値の意味づけはいまだ論争中である．

⇒ ウィリアムの一致度指標，組み入れ基準，主要な質問，症例発見，除外基

準，折半解析法，データの種類，取り組み割合，評価者間信頼性，臨床試験

仮定 [assumptions]

仮定とは，解析や理論が妥当な結果を与えるための条件の集合である．
⇨ 解析的見通し，仮説，系統的レビュー，結果の内的妥当性，データモニタリング委員会，デュエムの反証不能理論，反証主義，ベイズ流の解析，メタアナリシス，ラカトス研究綱領，臨床試験運営委員会，臨床試験によるエビデンスの利点，臨床試験の結果の外的妥当性

カルディコットガーディアンズ [Caldicott Guardians]

カルディコットガーディアンズは，1999年の4月から国民保健サービス（NHS）内の至るところにみられるようになった．その任務は，本質的に，NHSの組織間およびその外部へ情報が動くときの秘密の患者情報の取り扱いを保護・防衛することである．

カルディコット委員会は，臨床から行政機関へ流れる患者データの脆弱性に，脅威を感じた英国医学協会（British Medical Association, BMA）がNHSネットワークをボイコットしたのに対応して創設された．オックスフォードのサマービル大学の校長，英国王立精神科医師会の前会長であったFiona Caldicott女史に率いられ，カルディコット委員会レポートが1997年に出された．

「患者の秘密に対する地区での管理者（ガーディアンズ）」の導入はカルディコットレポートの核心となる勧告であった．また，NHS執行部の回覧文書はNHSの各機関に1999年4月1日までにガーディアンズを任命するよう命令した．カルディコットガーディアンズのネットワークとなったものの中で各ガーディアンは，それぞれの保健局，NHSトラスト，プライマリケアグループによって任命された．NHSの回覧文書は，理想的には，ガーディアンズは組織内のクリニカルガバナンスに対してある程度の責任を担った委員会メンバーでかつ上級の保健専門家であるべきであるといった．NHS執行部の回覧文書によれば，彼らの仕事は委譲されてはならない．すなわち：

「カルディコットガーディアンズはNHSにおける患者情報取り扱いに対する新しい枠組の発展の要となることが意図されている」．

ガーディアンズのサポートにおいて，NHS委員会は以下の事項に対するプ

ロトコルを開発した：
- 他の組織への患者情報の開示
- アクセス
- 患者データ使用の検閲
- データベースデザイン，スタッフトレーニング，遵守の改良．

カルディコットレポートは，患者の身元を確認可能な情報を取り扱うときにヘルスサービスが心得ておくべき個人情報取り扱いのための6つの原則を提案した（表11参照）．

カルディコットガーディアンズは，NHSでの地区の方針と戦略的な計画へ必要な影響を与えられる権威をもつべきである．候補者には公衆衛生の管理者やトラストの臨床や看護の管理者が含まれるかもしれない．各プライマリケア

表11 個人情報の取り扱いのためのカルディコット原則

原則1	目的を正当化せよ 組織内あるいは外部の組織から申し込まれた身元を確認可能な患者情報の使用もしくは組織からの移動はすべて，しかるべきガーディアンによる検閲を定期的に受けた継続する用法を用いて，明確に定義され吟味されなければならない
原則2	絶対に必要な場合の他は身元を確認可能な患者情報を使わない 身元を確認可能な患者情報項目は，代替手段がないかぎり，使用されるべきでない
原則3	必要最小限の身元を確認可能な患者情報を使用せよ 身元を確認可能な患者情報の使用が絶対に必要であると認められる場合には，情報の各項目は身元確認可能性を減らす手段とともに正当性を示されるべきである
原則4	身元を確認可能な患者情報へのアクセスはどうしても知る必要があるという理由に基づくべきである 身元を確認可能な患者情報にアクセスする必要のある個人だけがそれにアクセスすべきであり，みる必要のある情報項目のアクセスだけを行うべきである
原則5	全員がその責任を自覚すべきである 身元を確認可能な患者情報を取り扱う人−臨床スタッフ，臨床でないスタッフの両方−が患者機密を遵守する責任と義務を自覚していることを保証するために，行動がとられるべきである
原則6	理解し法にしたがえ 身元を確認可能な患者情報のすべての使用は合法的でなければならない．各組織のものは，組織が法の要求にしたがっているのを保証する責任を負わなければならない

グループとトラストは自身のカルディコットガーディアンをもつべきで，各診療所は機密問題に対する連絡所を指定すべきである．患者の秘密の保持は，NHSの情報戦略の要と考えられている．そして，当時の少年健康大臣のHayman夫人は，NHSが情報技術の大きな可能性を活かすことを学ぶにつれて，カルディコットガーディアンズは重要な役割をもつようになるであろうと述べた．BMAの協議会の議長としてIan Bogle博士はこのような第一歩を歓迎した．1999年に，過程は前途遼遠であるが，ガーディアンズのシステムを構成することが最初の重要なステップであるとBogle博士が述べたと報告されている．その当時BMA協議会の議長であったSandy Macara博士は，聞くところによると，「まだなさなければならないことがたくさんあるが，今われわれ全員はどこがスタートラインか知ることができる」と述べた．しかしながら，「医療プライバシー運動」のFleur Fisher博士は，「われわれは依然として受け入れられない非倫理的な方法で作成されたデータベースをもっている」と述べたと伝えられている．

表11に示した6つの原則は，NHSの患者が含まれていようとなかろうとどの調査研究にも用いることができる．

カルディコットガーディアンズについての回覧（health searvice circular）は保健省（http://www.open.gov.uk/doh/coinh.htm）から入手できる．

⇨ NHSの研究管理，解析見通し，患者情報シートと同意書，患者の好み，説明責任，適正手続き，同意：法律と同意に関する8つの鍵となる質問，透明性，ヒトに対して使用する医薬品の臨床試験に関する欧州連合指令

- Anderson R (2001) Undermining data privacy in health information. *BMJ*. **322**: 442-3.
- Caldicott Committee (1997) *Report on the Review of Patient Identifiable Information*. Department of Health, London.
- Carnall D (1997) Report urges widespread reform of handling NHS data. *BMJ*. **315**: 1559.
- NHS Executive (1999) *Protecting and Using Patient Information : a manual for Caldicott Guardians*. NHS Executive, London.
- Strobl J, Cave E and Walley T (2000) Data protection legislation : interpretation and barriers to research. *BMJ*. **321**: 890-2.
- Warden J (1999) Guardians to protect patient data. *BMJ*. **318**: 284.

頑健な（安定（性））[robust]

検定の P 値や検出力が検定を実施する上で必要とされる仮定からのずれに

よって大きく影響を受けないとき，検定は頑健（ロバスト，安定している）であるという．
⇒仮説，感度分析，検出力，デュエムの反証不能理論，反証主義，P 値

監査 [audit]

監査は公式の会計検査である．通常は財政面であるが，監査の基本的な原理は移すことが可能であり，臨床研究や日常診療に適用することができ，実際にも適用されてきた．

次のようなことが，近年公表されている監査の例である．
- 国民保健サービス（NHS）の母性部門における現場レベルでのデータ収集に関する問題の同定
- 心房細動に対する抗血栓溶解治療の監査
- 一般診療における ACE 阻害薬の使用
- イングランドにおける心臓手術の監査
- 死亡診断書の監査
- B 型肝炎の周産期感染の危険にある幼児におけるワクチン接種の監査
- 糖尿病患者における下肢の切断側の監査
- 大腸癌手術の訓練の監査
- 研究申請に関して，所要時間，問題点ならびに地域や地区の研究倫理委員会が要求した変更の監査
- 多施設研究倫理委員会による過去の決定の監査
- 研究倫理団体への研究申請の質の監査
- プライマリケアグループにおける臨床試験への参加者募集業務の監査
- 病院内のどのような臨床試験にどのような専門医が従事しているかの監査．

なぜ監査をわざわざ実施するのか．それには多くの理由があるが，そのいくつかを表 12 に挙げておく．

ほとんどの臨床試験が何らかのタイプの監査を受けており，監査は日常診療の常識になりつつある．

否が応でも，監査は NHS での臨床試験事業のかなり多くの部分を占めようとしている．これは臨床基準に関係した反応や，特定の研究プロジェクトに関係した問題だけでなく，保健省が最近発表した「NHS の研究管理」によって与えられた監査に対する後援のためである．この文書は，NHS のトラスト，

表12 なぜ監査を実施するのか

1. 何が進められているかを調べるため
2. 業務が管理上のルールを満たしているかどうかを決めるため
3. もっとうまくいくものがあるかを調べるため
4. プログラムや業務の成功・失敗を決めるため
5. 業務のエビデンスを集めたり分配したりするため
6. 品質保証やプログラム改善の基礎を作るため
7. 他の法定の規制要件を満たすため

保健局，一般開業医，プライマリケアグループやプライマリケアトラストが以下のことをすべきであると指摘している：

- 彼らが出資しているか，出資しようとしている，あるいはNHSがケアしている患者にかかわるすべての進行中および計画中の研究と開発研究を評価する適切なシステムをもつこと
- NHSの患者を含む臨床試験に対するGCP（実施基準）が，NHSが関連しているすべての研究に対して履行されることを保証する行動を起こすこと．

⇒ IRB，NHSの研究管理，監査サイクル，GCP，説明責任，適正手続き，透明性

○ Earl-Slater A and Wilcox V (1997) Audit: an exploration of two models from outside the health care environment. *J Eval Clin Pract.* **3**: 265-74.
○ Johnston G, Crombie IK, Davies HTO *et al.* (2000) Reviewing audit: barriers and facilitating factors for effective clinical audit. *Qual Health Care.* **9**: 23-36.
○ Howitt A and Armstrong D (1999) Implementing evidence-based medicine in general practice: audit and qualitative study of antithrombotic treatment for atrial fibrillation. *BMJ.* **318**: 1324-7.
○ Jans MP, Schellevis FG, van Hensbergen W and van Eijk JT (2000) Improving general practice care of patients with asthma or chronic obstructive pulmonary disease: evaluation of a quality system. *Effect Clin Pract.* **3**: 16-24.
○ Steigler A, Mameghan H, Lamb D *et al.* (2000) A quality assurance audit: phase III trial of maximal androgen deprivation in prostate cancer. *Austr Radiol.* **44**: 65-71.
○ Wise P and Drury M (1996) Pharmaceutical trials in general practice: the first 100 protocols. An audit by the clinical research ethics committee of the Royal College of General Practitioners. *BMJ.* **313**: 1245-8.

監査サイクル [audit cycle]

監査サイクルとは監査の連鎖である．臨床試験や臨床の現場の観点からみる

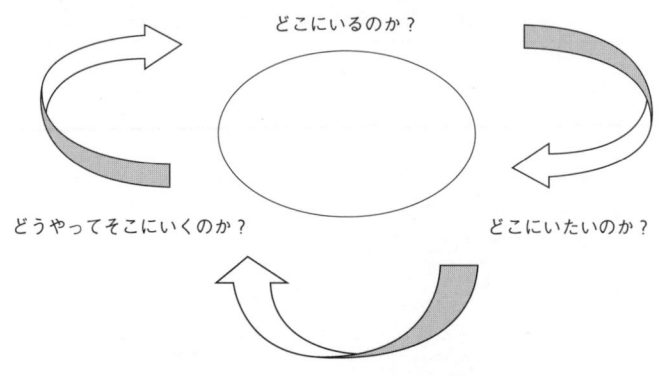

図8 監査サイクルの核となる質問

と，これらのサイクルはきわめて早く非常に複雑になる．ほとんどの監査サイクルは，図8に示したように3つの質問に分解できる．

たとえば，保健省は最近発表した「NHSの研究管理」という文書の中で，臨床試験事業の監査を後援した．この文書は，NHSのトラスト，保健局，一般開業医，プライマリケアグループやプライマリケアトラストが以下のことをすべきであると指摘している：

・彼らが出資しているか，出資しようとしている，あるいはNHSがケアしている患者にかかわるすべての進行中および計画中の研究と開発研究を評価する適切なシステムをもつこと．
・NHSの患者を含む臨床試験に対するGCP（実施基準）が，NHSが関連しているすべての研究に対して履行されることを保証する行動を起こすこと．

このように「NHSの研究管理」にしたがって，NHSの諸ユニットは，臨床研究企業の観点から，どこにいるのか，どこにいたいのか，どうやってそこへいくのかを調査しなければならない．

毎年，次の3つの質問を行うことでサイクルを回し続けることができる．どこにいるのか．どこにいたいのか．どうやってそこへいくのか．特定の患者群の治療，スタッフ育成，臨床試験の監督やトラストやグループや委員会の他の問題に関して，同じ3つの質問が投げかけられる．

⇒ NHSの研究管理，MREC，監査，ヘルシンキ宣言，ベンチマーキング

○ Earl-Slater A and Wilcox V (1997) Audit : an exploration of two models from outside the health care environment. *J Eval Clin Pract.* **3** : 265-74.

○ Johnston G, Crombie IK, Davies HTO *et al.* (2000) Reviewing audit: barriers and facilitating factors for effective clinical audit. *Qual Health Care.* **9**: 23-36.

観察研究 [observational study]

観察研究とは，イベントの経過を妨げることなく，研究対象の関連する情報を明らかにし，観察，記録，分類，解析したいという研究者によって用いられる評価方法である．

⇨ エビデンスの階層体系，コホート研究，症例対照研究，臨床試験

○ Black A (1996) Why we need observational studies to evaluate the effectiveness of health care. *BMJ.* **312**: 1215-18.
○ Bowling A (1997) Unstructured and structured observational studies. In: *Research Methods in Health: investigating health and health services*. Open University Press, Buckingham.
○ Ioannidis JPA, Haidich AB and Lau J (2001) Any causalties in the clash of randomised and observational evidence? *BMJ.* **322**: 879-80.

観察者 [observer]

観察者とは，臨床試験などの研究で，観察し，現象や印象を記録するものである．

⇨ データモニタリング委員会，被験者，ブラインディング

観察者間一致性 [inter-observer agreement]

観察者間一致性とは，ある人の観察が別の人の観察と一致する程度である．
たとえば：
・Chui らは，血管性認知症の診断のための臨床的基準の比較可能性と評価者間信頼性の多施設試験を行った．

観察者間一致性は評価者間信頼性と呼ばれることもある．観察者間一致性は通常カッパ統計量を用いて評価される．

⇨ ウィリアムの一致度指標，カッパ係数，観察者内一致性

○ Chui HC, Mack W, Jackson JE *et al.* (2000) Clinical criteria for the diagnosis of vascular dementia: a multicentre study of comparability and inter-rater reliability. *Arch Neurol.* **57**: 191-6.

観察者内一致性 [intra-observer agreement]

観察者内一致性とは，今日観察された結果が以前に観察された結果と一致する程度である．

⇨ 観察者間一致性

患者情報シートと同意書 [patient information sheet and consent forms]

　患者情報シートと同意書の構成と使用に役立つ，さまざまな指針が存在する．国民保健サービス（NHS）から次に示す手引きの注釈が入手できる．

【研究者のための手引きの注釈】

　はじめに，研究へ参加する可能性がある人々は，彼らが参加したいかどうかを決めることができるだけの，十分な情報が与えられなければならない．情報シートは，以下に示す見出しの下に，情報を適切に，そして指定された順に示すべきである．それは簡潔にそして専門的な用語を使わないで記載され，素人にも簡単に理解できるようにすべきである．短い言葉，センテンス，そしてパラグラフを使用する．テキストの「読みやすさ」は標準的な慣用表現を適用することによって大まかに評価できる．読みやすさのチェックは多くのワープロソフトにある機能を利用できる．

　研究が実施される病院/施設の名前が入っている用紙を使用すること．もしある地区の研究者なら，患者情報シートは，その研究者の連絡先名と電話番号が記入されている地区病院の用紙に印刷すべきである．名前が入っていない用紙は受け入れることはできない．

1. **研究名**

　研究名はみれば素人でも理解できるか．もし理解できないようなら，簡単な研究名にすべきである．

2. **募集の項**

　ここでは，患者が研究に参加するように頼まれているのであるということを説明すべきである．以下は適切な例であろう：

　　あなたがこの研究に参加してくれるようにお願いします．決める前になぜこの研究が行われ，そして何を得ることができるのかを理解することは重要です．以下の情報を注意深く読む時間をとり，もし必要があれば，それについて友人，親族，およびかかりつけの一般医と話し合ってください．不明な点がある場合や，もっと多くの情報が欲しい場合には私たちに尋ねてください．参加するかどうかを決めるために時間をとってください．
　　Consumers for Ethics in Research（CERES）では，"Medical Research and You"という題の小冊子を出版しています．この小冊子には，医学研

究についての多くの情報があり，あなたが尋ねたいと思う疑問を扱っています．私書箱1365, London, N 16 0 BW の CERES から取り寄せることができます．ご一読ありがとうございました．

3．研究の目的は何か

研究の背景と目的はここで与えられるべきである．また，研究の期間も述べておくべきである．

4．なぜ私が選ばれたのか

どのように患者が選ばれて，他に何人くらいの患者が研究の対象にされるかの説明をするべきである．

5．私が参加しなくてはならないのか

研究への参加がまったく任意であることを説明すべきである．以下の文章を用いることができるだろう．

> 参加されるかどうかを決めることはあなたの自由意思に任せられています．もし参加すると決めた場合には，保管用の情報シートが渡され，同意書に署名するように求められます．あなたが参加すると決めても，いつでも理由なしに参加をとりやめることができます．このことは，あなたの受ける治療の水準に影響しません．

6．参加する場合，私に何が起こるのか

どれくらいの期間患者が研究に参加することになり，どれくらいの期間研究が続くか（もしこれが違うならば），どれくらいの頻度で通院する必要があるか（もしこれが適切ならば），そして通院はどれくらい長く続くかを説明すべきである．患者が通常の治療よりも頻繁に一般開業医（または病院）を訪ねる必要があるかどうか，そして通院のための経費が支払われるかどうかを説明するべきである．たとえば，血液検査，X線，問診など，実際に行われることは何か．可能ならば，簡単な流れ図や各通院時で何が行われるのかを示した計画を示すべきである．患者の責任は何であろうか．彼らに期待することをはっきりと示すこと．また，用いようとしている研究方法を簡潔に示すべきである．以下の簡潔な定義は役に立つだろう．

- ランダム化試験：どの治療法が患者にとってよいのかがわからないために，比較をしなくてはならない場合がある．被験者はいくつかのグループに割り付けられ，比較される．このグループはコンピュータにより選択されるが，このとき個人についての情報は含まれず，偶然により決められる．各グルー

プの患者は異なった治療を受け，比較される．あなたは患者が治験薬や処置をどのような確率で受けるのか，たとえば4回に1回の可能性であるというように患者に説明すべきである．
- 盲検化試験：盲検化試験では，あなたはどちらのグループに入っているのかを知ることはない．試験が二重盲検試験であるならば，あなたもあなたの主治医もあなたがどの治療を受けているのかを知ることがない（しかし，もしあなたの主治医が知る必要が生じたときには，そうすることが可能である）．
- クロスオーバー試験：クロスオーバー試験では，各グループは順番に異なった治療を受ける．新しい治療を始める前に最初の薬を体からなくすために，治療間に休止期間があるかもしれない．
- プラセボ：プラセボとはみせかけの治療であり，本物にみえるがそうでない偽薬である．これは有効な成分をまったく含んでいない．

7．何をしなくてはならないか

生活様式に何らかの制約があるだろうか．もし食事に制限がある場合には患者に話すべきである．患者は運転したり，アルコールを飲みにいったり，スポーツをすることができるであろうか．今飲んでいる薬を飲み続けることができるであろうか．献血を控えるべきであろうか．妊娠した場合にどうなるであろうか．（適切であるならば）患者は規則的に服薬すべきであることを説明する．

8．試される薬物もしくは処置法は何か

薬，機器，手術法，または処置についての短い説明を含め，そして開発の段階を説明すべきである．用量と投与法も記載されるべきである．治験に加わった患者には彼らが参加している試験の詳細を記載したカード（クレジットカードに似ている）を与えることもある．彼らは常にそれを携帯しているように要求される．

9．診断や治療の代替処置は何か

治療法の研究では，患者に他のどんな治療が利用可能であるかを話すべきである．

10．参加することによる予想される副作用は何か

どのような新しい薬や処置法についても，予想される副作用を患者に説明すべきである．もし患者にこれらの副作用や他の徴候がみられた場合，次に会うときに報告してもらうべきである．そのような何かしらの心配がある場合のために，連絡先と電話番号も教えておくべきである．

既知の副作用は患者がはっきりと理解できる用語でリスト化されるべきである（たとえば「心毒性」というより「心臓の障害」，「肝酵素の上昇」というより「肝機能検査の異常」）．比較的新しい薬に対しては，未知の副作用があるかもしれないことを説明すべきである．

11．参加することによる不利益とリスクは何か

もし患者が妊娠していたり研究を行っている期間に妊娠する場合，まだ生まれていない子供への害があるかもしれない研究では，以下の（または同様な）ことを伝えるべきであろう：

> もしも妊娠している女性にこの処置が施された場合，胎児へ悪影響を及ぼす可能性があります．したがって，妊娠している女性はこの研究に参加してはならず，研究中に妊娠する予定の女性も参加すべきではありません．妊娠可能な女性は，妊娠していないことを示すために試験に参加する前に妊娠検査を受けるようにお願いすることがあるかもしれません．妊娠するかもしれない女性はこの研究に参加している間に効果的な避妊具を用いなくてはなりません．研究に参加している間に妊娠していることに気づいた女性は，直ちに研究に関与している医師に報告してください．

妊娠に関する記述は注意深く扱うべきである．ある種の環境（たとえば，末期疾患）では，妊娠の話題を取り上げることが不適切であったり，無神経であったりする．また処置が精子に障害をもたらし，胎児が障害をもつ危険性に結びつく可能性がある場合には男性に対して注意やアドバイスを行うのも適切であろう．

将来の保険状況，たとえば生命保険や私的な医療保険が，研究に参加することによって影響されるならば，このことは明言されるべきである（たとえば，高血圧が検出される）．もしも患者が私的な医療保険に加入しているならば，試験に参加するための同意を得る前に，患者に試験への参加が医療保険に影響しないことを保険会社に確認するように頼むべきである．

患者が気づかなかった状況を見つけたならば，何が起こっているかをはっきりと伝えるべきである．それは治療することが可能であろうか．この情報であなたは何をしようとするのか．たとえば高血圧やHIVの状態など明らかにされるものは何か．

12．参加することにより期待される利点は何か

臨床試験に参加することで患者への臨床的な便益がない場合，このことは明

確に述べられるべきである．研究を行っている間，たとえば威圧的にみられることと同じくらい極端に注意が向くようなことをいうことによって，患者に便益をもたらす可能性を誇張しないようにすることは重要である．以下のような説明が適切だろう：

> この試験を通じて，私たちは研究中の医薬品の長所を認識し，よく理解できるようになることを望んでいます．しかし，このことが保証されているわけではありません．この研究から得られる情報は，[○○症状]の患者によりよい治療をすることに役立つかもしれません．

これに対して，イングランドで2001年11月に行われた研究参加への勧誘文は以下のような文章を含んでいた：

> 私たちは，研究に参加してくださる5～16歳の健常なボランティアを探しています．この研究では脳性麻痺の子供の管理（手術と理学療法）の改善を導くでしょう．…

13．もしも新しい情報が入手できたらどうするか

もしも研究の間に追加の情報が入手できたときには，これについて患者に話す必要がある．以下の文を用いることができるであろう：

> 時には，研究期間中に研究されている処置/薬物について新しい情報が入手できることがあります．このような場合には，担当医師はそれについてお話し，あなたが研究を続けたいかどうかをともに検討します．もしも研究を続けると決めた場合には，あなたは改めて同意書に署名をするように求められるでしょう．また，新しい情報を受け取ることによって担当医師は，あなたが研究を中止することがあなたにとって最大の便益であると考えるかもしれません．医師は理由を説明し，あなたのケアを続けるための準備を行うでしょう．

14．もしも研究が中止となる場合には何が起こるか

もしも研究が終わった後に研究で使われていた治療が利用できないなら，このことを患者に説明すべきである．患者はまた，代わりにどのような治療が利用できるか説明されるべきである．時には研究を後援している会社が研究を中止することがある．このような場合には，患者に理由を説明すべきである．

15．もしも何かしら異常がみられたらどうするか

どのように苦情が処理され，どのような救済策が用意されているかを患者に伝えなければならない．処置はいつでも使用可能になっているか．スタッフ

（医師や看護師）による処置についての患者からの苦情と，試験期間中もしくは追跡時に生じる重要な出来事，つまり報告すべき重要な有害事象とを区別すべきである．

英国製薬産業協会（Association of the British Pharmaceutical Industry, ABPI）または他の無過失責任の補償契約がない場合や，身体的なリスク，重要な精神的障害を起こす研究では以下の（もしくは同様な）ことが伝えられるべきである．

> もしあなたがこの研究プロジェクトに参加して危害を受けることがある場合，特別な補償契約はありません．誰かの過失により危害を受けることがあれば，あなたは法的な処置をとることができますが，訴訟に関する支払いをしなくてはならないかもしれません．これにもかかわらず，この研究の間にあなたが受けたもしくは治療された何らかの点について訴えることを望む場合には，NHS の苦情処理機構を利用することができます．

ABPI または他の無過失責任の補償契約がある場合には，以下の（または同様の）説明を含めることができるであろう：

> この研究に参加することによって生じる何らかの傷害の保証は ABPI のガイドラインにしたがうことになります．大まかに述べると，ABPI ガイドラインは，法律の関与することなしに「スポンサー」があなたの責任の有無にかかわらずあなたを補償することを薦めています．このことは，研究のプロトコルにしたがって行われた新しい薬物の投与や他の処置の実施でこのような傷害が起こる可能性がある場合に適用されます．「スポンサー」はこの研究のプロトコルにしたがわないで実施された処置に起因する傷害の場合，補償しないでしょう．あなたが過失を証明できた傷害への賠償を要求するための法的な権利は影響されません．これらのガイドラインのコピーを請求することができます．

16．この研究に参加していることに関する秘密は守られるか

研究が行われている間に集められた患者の医療記録と情報を限定された条件のもとで利用することについて患者の許可を得る必要がある．患者について集められたすべての情報は極秘とされることを説明すべきである．1つの表現として以下に製薬企業がスポンサーである研究の例を挙げる：

> もしあなたが研究に参加することに同意した場合，結果の解析のために，あなたの医療記録が，研究を後援している会社（および/または，研究を

組織している会社）によって閲覧されることがあります．記録はまた研究が正しく行われているかどうかを確認するためにその会社の人や規制当局の人によっても調べられるかもしれません．しかしながら，あなたの名前は病院/一般開業医の診療所の外に漏れることはありません．

いま1つ，他の研究の例を示すと：

研究の間にあなたについて収集されるすべての情報は，秘密が厳重に守られます．病院/診療所から外へ出されるあなたについてのすべての情報は，名前と住所を除きますので，それからあなたが同定されることはありません．

一般開業医によって運営されていない研究に対して，その患者のかかりつけの一般開業医に，患者が試験へ参加していることを知らせることを説明すべきである．これは患者を治療しているかもしれない，研究には参加していない他の一般開業医を含むかもしれない．このことについて患者との合意を得るべきである．いくつかの例では，患者の一般開業医に情報を伝えることについての患者との合意が試験への参加の事前条件となっている．

17．何が研究の結果として起こるか

何が研究の結果として起こるかを患者に伝えることができなければならない．いつ結果は公表されるのか．出版した結果はどこで手に入れることができるのか．彼らが研究のどの群に入っていたかについて話されているか．どのような報告，出版物においても患者が同定されることがないということを付け加えてもよいかもしれない．

18．誰が研究を組織し，出資しているか

この答えは，研究を後援するか，または出資している組織または会社（たとえば，医学研究審議会，製薬企業，慈善活動，または学術機関）を含むはずである．患者に対して，研究を実施している医者が研究に患者を算入し，世話をすることに対して支払いが行われているかどうかを話すべきである．これは研究者により現場で手配された臨床検査や研究看護師の費用のような必要経費を賄う以外の支払いを意味する：

この研究の後援者はこの研究にあなたを参加させたことに対して［〇〇病院あるいは〇〇研究資金］に支払いをします．

または

あなたの担当医は，この研究にあなたを参加させたことに対しての支払い

を受けるでしょう．
というべきである．

19．誰がその研究を審査したか
研究を審査した研究倫理委員会の名称を記載するべきである（しかし委員会の構成員のリストを与える必要はない）．

20．追加情報の連絡
追加情報についての連絡先を患者に伝えるべきである．これはあなたの名前もしくは研究に参加した他の医師や看護師の名前である．

患者情報シートと同意書の構成と使用において研究者に役に立つさまざまなガイドがあるが，上記の注釈は有益な出発点を与えている．しかし，地区の診療，倫理委員会の要求，組織の要求，専門的な規範と責務，法的な要求がしばしば患者情報シートと同意書の構成と使用において考慮されるべき他の問題を示していることに注意すべきである．

⇨ NHSの研究管理，カルディコットガーディアンズ，患者の好み，研究質問の種類，試験中止・中断について研究者が示した理由，質的研究のチェックリスト（BMJ版），多施設共同試験，プラセボ，プラセボ効果，ランダムな，臨床研究の流れ，臨床試験，臨床試験における患者の好み，臨床試験にかかわる前に質問すべきこと，臨床試験によるエビデンスの利点

患者の期待イベント発現率 [patient's expected event rate]
患者の期待イベント発現率（PEER）とはイベント（たとえば，乳癌）に対する患者の感受性を反映させたものである．
⇨ NNT，ベイズ流の解析

患者の好み [patient preferences]
患者は，他と比べて1つの医薬品，サービス，治療計画について偏好をもつことがある．これは患者の好みとして知られている．
たとえば：
・Meredithらは情報ニーズに関する癌患者の視点の調査を報告した
・Moffettらは，腰痛患者のいるコミュニティにおける段階的な運動プログラムと通常のプライマリケア管理とを比較するランダム化比較試験を報告した
・Protheroeらは，心房細動の治療に対する患者の好みの影響を研究した

- Silvestri らは，進行した非小細胞肺癌の患者の化学療法についての好みの研究を報告した．

患者の好みを取り入れる利点は，遵守を改善するかもしれないということである．一方，その欠点は，彼らの好みの基礎が疑わしいかもしれないということである．臨床試験では，1つの治療法が他に比べて優れているかどうかはわからない．だから実験なのである．その場合，どこから患者は好みを引き出すのだろうか．

⇨ 質的解析，臨床試験における患者の好み

○ Meredith C, Symonds F, Webster L *et al*. (1996) Information needs of cancer patients in west Scotland : cross-sectional survey of patients' views. *BMJ*. **313** : 724-6.
○ Moffett JK, Bell-Syer S, Jackson D *et al*. (1999) Randomised controlled trial of exercise for low back pain : clinical outcomes, costs and preferences. *BMJ*. **319** : 279-83.
○ Protheroe J, Fahey T, Montgomery AA and Peters TJ (2000) The impact of patients' preferences on the treatment of atrial fibrillation : observational study of patient-based decision analysis. *BMJ*. **320** : 1380-4.
○ Silvestri G, Pritchard R and Welch G (1998) Preferences for chemotherapy in patients with advanced non-small-cell lung cancer : descriptive study based on scripted interviews. *BMJ*. **317** : 771-5.

患者の登録簿 [patients' register]

これは，試験の研究者により記録され，データモニタリング委員会によって評価された関連する患者の詳細のリストである．

⇨ 監査，データモニタリング委員会，ブラインド，プロトコル，ベースラインの特性

感度 [sensitivity]

感度とは検査の精度を評価する際によく用いられる2つの標準的な尺度の1つである（もう一方は特異度である）．

感度とは，疾病を有している患者のうち検査も陽性であるものがどれくらいいるかを示す尺度である．より広く解釈すると，真に疾患を有している個人や，興味の対象となっている状況にある個人を検出するのにその検査がどのくらい有効であるかを測る尺度である．

たとえば，Qanadli らは，急性肺塞栓の疑いのある患者を対象にしたデュアルスライスらせん CT と選択的肺動脈造影法の診断精度の比較を報告してい

る．

　患者があなたに 10 ml の尿を提出したと想定してみよう．この検体を検査のために検査センターへ送ると，4日後に検査結果が暗号化されメールで医院に送られてくる．その場合どのような検査も 100％の精度はないとわかってはいるが，患者がある疾患を有している場合にこの検査によってどの程度その疾患を検出することが可能か知りたくなるだろう．

　表 13 の場合，感度（Sen）は次のように計算される：

$$Sen = \frac{a}{a+c}$$

表 13 の数値を例にとると，感度は：

$$Sen = \frac{100}{100+300} = 0.25$$

つまり，この検査は真に疾患を有する患者を対象に実施した場合，そのうちの 25％しか疾患を有することを特定できないことになる．

表 13 感度

検査の結果	検査を受ける人の真の状態		合　計
	望ましくない医学的状態にある	医学的に問題のない状態にある	
陽性	a (100)	b (200)	$a+b$ (300)
陰性	c (300)	d (400)	$c+d$ (700)
合計	$a+c$ (400)	$b+d$ (600)	$a+b+c+d$ (1000)

　既存の文献を検索し情報を集める観点から，「感度」という用語は適切な文献を抽出できる見込みに関連して用いられることがある．文献を検索する際には，誰しも適切な文献を可能なかぎり多く得たいと思うだろう（たとえば系統的レビューを行う際など）．

　感度は真陽性率（true-positive rate）と呼ばれることもある．

⇨ 系統的レビュー，特異度

○ Qanadli SD, Hajjam EL, Mesurolle B *et al*. (2000) Pulmonary embolism detection: prospective evaluation of dual-section helical computed tomography versus selective pulmonary arteriography in 157 patients. *Radiology*. **217**: 447-55.

感度分析 [sensitivity analysis]

結果が解析の仮定や他の変数の変化に対してどのくらい敏感かを計算することを感度分析という．たとえば，次のようなものが挙げられる：
- 個々の患者に処方する薬の用量を変更した場合，患者の支払う費用がどのくらい変化するか
- 臨床試験の組み入れ基準，除外基準を一部変更した場合，何人の患者が適格となるか
- エビデンスをもう1つ追加した場合，結論がどのくらい変わりうるか．
⇨ 閾値解析，仮定，漸増法，取り組み割合，用量反応，累積メタアナリシス

完了した治療 [completed treatment]

完了した治療とは，臨床試験条件下において治療のコースを完了した患者をいう（時に完了例と呼ばれる）．
⇨ 完了例，ケアパス，CONSORT，遵守，脱落，治療意図による解析，投与された治療による解析，プロトコル，臨床試験報告に関する統合基準，割り付けた治療による解析

完了例 [completer]

完了例とは試験を完了している患者である．
⇨ NNT，監査，完了例に基づく解析，欠損値，CONSORT，脱落，中止，治療意図による解析，撤回，手元のデータによる解析，臨床試験報告に関する統合基準

完了例に基づく解析 [completer analysis]

完了例に基づく解析とは試験を完了した患者のみのデータを使った解析である．何例で試験を開始したか，何例が完了したかを報告すべきである．
⇨ データ消失，完了例，欠損値，欠落，最終観察値の再利用，中止，治療意図による解析，追跡不能例，手元のデータによる解析

関連（関連性）[association]

2つのイベントが偶然に起こるよりも高い頻度で一緒に起こるとき，関連性が存在している．
⇨ 因果関係，交絡因子

○ Hippisley-Cox J, Allen J, Pringle M *et al.* (2000) Association between teenage pregnancy rates and the age and sex of general practitioners. *BMJ.* **320**: 842-5.

関連性 ➡ 関連

危害必要数（NNH）[number needed to harm]
　NNHとは，患者のうちの1人にある有害事象が発生するために治療されなければならない患者の数である．たとえば，リウマチ様関節炎の患者のうちの1人に薬物起因性の潰瘍が生じるまでに，1000人の患者に薬物療法をする必要があるかもしれない．
　NNHは絶対リスク増加率（ARI）の逆数として計算できる．
　すなわち，ARI＝0.02の場合にはNNH＝1/(0.02)＝50となる．
⇨ NNT，信頼区間，絶対リスク増加率

棄却域 [critical region]
　棄却域とはデータの範囲で，データがこの中に入ると命題が棄却される．
⇨ 棄却限界値，帰無仮説，許容域，同等性試験，非劣性試験，優越性試験

棄却限界値 [critical value]
　棄却限界値とは臨床試験で，何かを受け入れるか棄却するかの分岐点，または続けるか，続けないかの分岐点を示す数である．
⇨ 棄却域，帰無仮説，許容域，早期中止規約，中間解析

帰結 ➡ 結末

危険因子 ➡ リスク因子

擬似ランダム割り付け [pseudorandom allocation]
　真のランダム割り付けとは考えられない患者の治療法への割り付け方法を表す用語である．
　たとえば，患者は以下の特性を使って割り付けられるかもしれない：
・来院順
・医療記録番号
・生年月日
・カレンダーの日付（たとえば日付，月）
・年齢．
　これはまた，準ランダム化（quasi-randomisation）とも呼ばれる．
⇨ サンプリング法，準ランダム化，バイアス，ランダム割り付け

既存対照 [historical control]

既存対照とは過去に経験された患者を指す．

たとえば次のような目的で利用できる：

- 整形外科外来の過去の患者を用い，新しい外来治療法を受けている現在の患者と比較する
- 新しい呼吸診療科の患者を以前に病院に来院した患者と比較する
- 早期癌診断外来に来院する患者を，過去に診療施設を訪れた患者と比較する．

考慮すべき点は次のとおりである：

- 後ろ向き研究と前向き研究の混合
- 治療法以外の要因（たとえば施設）が結果に影響するかもしれない
- ランダム化比較試験より既存対照試験のほうがよい結果を与える傾向があるかもしれない．

⇒ ランダム化比較試験，臨床試験

○ Sacks H, Chalmers TC and Smith H (1982) Randomized versus historical controls for clinical trials. *Am J Med.* **72**: 233-40.

帰無仮説 [null hypothesis]

研究している要因の間に関係がない，あるいは差がない，または答えが「いいえ」であるという陳述が帰無仮説と呼ばれる．通常は，真実だと信じられているためか，もしくはまだ証明されていない議論の論拠として提出された理論を表している．

薬物 X を飲むことと薬物 Y を飲むことの間にはその結末に何ら違いがないと考えられているとしよう．そのときは，帰無仮説を以下のように書くことができる：

$$H_0: X=Y \text{（これは } H_0: x-y=0 \text{ と同じである）}$$

もしくは，臨床的なエビデンスとして45～50歳の脳卒中の発症は P，Q，R，S，T の5つの要因の関数であることが示唆されているとしよう．このとき，帰無仮説は以下の式で与えられる関数であると考えられる：

$$H_0: Z=F(p, q, r, s, t)$$

たとえば，以下のような式であると信じる理由があるかもしれない：

$$Z=2p+3q-4r \times s^2 \times e^t$$

特定の式の詳細について心配することはない（ここではどんな複雑な帰無仮説も数式になるということを説明するために用いただけである）．

一般には，帰無仮説は以下のどちらかだと覚えておけばよい：
- X と Y の間に違いがない

  または，
- Z は研究対象としている要因の関数である．

例として，最近の研究は以下のような疑問から研究の帰無仮説を引き出している．
- 急性肺塞栓症が疑われる患者に対するデュアルヘリカル CT の診断精度はどのくらいか．
- 軽症の頭部外傷の患者に 7 つの臨床的な基準を用いた臨床的決定規則を使うことで，CT を必要としない患者を同定することができるか．
- 寛解中の乳癌女性患者に治療を行う際，患者の満足度は，プライマリケア施設と専門医のいる地域医療クリニックとでは異なるか．
- 重症の月経出血を伴う患者で，長期的な視点からは，月経時の症状を緩和するために子宮内膜の経頸部切除術は，内科的管理法よりよいか．
- 乳癌のためタモキシフェンを投与されている閉経後の女性で，クロニジンは，顔面潮紅を軽減するか．
- 長期の経口的抗凝固治療が必要な患者で，自己管理は専門家による抗凝固病院管理と同様に効果的か．
- 収縮期左心機能不全による重度のうっ血性心不全患者に，通常の治療法に加えてスピロノラクトンを投与することが，全死亡率を減らすか．

帰無仮説は，試験における基本となる構成要素である．ひとたび結果が解析され，解釈がなされたら，われわれは以下のどちらかの選択を行うことになる：
- 帰無仮説を棄却しない

  または，
- 対立仮説を支持して帰無仮説を棄却する．

「帰無仮説を棄却しない」という結論の場合には，このことは妙なことではあるが，帰無仮説が正しいということを意味するものではない．これは，帰無仮説に反対したり，対立仮説を支持したりするだけの十分なエビデンスがないということを示すだけである．

「対立仮説を支持して帰無仮説を棄却する」という結論の場合には，単に対立仮説が真実であるかもしれないことを示しているにすぎない．

以下のようにいうべきではないといわれている：
- 対立仮説を棄却する

 または
- 対立仮説を受け入れる．

ある種の試験では，帰無仮説は上で概説されたようなものではない．たとえば，同等性試験における帰無仮説は治療は同等ではないというものである．
⇨ 系統的レビュー，研究質問，対立仮説，同等性試験，非劣性試験，優越性試験
 ○ Luft HS (2000) Identifying and assessing the null hypothesis. *Health Serv Res.* **34**: 1265-71.

逆選択 [adverse selection]

試験に組み入れる患者を迂闊に選択し，その患者が全行動範囲や既往歴の重要な詳細を明らかにしないと決めているとき，逆選択が起こる．たとえば，心臓の不具合の既往は，もしわかっているなら，禁煙試験や性機能試験にこの患者を組み入れないだろう．また，患者の中には真の既往歴やすべての既往歴を明らかにしない（もしくは，われわれが手に入れられない）ものもいる．
⇨ 組み入れ基準，後光作用，透明性，ハロー・グッバイ効果，ベースライン

急性の [acute]

急性のイベントとは，突然もしくは急激に起こった病的状態を指す．
⇨ 適応型試験，慢性の

QOL → クオリティオブライフ

境界型アプローチ [boundary approach]

臨床試験では，現行の状態で試験を続けていくかどうかを決める限界があるだろう．境界型アプローチは，結果がある限界を超えた場合にどのようにして試験を中止するか決める手順である．限界は試験が始まる前に決めておくべきである．

たとえば：
- 試験のA群とB群間の結果の違いが10％までなら許せるが，もしある時点

で解析が10％を超える違いを示した場合，試験を中止する
・臨床試験のどれかの群に割り当てられた患者の2％以上が，試験開始から28日以内に死亡した場合，試験を中止するかもしれない．

　試験プロトコルが，もし主要結果におけるA群とB群の違いが10％を超えた場合，試験を中止すると述べているとする．この状況を図9に示す．アスタリスクは時間を追って測定されたA群とB群の治療結果の差を示している．別の境界型アプローチがあり，それらのいくつかは複雑な統計的数式やこみ入った臨床的基準に基づいている．

　いくつかの状況では，2回以上の違反を許すかもしれない（たとえば，違反が本当に偶然に起きる可能性を減らすために）．鍵となる問題点は，プロトコルにどのような境界型アプローチが書かれているか，試験の結果をどのように測定するか，どんな統計的検定が行われるか，何回の違反があったら試験を中止するか（図9では，1回の違反で試験を中止する），を決めることである．
⇨ 打ち切りデータ，主要評価項目，早期中止規約，中間解析，中止規約，データモニタリング委員会

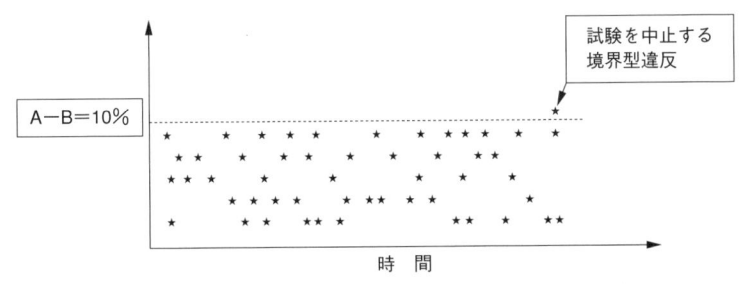

図9 簡単な境界型アプローチの例：1個の違反があり，試験が中止される

競合因子（競合死因）［competing cause］

　競合因子はある効果が競合する因子によって引き起こされた可能性があるときに現れる．たとえば，心筋梗塞は欠陥のある食餌，運動不足，喫煙，ストレスあるいは肥満など多くの要因によって引き起こされる．
⇨ 交絡因子

競合死因 ➡ 競合因子

共働作用（相乗作用）［synergy］

個々の部分的な作用の和よりも，全体での作用のほうが大きいとき，そのような状況を共働作用が起きているという．たとえば次のようなものである．
- 結核の治療にストレプトマイシンとアミノサリチル酸ナトリウムが併用された場合に，個々の薬物を単独で使った場合に期待される以上の併用効果がみられる．
- 脳腫瘍を対象とした多施設共同試験において，2人の脳外科医が一緒に働いている場合には，それぞれが単独で治療するよりも，より多くの手術を成功させ，より質の高い医療サービスを提供できるだろう．

⇨ 相加効果，相乗効果

協力者 ➡ 被験者

許容域　[acceptance area]

　抗肥満薬の服用が1年後の患者の体重を減らすことに効果がないという声明を出すとしよう．声明を出すのはとても簡単である．興味は，エビデンスを目の前にしたとき，この声明が受け入れられるかどうかである．
　許容域とはわれわれをこの声明を受け入れるように仕向ける結果の集合であり，しばしば，許容範囲と呼ばれる．
　先ほどの声明は次のように書ける．

$$H_0 : x_{t-1} = x_t$$

x_{t-1} は患者の1年前の体重を示し，x_t は患者の現在の体重を示す．研究結果が利用できるなら，声明の真偽を検定するために解析を行うことができる．患者は昨年と比べて重いかもしれないし，軽いかもしれないし，同じかもしれない．よって，許容域の上側限界と下側限界が必要である．結果が許容域内に入るときには，声明や仮説がエビデンスに基づいて棄却されないことを意味する．許容域の外にあるときには，声明あるいは仮説が受け入れられないことを意味する．図10に図解を与える．
　プライマリケアグループの女性メンバーが，彼女の理解するかぎり，再発寛解型多発性硬化症の患者は，1年間の総合的な福祉物理療法健康治療パッケージでは改善しないという声明を出すものとする．
　試験の結果が利用できるなら，改善しないという声明を検定するための分析を行うことができる．この場合は1個の棄却域，すなわち片側の棄却域を用いる（図11参照）．それはなぜか．「改善しない」という声明は，「変化しない」

```
                    ┌─────────┐
                    │   ∧     │
                   ╱│  ╱ ╲    │╲
                  ╱ │ ╱   ╲   │ ╲
                 ╱  │╱     ╲  │  ╲
                    │$X_{t-1}=X_t$│
```

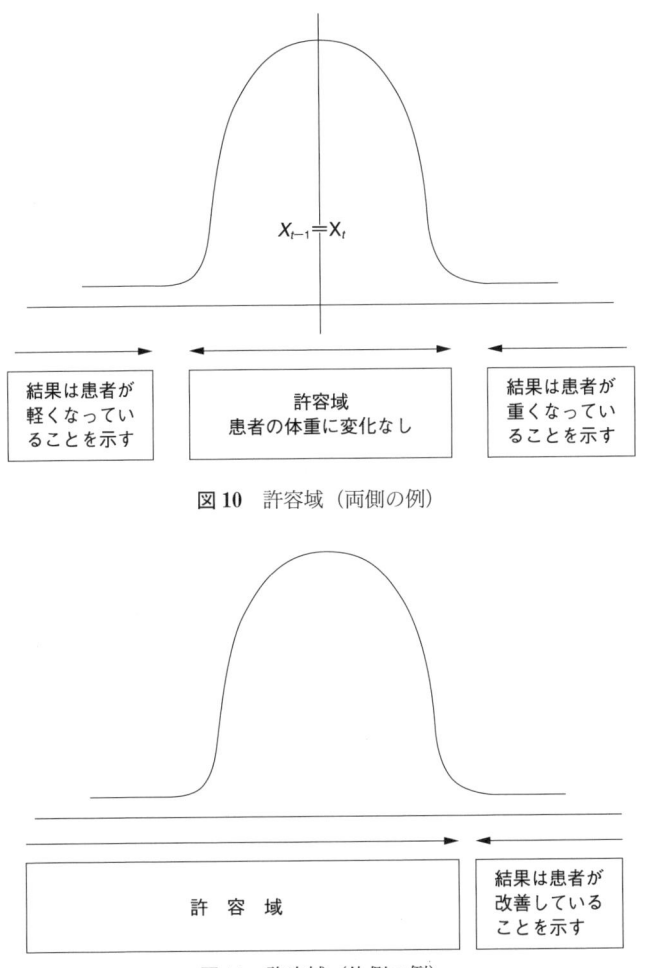

|結果は患者が軽くなっていることを示す|許容域 患者の体重に変化なし|結果は患者が重くなっていることを示す|

図10　許容域（両側の例）

|許　容　域|結果は患者が改善していることを示す|

図11　許容域（片側の例）

か，もしくは「悪化する」結果を意味しているからである．

　もし結果が許容域の外に落ちるときには，エビデンスに基づき彼女の声明，あるいは仮説は受け入れられない．

　許容域の大きさ，含まれる数，カーブの形は，すべて試験の仕様や，データの分布，それにおける仮定に依存する．患者がよくならない，悪くなる，改善しないといった用語が何を意味するかを知っておく必要もある．

⇨ 仮説検定，片側検定，帰無仮説，サブグループ解析，信頼区間，デュエムの反証不能理論，統計的検定：統計的検定でだます10通りの方法，統計的検定の流れ図，統計的有意性，反証主義，P 値，プロトコル，ラカトス研究綱領，両側検定，臨床的有意義性

許容可能リスク［acceptable risk］

選択による便益が危険に勝っていると考えられるリスクを許容可能リスクという．たとえば，新薬の市場ライセンス適用を調査しているとき，査定者は薬物の既知の便益がリスクを上回るかどうかを決定するために損益計算を利用する．

一般に，許容可能リスクと考えられるものは，科学的なデータ，判断の独立性，意思決定者の現状，経験，および，社会的，道徳的，経済的な問題によって条件づけられる．

さらに，たとえば食糧生産において許容可能リスクと判断されるものは前述の要因や政策に依存する．

⇨ MCA，CSM，ベイズ流の解析

均衡状態［equipoise］

均衡状態とは，本当に予測ができない，あるいはどちらでもよいようなグループの立場であると定義されている．

ある患者の治療法の選択に関して，治療法を選択しようとしているグループが均衡状態にあるとすると，このことはこのグループがどの治療が患者にとって最上のものであるかという予備知識やエビデンス，判断力をもっていないことを意味している．

グループが均衡状態にないという場合（すなわち，考慮中の患者に対してある治療法がいま1つの治療法より優れていると考えている場合）には，それを推奨しない理由が別に存在しないかぎり，その治療法を患者にすぐ推奨しなければならない．

均衡状態であってはじめて，臨床試験に患者を組み入れることができる．もしもグループがある特定の患者に対して均衡状態でなければ患者を臨床試験に組み入れるべきではない．

均衡状態は患者個人でなく，患者のグループにだけ当てはまると主張する研究者もいる．しかしながら，このことをもう少し考えると彼らが患者を臨床試

験に勧誘する前に，グループの中のそれぞれの患者が均衡状態になければならないということになる．均衡状態という用語がグループに当てはまるとすれば，付随する責任に関して法的，倫理的，専門的に面倒なことを引き起こすかもしれない．なぜなのか．医師は，通常，患者個人の健康に対して責任があるのであって，患者のグループに対しては責任を負っていないからである．

解決されるべき別の問題がある．医療における均衡状態という用語は，さまざまな人がさまざまな意味づけや解釈を行っている．たとえば，Lilford 教授は，均衡状態と不確実性は互いに相容れないものではないと述べている．Richard Lilford 教授と David Sackett のこの問題に対する著作は特に有用である．

均衡状態という用語を見かけたら，次の点を考えるとよい．
・それは何を意味しているのか．
・誰に当てはまるのか．
・どのようにしてその立場になったのか（すなわち，エビデンスの基礎と論法）．

⇨ エビデンスに基づく医療，適正手続き，ベイズ流の解析，ヘルシンキ宣言，ランダム化，臨床試験

○ Bradford Hill A (1963) Medical ethics and controlled trials. *BMJ*. **2**: 1043-9.
○ Edwards SJL, Lilford RJ, Braunholtz DA *et al*. (1998) Ethical issues in the design and conduct of randomized controlled trials. *Health Technol Assess*. **2**: 1-130.
○ Freedman B (1987) Equipoise and the ethics of clinical research. *NEJM*. **317**: 141-5.
○ Lilford RJ and Jackson G (1995) Equipoise and the ethics of randomisation. *J R Soc Med*. **88**: 552-9.
○ Lilford RJ and Djulbegovic B (2001) Equipoise and uncertainty are not mutually exclusive. *BMJ*. **322**: 795.
○ Sackett DL (2001) There is another exchange on equipoise and uncertainty. *BMJ*. **322**: 795.
○ Sackett DL (2000) Equipoise, a term whose time (if ever it came) has surely gone. *Can Med Assoc J*. **163**: 835-6.
○ Weijer C, Shapiro S, Glass K and Enkin M (2000) For and against: clinical equiposie and not the uncertainty principle is the moral underpinning of the randomised controlled trial. *BMJ*. **321**: 756-8.

クオータサンプリング → 割り当て抽出

クオリティオブライフ（QOL）[quality of life]

クオリティオブライフ（QOL）とは人が幸福である状況を呼ぶ．QOLを決定する要因は何か，またQOLを正確に測定するにはどのようにすべきか，QOLの定義で普遍的に受け入れられるものはない．測定する必要のあるQOLの要素は，臨床的，心理的，身体的，知的，精神的および社会的側面を含む．QOLのそれらの要素の測定に用いられる質問表は数多くある（たとえば，BowlingとStaquetらによる個々のテキスト参照）．

QOLは中でも，試験のための主要な質問および副次的質問の選択，使われる主要な尺度，副次的な尺度および結果の解釈に関して重要である．

QOLを決定する要因には，雇用，環境，家族の幸福，医療，教育，公衆衛生，住居，収入，知覚，環境衛生，レクリエーション，安全や安心感，霊的信仰や慣習，食品消費や交通などが含まれる．それゆえ，医療が人々のQOLの変化や維持に果たす役割がかぎられているということは明らかである．

QOLの定義の1つは以下のとおりである．

> 人々がその中で生活し，人々の目標，期待，標準や関心事に関連する文化や価値観を背景とする人生における各個人の位置づけの認識．それは，各個人の体の健康，心理状態，依存の度合い，社会的関係や環境の特徴との関連によって複雑に影響を受ける幅広い概念である．

QOLの別の定義は，人が人生の目標をどの程度達成するかにかかわるものである．より論議を呼ぶ形で，Shawは，QOLは人の天与の資質と家族や社会がその人のために行う努力に関連すると論じた．

医療がQOLに及ぼす効果を立証する多くの試みがなされている．これらの測定用質問表はQOL測定の縮小形である．もし除外した要因がその人のQOLに関して重要な役割を果たしていなかったり，有意義でなければ，縮小形での測定は有用である．しかし，縮小形での測定は，せいぜい，より広い実態の重要な部分とみなすことができるだけである．

もしQOLの指標が複数の要素からなるとすると，それらの要素は皆同じ重み，ないし同じ値をもつのか．この答えは，要因が重要と考えられる人に依存する．たとえば，ある人にとっては，階段を上ることは，体を洗ったり，服を着たり，自分で食事ができることほど重要ではないかもしれない．

例を挙げると，Belardinelliらは，長期的な中程度の運動訓練が，慢性心不全患者における身体機能，臨床的な結末やQOLに及ぼす影響を観察した．

⇒ 解析的見通し，結末，結末ピラミッド，健康，試験結果の一般化可能性，主要な質問，代替エンドポイント

○ Belardinelli R, Georgiou D, Cianci G and Purcaro A (1999) Randomized controlled trial of long-term moderate exercise training in chronic heart failure. Effects on functional capacity, quality of life and clinical outcome. *Circulation*. **99** : 1173-82.
○ Bouchet C, Guillemin F, Paul-Dauphin A and Briancon S (2000) Selection of quality-of-life measures for a prevention trial. A psychometric analysis. *Control Clin Trials*. **21** : 30-43.
○ Bowling A (1995) *Measuring Disease*. Open University Press, Buckingham.
○ Bowling A (1995) *Measuring Health*. Open University Press, Buckingham.
○ Bowling A (1997) *Research Methods in Health : investigating health and health services*. Open University Press, Buckingham.
○ Staquet MJ, Hays RD and Fayers PM (eds) (1998) *Quality of Life Assessment in Clinical Trials. Methods and practice*. Oxford University Press, Oxford.

QUOROM [QUOROM]

　これは，ランダム化比較試験のメタアナリシスの報告の質（quality of reporting of meta-analyses）の頭字語である．メタアナリシスの報告を標準化する目的で近年開発されたシステムである．

　これを開発したグループは，メタアナリシスに興味をもつ臨床疫学者，統計家，臨床家，編集者および研究者を含む30名の専門家からなる．そのグループはメタアナリシスの報告の標準のチェックリストに含めるべきと考えられる項目を特定するよう協議会で要請された．項目のうちいくつかは，研究のエビデンスによって導かれた．項目を評価し同意が得られた後，協議会はチェックリスト（表14参照）と流れ図（図12参照）を作成した．おそらく，QUOROMチェックリストを正しく理解する最良の方法はそれを使うことであり，同僚と集まり，最近公表されたメタアナリシスを1つ見つけ，チェックリストと比べてその論文がどれくらいよいかをみること（つまり論文を読んで，第3列の記述項目を埋めてみる）である．

　QUOROMシステムの第二の特徴は流れ図である（図12参照）．この図は，同定されスクリーニングされた関係があるかもしれないランダム化比較試験（RCT）の数がだんだんと減少し，使用に適した情報をもつRCTの数に至るまでを示す選別の記録である．

　QUOROMシステムはメタアナリシスの報告に用いることのできる数あるチェックリストの1つである．もし，QUOROMシステムを用いるのなら，

表14　QUOROMチェックリスト

見出し	副見出し	記述内容	報告したか？(Y/N)	原稿の何頁に？
表題		ランダム化比較試験の「メタアナリシス」もしくは「系統的レビュー」の報告であることを明らかにする		
抄録		**以下を記述する**		
	目的	臨床的疑問をはっきりと		
	データ源	データベース（リスト）などの情報源		
	審査の方法	選択基準（研究対象集団，介入，結末，研究デザイン）．妥当性評価の方法，データの抽出，研究の特性定量的データ合成法．再現できるほど十分に詳しく		
	結果	組み入れられたRCTと除外されたRCTそれぞれの特性．定性的・定量的所見（点推定値と信頼区間），サブグループ解析		
	結論	主たる結果		
序論		**以下を記述する**		
		明白な臨床的問題．介入の生物学的論拠，審査の論拠		
方法	検索	詳細な情報源（データベース，登録簿，個人ファイル，専門家の情報提供者，検索機関，ハンドサーチ），制限事項（対象とした年，出版状況，出版言語）		
	選択	組み入れ基準と除外基準（研究対象集団，介入，主たる結末，研究デザインの定義）		
	妥当性評価	用いられた基準とプロセス（盲検法，質の評価，その結果）		
	データの抽出	用いられたプロセス（独立して，二重に）		
	研究の特性	研究デザインの型式，被験者の特性，介入の詳細，結末の定義．臨床的異質性がどう評価されたか		
	定量的なデータ合成	主たる効果指標（相対リスク比など），結果の結合法（統計的検定と信頼区間），欠測値の処理．統計的異質性がどう評価されたか．事前の感度分析と層別解析の論拠．出版バイアスの評価		
結果	試験の流れ	試験の流れをまとめるメタアナリシスの概要を示す（図12参照）		
	研究の特性	それぞれの試験の特性（年齢，症例数，介入，用量，介入期間，追跡期間など）を記すデータを提示		

考察	定量的なデータ合成	試験の選択と妥当性評価の一致の報告，簡単なまとめの提示（各試験での各治療群，各主要結末について），ITT解析に用いられる効果サイズと信頼区間を計算するのに必要なデータの提示
		主たる知見のまとめ．内的・外的妥当性に基づく臨床的推論．入手可能なエビデンス全体からみた結果の解釈．審査の過程で起こりうるバイアス（出版バイアスなど）の記述．将来の研究テーマの提案

```
┌─────────────────────────────┐
│ 検索のために同定され選別された │
│ 関係があるかもしれないRCT(n=…) │
└─────────────────────────────┘
               │         ┌──────────────┐
               ├────────▶│ 除外されたRCT， │
               │         │ その理由(n=…)  │
               ▼         └──────────────┘
┌─────────────────────────────┐
│ さらに詳しい評価のために検索されたRCT(n=…) │
└─────────────────────────────┘
               │         ┌──────────────┐
               ├────────▶│ 除外されたRCT， │
               │         │ その理由(n=…)  │
               ▼         └──────────────┘
┌─────────────────────────────┐
│ メタアナリシスに取り入れるのに │
│ 適当である可能性の高いRCT(n=…) │
└─────────────────────────────┘
               │         ┌──────────────────┐
               ├────────▶│ メタアナリシスから │
               │         │ 除外されたRCT，    │
               │         │ その理由(n=…)      │
               ▼         └──────────────────┘
┌─────────────────────────────┐
│ メタアナリシスに取り入れられたRCT(n=…) │
└─────────────────────────────┘
               │         ┌──────────────────┐
               ├────────▶│ 結末に関して       │
               │         │ 取り下げられたRCT，│
               │         │ その理由(n=…)      │
               ▼         └──────────────────┘
┌─────────────────────────────┐
│ 結末に関して使用できる情報をもつRCT(n=…) │
└─────────────────────────────┘
```

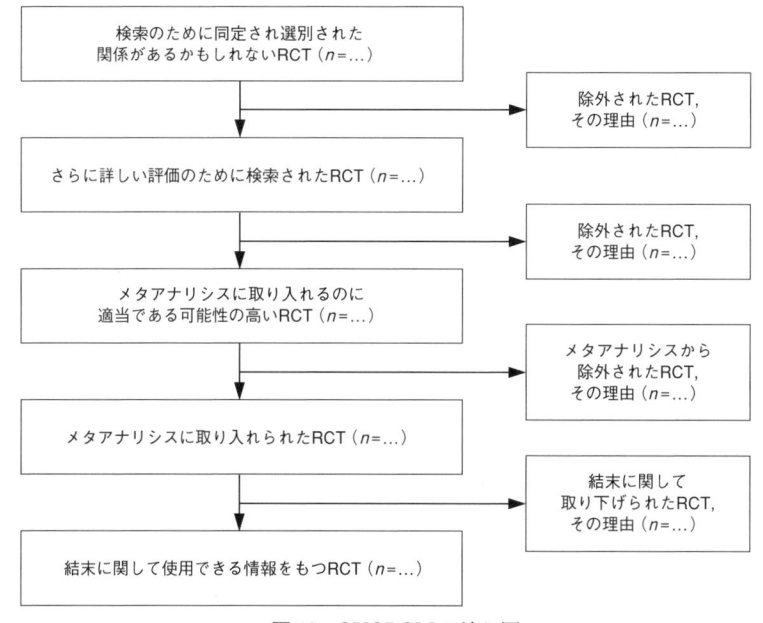

図12　QUOROMの流れ図

下記のようなあなたの独自の質問でQUOROMチェックリストを補足すべきである：
・どこで各試験が実施されたか
・いつ各試験が実施されたか
・各試験のスポンサーは誰か

- 各試験の著者とメタアナリストおよび試験のスポンサーの間にどんなつながりがあるか
- どの試験に独立データモニタリング委員会があったか
- その試験の患者とあなたの患者をどのように比較するか
- 各試験の結果が実際どこに公表されたか（たとえば，査読者がいる雑誌）．

　QUOROMシステムはメタアナリシスの報告を改善する手助けとして設計されたが，新しいメタアナリシスの計画段階にも用いることができる．CONSORTシステムと同様に，QUOROMシステムは時間とともに発展し改善していくであろうから確定したものではない．最後に，QUOROMシステムは意思決定の補助であり，それからの逃避ではないことを心にとめておいてほしい．

⇒ エビデンスに基づく医療，エビデンスの階層体系，系統的レビュー，CONSORT，主要な質問，透明性，メタアナリシス，ランダム化比較試験，臨床試験

○ Moher D, Cook DJ, Eastwood S *et al.* (1999) Improving the quality of reports of meta-analyses of randomised controlled trials : the QUOROM statement. *Lancet.* **354** : 1896-900.

組み入れ基準 [entry criteria]

　組み入れ基準とは，臨床試験への参加資格である．
　この基準は以下のように種々の背景から決められる．
- 医学的背景
- 科学的背景
- 管理的側面
- 年齢
- 人種
- 性別
- 居住地．

組み入れ基準の例をいくつか下記に示す．
- Dammersらは，手根管症候群患者におけるメチルプレドニゾロン注射の有効性試験について報告している．試験の組み入れ基準は，18歳以上で，手根管症候群の症状を3か月間以上にわたって示しており，電気生理学的検査によって確定診断が下されていることとしている．手根管症候群を治療され

たことのある患者は除外する．
- Jacobs らは，インターフェロン β-1a が，脱髄症状が初発した患者で，臨床的に確診された多発性硬化症の発症を減少させるかをみる追跡期間 3 年のランダム化プラセボ対照比較試験について報告している．組み入れ基準は，年齢が 18〜50 歳，MRI により確定された初発急性の臨床的脱髄症状，視神経，脊髄，脳幹あるいは小脳の関与，直径 3 mm 以上の複数の臨床的に無症状な脳病巣，コルチコステロイド治療後 14 日以内で，しかもランダム化後 27 日以内の発症である．
- Leone らは反復発作性群発頭痛の予防薬としてのベラパミルの有効性に関して 2 週間の追跡をするランダム化プラセボ対照二重盲検比較試験を報告している．組み入れ基準は，1 か月以上持続する群発の既往が 1 回以上ある反復発作性群発頭痛（国際頭痛学会基準）と診断された外来患者で，今回の頭痛が群発発現してから 10 日以上経過しておらず，今後 20 日間以上にわたって群発頭痛が発現しそうな患者である．
- Rovers らは，慢性滲出性中耳炎の小児患者を 12 か月間追跡した非盲検ランダム化比較試験について報告している．彼らは 1〜2 歳児の QOL について換気チューブの効果を確認しようとした．組み入れ基準は，ティンパノメトリーと耳鏡検査によって確定された慢性滲出性中耳炎の小児である．

⇨ 均衡状態，試験結果の一般化可能性，除外基準，適格基準，同意

○ Dammers JW, Veering MM and Vermeulen M (1999) Injection with methylprednisolone proximal to the carpal tunnel : randomised double-blind trial. *BMJ*. **319** : 884-6.
○ Jacobs LD, Beck RW, Simon JH *et al*. and the CHAMPS Study Group (2000) Intramuscular interferon beta-1a therapy initiated during first demyelinating event in multiple sclerosis. *NEJM*. **343** : 898-904.
○ Leone M, D'Amico D, Frediani F *et al*. (2000) Verapamil in the prophylaxis of episodic cluster headache : a double-blind study versus placebo. *Neurology*. **54** : 1382-5.
○ Rovers MM, Krabbe PF, Straatman H *et al*. (2001) Randomised controlled trial of the effect of ventilation tubes on quality of life at age 1-2 years. *Arch Dis Child*. **84** : 45-9.

クラスター [cluster]

クラスターとは，何らかの共通点をもつ症例の集団である．
⇨ クラスター分析，クラスターランダム化，クラスターランダム化試験，グループランダム化

クラスター分析 [cluster analysis]

クラスター分析はデータを意味ある集団に分類し，それらの集団を引き続き分析することを意味する．

クラスター集団の例には下記の特徴で行われたものがある：
- 患者の年齢
- 性別
- 社会経済状態
- 民族性
- 地理学上の位置
- 介入
- 治療歴
- 既往歴
- かかりつけの医院
- 臨床的な結末
- 健康状態

⇨ クラスター，クラスターランダム化，クラスターランダム化試験，グループランダム化，倫理的問題

○ Donner A and Klar N (2000) *Design and Analysis of Cluster Randomization Trials in Health Research*. Edward Arnold, London.

クラスターランダム化 [cluster randomisation]

患者をグループ（クラスターと呼ぶ）のどれか1つに分類する．そして，そのクラスターをランダムに試験の1つの治療群に割り当てる．

クラスターランダム化は試験したい母集団のメンバーの完全なリストを得ることはできないが，試験に含めたいグループ（たとえば診療所）のリストを得ることはできるときに用いられる．各診療所はランダムに試験の1つの治療群に割り当てられる．

クラスターランダム化はまた，国中の店の食品安全性と細菌の検査，および英国の農業で用いられる殺虫剤の検査にも用いられている．

クラスターランダム化は，グループランダム化とも呼ばれる．

⇨ クラスター，クラスター分析，クラスターランダム化試験，グループランダム化，倫理的問題

○ Donner A and Klar NS (2000) Cluster randomization trials. *Stat Methods Med Res*. **9**: 79-80.
○ Donner A and Klar NS (2000) *Design and Analysis of Cluster Randomization Trials in Health Research*. Edward Arnold, London.
○ Reading R, Harvey I and Mclean M (2000) Cluster randomised trials in maternal and child health: implications for power and sample size. *Arch Dis Child*. **82**: 79-83.
○ Torgerson DJ (2001) Contamination in trials: is cluster randomisation the answer? *BMJ*. **322**: 355-7.

クラスターランダム化試験 [cluster randomised trial]

　クラスターランダム化試験とは個人ではなく，クラスターを試験の各治療群にランダムに割り付ける臨床試験である．

　Edwards らによれば，ヘルスケアにおいてクラスターランダム化試験を利用する2つの主な理由は下記のごとくである：

・治療はグループ全体に施行され，影響を与える（例：フッ化物添加）
・介入は個人個人に与えられるが，グループに影響がみられる．

　たとえば，Montgomery らはプライマリケアにおける高血圧のリスクチャート管理とコンピュータ利用臨床判断支援システムの評価を1年間追跡する，クラスターランダム化非盲検対照試験を報告した．診療所は次のどれか1つにランダムに割り付けられた：

・コンピュータ利用臨床判断支援システムとリスクチャートの併用（10診療所，229患者），あるいは
・リスクチャートのみ（10診療所，228患者），あるいは
・通常のケア（7診療所，157患者）．

　Morrison らはプライマリケアと二次的ケアの橋渡しをする不妊治療のガイドラインを評価する実践的なクラスターランダム化比較試験を報告した．しかしながら，彼らの論文に対して，Nick Freemantle 教授は他の基礎的な問題（たとえば，主要評価項目，統計的方法およびエビデンスの影響力に関して）と一緒に，クラスター試験で間違った水準の分析は適切ではないと批判した．彼はクラスターランダム化試験をとりあげた英国の医学研究審議会（MRC）が企画した最近の会議について言及した．そこでは，医師やヘルスケア提供者が本来の対象者となるような試験の解析の単位として患者を用いることは常に正しくないということが承認された．

　その他の最近公表されたクラスターランダム化試験を下記に示す：

- 喘息の管理を改善するための介入（グリニッジ喘息試験）
- 学校での喫煙の予防と禁煙の行動変容段階モデル（変化のステージ）に基づくエキスパートシステムの試験
- 子供たちの怪我の予防
- ある都会でのビタミンと β カロチンの補充と妊娠に関係する死亡．

⇨ クラスター，クラスター分析，クラスターランダム化，グループランダム化，多重水準モデル化，臨床試験，倫理的問題

- Campbell MJ (2000) Cluster randomized trials in general (family) practice research. *Stat Methods Med Res*. **9**: 81-94.
- Donner A (1998) Some aspects of the design of cluster randomized trials. *Appl Stat*. **47**: 95-113.
- Donner A and Klar NS (2000) Cluster randomization trials. *Stat Methods Med Res*. **9**: 79-80.
- Donner A and Klar NS (2000) *Design and Analysis of Cluster Randomization Trials in Health Research*. Edward Arnold, London.
- Edwards SJL, Braunholtz DA, Lilford RJ and Steven AJ (1999) Ethical issues in the design and conduct of cluster randomised controlled trials. *BMJ*. **318**: 1407-9.
- Freemantle N (2001) Methodological weakness and poor reporting undermine author's conclusions. *BMJ*. **323**: 808.
- Freemantle N, Wood J, Campbell MK *et al*. (1999) Cluster randomised trials. *BMJ*. **318**: 1286.
- Murray DM (1998) *The Design and Analysis of Group Randomised Trials*. Oxford University Press, Oxford.
- Montgomery AA, Fahey T, Peters TJ *et al*. (2000) Evaluation of computer-based clinical decision support system and risk chart for management of hypertension in primary care: randomised controlled trial. *BMJ*. **320**: 686-90.
- Morrison J, Carroll L, Twaddle S *et al*. (2001) Pragmatic randomised controlled trial to evaluate guidelines for the management of infertility across the primary care-secondary care interface. *BMJ*. **322**: 1282-4.
- Reading R, Harvey I and Mclean M (2000) Cluster randomised trials in maternal and child health: implications for power and sample size. *Arch Dis Child*. **82**: 79-83.
- Ukoumunne OC, Gulliford MC, Chinn S *et al*. (1998) Evaluations of health care interventions at area and organisation level. In: N Black, JK Brazier, R Fitzpatrick and B Reeves (eds) *Health Services Research Methods: a guide to best practice*. BMJ Books, London.

クリティカルインシデントテクニック [critical incident techniques]

　クリティカルインシデントテクニックとは危機的な出来事を分析する方法である．図13にとりあげられるべき重要な諸問題を提示する．

図13に示すように，クリティカルインシデントテクニックは通常，どこで，いつ，そしてなぜそのイベントが出現したか，誰が関係したか，そして結末はどうであったかを調べるものである．このテクニックはまたイベント相互の関連を調べ，どのようにしてイベントの再発を避けるかについて提案を行う．英国保健省は最近，危機的な出来事の収集，監査，分析，および管理のために早期警告システムを作成する考え方を発表した．

図13は臨床試験あるいは日常診療の場における危機的な出来事を分析するための有用な枠組を提供している．

⇒ NHSの研究管理，MREC，監査，帰無仮説，非劣性試験，優越性試験，有害薬物反応

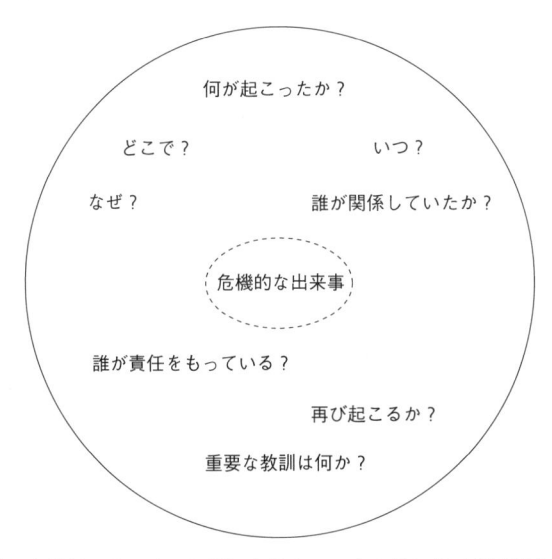

図13 クリティカルインシデントテクニック：尋ねるべき重要な質問

クリニカルガバナンス（臨床統治）[clinical governance]

英国政府は，クリニカルガバナンスを「国民保健サービス（NHS）が彼らのサービスの質を常に改善し，卓越した診療環境を創造することにより高い介護水準を守る責任を果たすための枠組」と定義している．説明責任の厳格な体系，「質」とか「卓越性」という術語の意味はまだ明確にされていない．研究に対するクリニカルガバナンスの影響あるいはその逆はいままさに出てきたば

かりである．
⇒ NHSの研究管理，監査，説明責任，適正手続き，透明性
- Donaldson L (1998) *A First-Class Service : Quality in the New NHS*. HMSO, London.
- Lugon M and Seker-Walker J (eds) (2001) *Advancing Clinical Governance*. Royal Society of Medicine Press, London.

クリニカルパス [clinical pathway]

クリニカルパスとは患者が臨床試験でたどる臨床的なケアの道筋である．それは臨床的問題に関係するだけで完全なケアパスには関係しない．時々，これらの用語は緩く融合されてケアパスと呼ばれるが，すべてのケアが臨床的側面を含むわけではない．
⇒ 監査，ケアパス，診療ガイドライン，投与された治療による解析，プロトコル，割り付けた治療による解析

グループランダム化 [group randomisation]

グループランダム化とは，患者がグループに分類され，各グループが試験の治療群にランダムに割り付けられるときにみられる（図14参照）．

グループは，たとえば，患者の病棟，出生コホート，性別，状態，年齢，通院医療機関，開業医所在地リスト，地域，既往歴で決められる．図14では，グループが3つ，治療法がAとBの2つの場合を示している．この例では並行群間ランダム化試験のデザインを使用している．もちろん他のデザインの試験を使用することもできる（たとえば，クロスオーバーグループランダム化試験）．これらは，大まかにクラスターランダム化試験と呼ばれることもある．
⇒ クラスターランダム化，クロスオーバー試験，並行試験，ランダム化，臨床試験
- Murray DM (1998) *Design and Analysis of Group Randomized Trials*. Oxford University Press, Oxford.

クロスオーバー [cross-over]

クロスオーバーは臨床試験において患者が一つの処方からいま1つの処方に変わるときに起きる．
⇒ 洗い流し期，クロスオーバー試験，クロスオーバー率，選好試験

クロスオーバー試験 [cross-over trial]

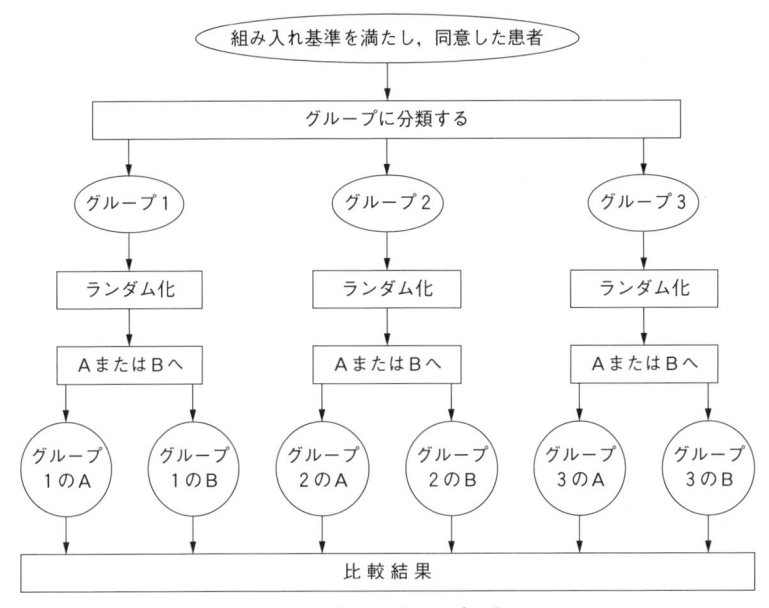

```
                  ┌─────────────────────────────┐
                  │ 組み入れ基準を満たし，同意した患者 │
                  └──────────────┬──────────────┘
                  ┌──────────────┴──────────────┐
                  │      グループに分類する       │
                  └──┬───────────┬───────────┬──┘
              グループ1       グループ2      グループ3
                 │              │              │
             ランダム化       ランダム化      ランダム化
                 │              │              │
             AまたはBへ      AまたはBへ     AまたはBへ
              ┌─┴─┐          ┌─┴─┐          ┌─┴─┐
          グループ グループ  グループ グループ  グループ グループ
           1のA    1のB      2のA    2のB      3のA    3のB
             │      │          │      │          │      │
             └──────┴──────────┴──────┴──────────┴──────┘
                          │  比 較 結 果  │
```

図14　グループランダム化

　クロスオーバー試験とはデザインによって，患者が試験の一つの処方から異なる処方に交替する臨床試験である．

　強制されたクロスオーバー試験とは患者が特別な時点でクロスオーバーする試験である．開いたクロスオーバー試験とはクロスオーバーするとき，患者自身がいつ他の群へクロスオーバーするかを決定する試験である．

　最近の例には下記のようなものがある．

・Allan らは慢性の非癌の痛みの治療に対する経皮的なファンタニルと徐放性の経口モルフィンのランダム化クロスオーバー試験を報告した．
・Cromheecke らは経口抗凝固薬による自己管理と抗凝固療法を行う施設の専門家による管理を比較するランダム化クロスオーバー試験を報告した．
・Engleman らは軽度の睡眠時無呼吸／呼吸低下症候群の患者における持続的気道陽圧法（CPAP）の研究にクロスオーバーデザインを用いた．患者は4週間，CPAP 治療群かプラセボ群に割り当てられ，引き続きウォッシュアウト期間をおかずに次の4週間のためにクロスオーバーされた．
・Richter らは重症の喘息患者の必要に応じた β_2 アゴニストの吸入の効果を

みるランダム化比較試験の報告を行った．
- Schraderらはアンジオテンシン変換酵素阻害薬（リシノプリル）の片頭痛予防効果のランダム化プラセボ対照クロスオーバー試験の報告を行った．
- Zhuらは健康男子志願者において，2つのセルトラリン製剤（抗うつ薬の一種）の生物学的同等性を比較するために23日間の休薬期間を組み入れたクロスオーバー試験を使用した．

クロスオーバー試験の利点を下記に示す．
- 各患者が本人自身で対照を務める．
- 募集される患者は少数で済む．
- 初期値データの記録を必要とする．
- データの監視とクロスオーバーの時点での記録を必要とする．

クロスオーバー試験の欠点を下記に示す．
- ある時期からそれ以外の時期へと治療効果が持ち越される可能性がある．
- クロスオーバー時点の間に休薬期間を必要とする可能性がある．
- 試験の実施に長期間かかるかもしれない．
- この方法では研究できない介入法がある．

　一般には薬物AあるいはBに関する治療法を研究するとき，患者の一群はまずAの投与を受け，次いでBの投与を受ける．一方，他の一群はまずBの投与を受け，次いでAの投与を受ける．図15にこれを示す．

　クロスオーバー試験の重要な問題点の1つは，1つの介入の効果がその試験の次の時期に持ち越されるかもしれないということである．このことは，ある効果の正確な原因を入念に調査し情報の引き出しを困難にしている．他の問題点として休薬期間の長さ，そしてなぜその長さが選ばれたかが挙げられる．

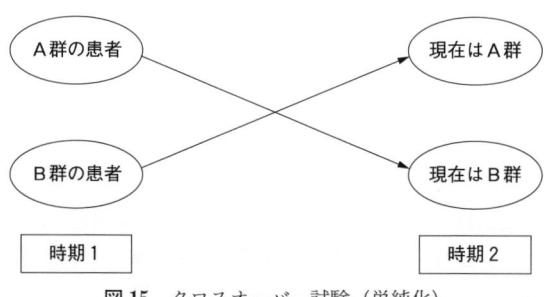

図15　クロスオーバー試験（単純化）

⇒ 洗い流し期，クロスオーバー率，研究導入期間，交絡因子，選好試験，逐次試験，並行試験，持ち越し効果，臨床試験

- Allan L, Hays H, Jensen N-H *et al.* (2001) Randomised cross-over trial of transdermal fentanyl and sustained-release oral morphine for treating chronic non-cancer pain. *BMJ.* **322**: 1154-8.
- Cromheecke ME, Levi M, Colly LP *et al.* (2000) Oral anticoagulation self-management and management by a specialist anticoagulation clinic: a randomized cross-over comparioson. *Lancet.* **356**: 97-102.
- Engleman HM, Kingshott RN, Wraith PK *et al.* (1999) Randomised placebo-controlled cross-over trial of continuous positive airway pressure for mild sleep apnea/hypopnea syndrome. *Am J Resp Crit Care Med.* **159**: 461-7.
- Matthews JNS (2000) *An Introduction to Randomized Controlled Clinical Trials.* Edward Arnold, London.
- Richter B, Bender R and Berger M (2000) Effects of on-demand beta-2-agonist inhalation in moderate to severe asthma. A randomized controlled trial. *J Intern Med.* **247**: 657-66.
- Senn S (1993) *Cross-over trials in clinical research.* John Wiley & Sons, Chichester.
- Schrader H, Stovner LJ, Helde G *et al.* (2001) Prophylactic treatment of migraine with angiotensin-coverting-enzyme inhibitor (lisinopril): randomised, placebo-controlled crossover. *BMJ.* **322**: 19-22.
- Zhu CJ, Wu JF, Qu ZW *et al* (1999) Bioequivalence evaluation of two sertraline tablet formulations in healthy male volunteers after a single-dose administration. *Int J Pharmacol Ther.* **37**: 120-4.

クロスオーバー率 [cross-over rate]

クロスオーバー率とは試験の一方の群から他方の群に交替する患者の割合である．たとえば，40例の患者で処方1の試験を開始し，そのうちの35例が処方2に移ると，クロスオーバー率は87.5％となる（すなわち35/40）．

クロスオーバー率は試験の始めに計画されるかもしれないし，あるいは進行中に発生するかもしれない．クロスオーバーが起こったときはいつでもなぜ，クロスオーバーが起こったか，そして結果に対する影響はどうかについて質問しなければならない．

⇒ 洗い流し期，クロスオーバー，クロスオーバー試験，プロトコル，持ち越し効果

ケアパス [care path]

ケアパスは看護を受けている間，患者がたどる道筋である．臨床試験におい

ては，十分に定義されたケアパスが試験の開始前に設定される．

ケアパスの記録は，どのような看護を，どこで，いつ，そして，なぜ受けたか，どのような結果と費用であったかの確認の手助けに利用することができる．

Holzbeierlein と Smith は前立腺全摘出術に対する共同ケアパスの開発，導入，および評価を記述しているが，より詳しくは彼らの論文を参照してほしい．

症例によっては，計画されたケアパスと，臨床試験で患者が実際にたどったケアパスの間に違いがあることがある．

⇨ 監査，クリニカルパス，治療意図による解析，投与された治療による解析，プロトコル，ベースライン，割り付けた治療による解析

○ Holzbeierlein JM and Smith JA (2000) Radical prostatectomy and collaborative care pathways. *Semin Urol Oncol.* 18 : 60-5.

経済分析と臨床試験　[economic analysis and clinical trials]

あらゆる臨床試験は経済との密接な関係をもっているが，正式に経済分析を行っている臨床試験は比較的少ない．

英国保健省の 1994 年度報告において，その当時の研究開発局の局長であった Michael Peckam 教授は，「費用対効果の信頼できる情報に対する国民保健サービス (NHS) の要求として，経済的要素を含まないような試験は，格別の理由がなければ NHS によって，あるいは NHS において実施すべきでない」と述べている．今のところ，NHS の刷新された倫理委員会も試験依頼者も，臨床試験の一部に経済分析を必要条件として組み入れることを行っていない．実際，最近公表された臨床試験に対する包括的な「欧州連合の指令」(ディレクティブ) においても，あるいは臨床試験における国際的ガイドラインにおいても，このような経済的な要求の記述や，それに対する動きはない．このことは臨床試験の経済分析は不毛の分野であることを意味しているのであろうか．　答えはまったく違う．

臨床試験以外の分野においても，製品やサービスに関する経済学的評価の重要性が認識されるようになってきている．たとえば，英国におけるこのような活動は，製品やサービス，医療技術の医学的，経済的意味づけを調べている国立医療技術評価機構 (NICE) が行っている．NICE は，世界中で，ヘルスケ

アサービスの購入者は，さまざまな方法を用いて，自らの意思決定に利用するために臨床的エビデンスと同様に経済的エビデンスを要求するようになってきている．

表15は，臨床試験に経済分析を織り込みたい場合，または臨床試験と経済分析を並行して実施したい場合，あるいは（有用性は少ないが，通常行われているように）試験が完了してから経済分析を付け加えたい場合に取り組む必要があるいくつかの重要事項を示している．

どのような経済分析法が適切であるかをあらかじめ決めるにあたっては，試験の仮説と結末の指標が役に立つ．

一部の人々はそう考え，また他の人々はわれわれをそう信じさせているけれども，プラセボ対照比較試験は，そのデザインに経済分析を組み込んでいることがある．なぜか．それは「実薬」による介入の経済的メリットに対する評価指標が与えられるためである．また，それは経済的データの収集と統計解析に関連する有益な経験と現実的な問題にどのようなものがあるかについても教えてくれる．しかしながら，A薬とプラセボとの経済性の比較試験が行われ，A薬はプラセボより費用対効果において優れているということが示され，別にB

表15 経済分析と臨床試験：考慮すべき問題

経済分析を試験と並行して実施すべきかどうかについて評価すること
    試験は適切にデザインされていて，明確に定義された臨床上の疑問に対して偏りがなく，あいまいでない回答を与えることができるか
    費用が大きく異なる2つ以上の介入が広く適用できそうか
    臨床試験によって十分に探索されていない経済的便益についての重要な側面があるか（たとえば，有効性と副作用の間の得失評価）
    現在実施されている方法は，比較している選択肢の中に含まれているか
    臨床試験は典型的な条件のもとで実施でき，結果は一般化できそうか
    経済データの収集を付け加えることが研究者や患者にとって過度の負担にならないか

経済評価の方式
    費用最小化分析：調査される複数の選択肢のすべての重要な結末が同じか，大きく異ならないことを仮定している
    費用対効果分析：介入による結末は同じでない．結末は自然な単位で測定される（たとえば，コレステロール値，腰椎可動域，脳卒中の発現，救命者数）
    費用便益分析：介入による結末は同じでない．結末は金額で測定される（たとえば，治療法Bと比較して治療法Aで命を救われた場合の金銭的価値はどのくらいか）
    費用効用分析：結末は同じでない．結末は効用の観点から測定する

経済評価の4つの方式のうちのどれを使用するのかを決定すること
　試験の仮説は，複数の介入は同等であるということか．費用最小化分析を試みること
　仮説は，結末は同じでないが，自然な単位で測定されているということか．費用対効果分析を試みること
　仮説は，結末は同じでないが，金額で測定されているということか．費用便益分析を試みること
　仮説は，結末は同じでないが，効用で測定されているということか．費用効用分析を試みること

経済データ収集の必要性を決定すること：注目すべき問題
　費用
　　収集するのにどれくらいの費用が必要か
　　どのようにすれば収集できるか
　　いつ収集できるか
　　条件が異なるとどのくらい費用が変化するか
　　これらの費用を実際に負担するのは誰か（たとえば，病院，医師，社会福祉団体，患者）
　　いつ費用を負担するのか
　結末
　　どのような結末を測定するのか
　　結末はどのようにして測定するのか
　　いつ測定するのか
　　誰が測定するのか
　　結末はいつ発生するのか
　　条件や患者によって結末はどのように変化するのか
　　代替結末と最終結末はどのように関連しているか

定性的分析ならびに定量的分析を必要とするのか
　必要とするなら，どこで，いつ，どのようにして，誰によって，何が解析または測定されるのか
あなたはどのような観点で解析するのか
　たとえば，医師の観点，患者の観点あるいはもっと広い社会的観点から解析するのか
　不正確な記述，欠測データ，不明確な点に対してどれだけ許容するのか
　費用と評価指標に関する時期の違いはどれくらいまでよしとするか
統計解析にあたってどのような影響を考慮する必要があるのか
　たとえば，検出力，症例数あるいは中間解析に及ぼす影響

開業医の臨床的および経済環境に試験を適用させるために何を調整する必要があるのか

経済学的な考察によってもたらされる倫理的な影響とは何か

薬とプラセボの比較試験が行われ，Bはプラセボより費用対効果において優れているということが示されたとすると，AとBの経済的メリットを比較することができるだろうか．この問題は，まだ正式に答えられていない．

　上述のごとく，経済分析は試験が完了してから実施されることが多い．このような試験終了後に経済分析を行うという方法は，最初に統計家の助言を求めようとせずに患者や臨床データを集めるということと同じ問題と危険性をはらんでいることを現実が示し始めている．

⇨ NICE，NRR，NHSの研究管理，エビデンスを臨床で活かす際の問題点，MREC，LREC，解析的な見方，結末ピラミッド，研究質問と研究方法，研究質問の種類，研究法の比較，試験が開始されないことについて研究者が示した理由，試験中止・中断に対して研究者が示した理由，主要な質問，主要評価項目，対価表，ヒトについて使用する医薬品の臨床試験に関する欧州連合指令，臨床研究の流れ，臨床試験が遅れたり完了できない原因，臨床試験によるエビデンスの欠点，臨床試験によるエビデンスの利点

○ Altman DG (1994) The scandal of poor medical research. *BMJ*. **308**: 283-4.
○ Briggs A (2000) Economic evaluation and clinical trials: size matters. *BMJ*. **321**: 1362-3.
○ Craig A-M and Kennedy L (2001) Health economic considerations for early drug discovery. *Drug Discov World*. **Summer**: 57-61 (http://www.ddd-online.com).
○ Drummond M (1994) *Economic Analysis Alongside Controlled Trials*. Department of Health, London.
○ Earl-Slater A (1999) *Dictionary of Health Economics*. Radcliffe Medical Press, Oxford.
○ Earl-Slater A (2002) Critical appraisal of clinical trials: economic analysis and clinical trials. *J Clin Govern*. In press.
○ Strobl J, Cave E and Walley T (2000) Data protection legislation: interpretation and barriers to research. *BMJ*. **321**: 890-2.

系統的レビュー（システマティックレビュー）[systematic review]

　系統的レビューとは，情報の取り扱い方と評価方法のすべての構成要素が明示的に文書化された系統的方法によって，エビデンスを収集，評価する研究法を指す．

　その構成要素となる事項の例を以下に挙げる：
・明確な研究質問
・研究者が情報を検索する場（たとえば，Medline, Controlled Trials, Embase, 国立研究登録）

- エビデンスを選択する際の基準
- エビデンスを捨てる際の基準
- エビデンスの抜け落ちを調べる方法
- 研究の結果から重要なメッセージを得る方法．
系統的レビューは，次のような前提に基づいている．
- 膨大な量の情報を活用するためには，少量の情報へと集約しなければならない．
- 系統的レビューは入手可能な情報の中で重要なものをとりあげ統合する．
- レビューは多くの場合，新たな研究を実施するよりも，より早く完了し，より少ない費用で実施できる．
- エビデンスの一般化可能性について確証が得られる．
- 関係の首尾一貫性の確証が得られる．
- エビデンス間の不整合に決着がつけられる．
- エビデンス間の隔たりが特定できる．
- 研究の統計的な検出力を高めることができる．

⇒ NICE，研究質問，説明責任，適正手続き，透明性，トライアンギュレーション，灰色文献，併合解析，メタアナリシス，ラベプロット，漏斗プロット

- Chalmers I and Altman D (eds) (1995) *Systematic Reviews*. BMJ Books, London.
- Earl-Slater A (2001) Critical appraisal of clinical trials: critical appraisal and hierarchies of the evidence. *J Clin Govern*. **6**: 59-63.

[追補]
Embase：世界70か国で発行されている3500誌からの薬物情報を広範囲かつ迅速に提供する薬学・生物・医学文献データベース．

ケースコントロール研究 ➡ 症例対照研究

結果指標 [outcome measures]

結末または変化を測定するために質問表を使用する場合，その質問表はいくつかの望ましい特性をもっているべきである．

以下のチェックリストは，特定の質問表が望ましい特性をいくつ備えているかを決定する際に使用できる．
1. それは，研究されている問題に関して適切か．
2. それは妥当か（つまり，測定したいものを測定しているか）．

3. それはよく反応するか（つまり，変化を検出できるか）．
4. それは信頼できるか．
5. それは正確か．
6. 結果は意味のある表現に変換できるか．
7. それは実施に当たって実用的か．
8. それは患者に受け入れられるか．

結果の提示法 [ways of presenting results]

　臨床研究の結果を提示する方法にはさまざまなものがあるが，いずれも長所と短所がある．結果が提示される方法は，その解釈に影響を与えうるが，いくつかの例を下記に示す．

- Faheyらは，結果の提示の方法がプログラムへの金銭提供の意思に影響を与えることを報告している．彼らは182の英国の行政機関の一翼をになう保健局に乳癌のスクリーニングに関するランダム化試験の結果および心臓病患者のリハビリテーションに関する系統的レビューの結果を提示した．目的は結果の提示法の如何によって対価を払うか否かの保健局の判断に影響を与えるかどうかを調べることである．同一の結果が，相対リスク低下率，絶対リスク減少率，イベントを起こさなかった症例の割合，NNTの4つの方法で提示された．相対リスク低下率による提示が最も判断に影響を与えており，その次が，NNTであった．140人の回答者のうち，4つの提示法がすべて同一の内容を要約したものであることを理解していると回答したのはたった3名であった．

- Naylorらは治療効果が異なる方法で提示されたときに，臨床医がそれらの結果をどのように評価するかを比較した．彼らは研修病院の医師にランダムに質問票を割り付けた．データは，絶対リスク減少率，相対リスク低下率，NNTで提示された．医師には，3つの結果にスコアを付与し（スコアが高いほど臨床的な有効性が高いと受け止めているというように），順序づけするように依頼した．Naylorらは，医師は相対リスク低下率によって提示されたデータを最も高く評価し，次に絶対リスク減少率，NNTを最も低く評価していた．この結果から，医師は治療による介入結果を評価する際に，実際にはすべての提示方法の元となったデータが同一であっても，相対リスク低下率によって提示された場合に他の方法で提示された場合よりも効果が高

いと解釈する傾向があることがわかる．すなわち，結果を提示する方法は，明らかに重要である．
- Bobbio らは，心疾患イベントと死亡に関してデータを提示する方法の違いによって，一般開業医が薬を処方するかどうかの判断に差が出るかを調査した．結果は，相対リスク低下率，絶対リスク減少率，NNT，イベントを起こさなかった症例数の差，イベント減少率と死亡率を使って提示された．この論文の著者らは，一般開業医の処方に関する傾向は，結果が相対リスク低下率で提示されたときに最も高く，絶対リスク減少率あるいはイベント減少率と死亡率で提示されたときに最も低くなることを見いだした．

以上から，いくつか重要なポイントがみえてくる．
- 臨床試験の結果はさまざまな方法で提示できる．
- どのように提示されているかは，結果の解釈に影響を与える．
- あなた自身が結果を解釈する際にも，どのような形でデータが提示されているかによって影響を受けることがある．

⇨ NNT，エビデンスを臨床で活かす際の問題点，死亡数，絶対リスク減少率，相対リスク低下率，データ表示形式，取り組み割合

○ Bobbio M, Demichelis B and Giustetto G (1994) Completeness of reporting trial results: effects on physicians' willingness to prescribe. *Lancet*. **343**: 1209-11.
○ Fahey T, Griffiths S and Peters TJ (1995) Evidence-based purchasing: understanding results of clinical trials and systematic reviews. *BMJ*. **311**: 1056-60.
○ Naylor CD, Chen E and Strauss B (1992) Measured enthusiasm: does the method of reporting trial results alter perceptions of therapeutic effectiveness? *Ann Intern Med*. **117**: 916-21.

結果の内的妥当性 [internal validity of results]

臨床試験結果の内的妥当性とは，試験結果がその試験の中でどの程度妥当であるかの尺度である．
⇨ 系統的レビュー，固定効果モデル，妥当性，臨床試験の結果の外的妥当性

欠損値 [missing values]

欠損値とは，臨床試験において記録すべきであったにもかかわらず記録されなかった情報の断片である．

欠損値は臨床試験の妥当性を大きく損ない，研究管理や研究倫理に対して問題を起こすかもしれない．

欠損値を取り扱う方法はいろいろあり，それぞれ長所と短所がある．それらの方法とは，
・利用可能なデータのみを解析する．
・データの以前の推定値を欠損値の推定値に使用する（たとえば，最終観察値の再利用，最悪の観察値を用いる）．
・内挿によって欠損値を推定する．
・外挿によって欠損値を推定する．
・より複雑で高等な統計的手法によって値を補完する．
⇒ 監査，欠落，説明責任，追跡不能例，データクリーニング，データモニタリング委員会，手元のデータによる解析，統計的検定：統計的検定でだます10通りの方法，プロトコル

○ European Agency for the Evaluation of Medicinal Products (1999) *Concept paper on the development of a Committee for Proprietary Medical Products (CPMP) position paper on biostatistical/methodological issues arising from recent CPMP discussions on licensing applications: missing data*. EMEA, London.
○ Lachin JM (1999) Worst rank score analysis with informatively missing observations in clinical trials. *Control Clin Trials*. **20**：408-22．

決定木 [decision tree]

決定木とは，利用できる選択肢や結末とこれらの結末に到達する確率を表現した枠組である．

図16に示すように，患者が2種類の治療計画，すなわち治療法Aまたは治療法Bのどちらか1つに割り当てられる臨床試験を考える．その臨床試験で患者が治療法Aに割り当てられた場合には，確率Xで結末"O 1"に至るか，確率$1-X$で結末"O 2"に至るかになる．しかし，治療法Bに割り当てられた場合には，確率Yで結末"O 3"に至るか，確率$1-Y$で結末"O 4"に至ることになる．

何が最良の選択であるのかを見つけるために，次の結果を比較する：
・O 1×X
・O 2×$(1-X)$
・O 3×Y
・O 4×$(1-Y)$．

最良の選択は，これらの値のうち最大値をとるもののことである．

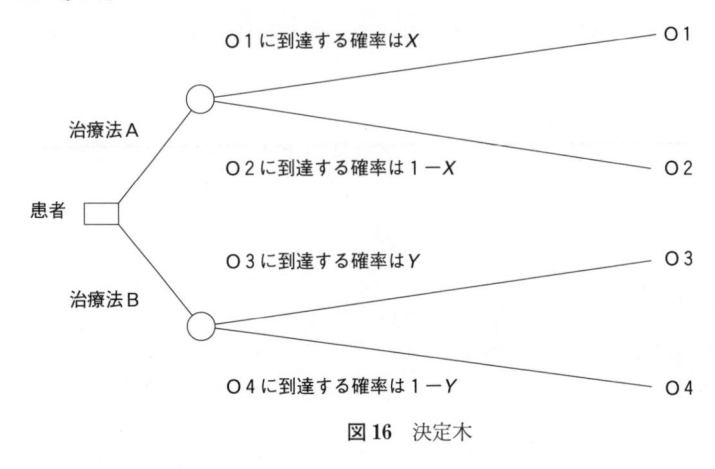

```
        ○1に到達する確率はX         ○1
      ╱
治療法A
      ╲ ○2に到達する確率は1−X      ○2
患者
      ╱ ○3に到達する確率はY       ○3
治療法B
      ╲ ○4に到達する確率は1−Y     ○4
```

図16　決定木

決定木は次の目的で使用される：
- 知識を共有するため
- 問題点を示すため
- 要点を明確にするため
- 討論を活発にするため
- 意思決定にあたってどのようなデータが必要であるかを示すため
- これらのデータを得るのがどれほど困難であるかを広く討論するため
- 患者がしたがうべき治療方針を指示するため
- 患者が割り付けられる治療方針を示すため
- 意思決定を改善するため
- 正しく教えるというより欺くため（たとえば，選択肢が欠落している，間違ったデータ）．

⇨ エビデンスに基づく医療，診療ガイドライン，説明責任，適正手続き，透明性

- Berry DA, Wolff MC and Slack D (1994) Decision making during a phase-III randomised controlled trial. *Control Clin Trials*. **15**: 360-78.
- Detsky AS, Naglie G, Krahn MD, Redelmeier DA and Naimark D (1997) Primer on medical decision analysis: Part 2. Building a tree. *Med Decis Making*. **17**: 126-35.
- Enthoven VA, Sowden A and Watt I (1998) Evaluating interventions to promote patient involvement in decision making: by what criteria should effectiveness be judged? *J Health Serv Res Policy*. **3**: 100-7.

○ Lilford RJ, Pauker SG, Braunholtz DA and Chard J (1998) Getting research findings into practice : decision analysis and implementation of research findings. *BMJ*. **317** : 405-9.
○ O'Conner AM, Fiset V, Tetroe JM *et al*. (2000) Decision aids for people facing health treatment or screening. *Cochrane Library*. Update Software, Oxford.

決定的な臨床試験 [definitive clinical trial]
　決定的な臨床試験とは，実践や理解を大きく変えるような重要な問題に答えようと意図された試験である．臨床試験を実施中であったり資金を調達中である指導的な研究者たちが，自分たちの臨床試験が重要な試験であると主張しているとしても，この用語は避けた方がよいという主張がある．それはどの程度重要であるのかということと誰にとって重要であるのかということが問題なのである．
⇨ エビデンスを臨床で活かす際の問題点，研究質問と研究方法，研究法の比較，主要な質問，デュエムの反証不能理論，反証主義，メガトライアル，ラカトス研究綱領，臨床試験

結末（アウトカム，帰結）[outcome]
　結末とは結果のことである．
　Helleberg らは，急性虫垂炎が疑われる患者で腹腔鏡的切除術と開腹的虫垂切除術の試験研究を行った．結果指標は以下のものであった：
・痛みの自覚症状の回復
・機能状態
・重症および軽症の合併症の発生率
・病気休暇の期間
⇨ エンドポイント，結果指標，結末ピラミッド，健康，健康上の利益，主要評価項目，代替エンドポイント，臨床的有意義性 対 統計的有意性
○ Helleberg A, Rudberg C, Kullman E *et al*. (1999) Prospective randomized multicentre study of laparoscopic versus open appendectomy. *Br J Surg*. **86** : 48-53.
【訳注】：本書では，outcome の訳語であることを強調するために，結末，アウトカム，帰結という訳語を当てているが，多くの場合，結果と同義と考えてよい．

結末ピラミッド [outcomes pyramid]
　結末ピラミッドとは二次元のピラミッド型の概念図である．ピラミッドの土台には6つの健康状態があり，その上が健康プロフィール，最上段が健康指数

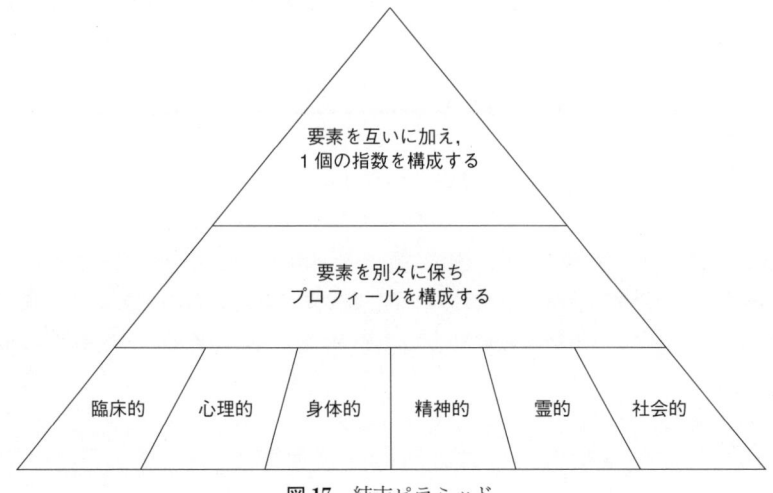

図17 結末ピラミッド

である．図17は1つの例である．

臨床試験において個々の基本要素を別々に保持し続けることは「健康プロフィール」につながり，それらの基本要素を加え合わせると1個の健康「指数」となる．ピラミッドの基礎の部分は左から右にかけてより主観的になり，右から左にかけて主観度が減る，もしくは科学的な度合いが増すといえる．

臨床研究（たとえば試験）の結果をみるとき，結末ピラミッドを参照すると以下の質問をすることができる．
・その試験ではどの要素が測定されているか．
・どの要素が測定されていないか．
・結果はプロフィールまたは指数という形で報告されているか．
・これらの結末は他の試験の結末とどのように比べるのか．
・これらの結末は臨床現場から得られる結果とどのように比べるのか．
⇨ 結果指標，結末，健康，主要評価項目，代替エンドポイント，ベースライン

欠落 [lost]

臨床試験で記録されたが，現在欠けている情報は，欠落として記述される．記録されなかった情報と同じではない．

⇨ 監査，欠損値，追跡不能例，プロトコル

研究管理：現状把握 [research governance : baseline assessment]

　リサーチガバナンスともいう．2001年3月，Hunt卿は，「健康と社会福祉に関する研究管理体制」の概略を発表した．2001年4月，保健省研究開発部長局の John Pattison 卿は，「研究活動中の国民保健サービス（NHS）組織に関する現状把握」の概略を発表した．John 卿は，「健康と社会福祉に関する研究管理体制」の中で述べられた基準の遵守状況を把握する行動を，2001年5月31日までに起こすよう，彼の書簡の受取人に要請した．John 卿の書簡は NHS 病院，プライマリケアトラスト，保健局，そして特別保健局の最高責任者に送られた．

　研究管理基準の遵守状況の現状把握は，NHS における品質向上と，研究管理施行計画書を策定するための情報提供の運動の一部である．

　現状把握は，何かしらすべきもの，かかわるべきもの，処理されるべきもの，却下されるべきもの，といった単なる「政治的策略」としてみなされるものではない．より正確にかつより一般的には，現状把握は，研究と研究管理の改善において，進行中かつ進化中のプロセスへの第一歩とみなされるものである．

　したがって，現状把握は下記の作業を行う何かとしてみなされる：
- NHS の研究管理制度の状況について包み隠しのない実態を提供する
- 研究管理における組織の長所と短所に対する洞察を提示する
- 問題がある領域もしくは成功を収めている領域を識別する
- 研究中のデータが，品質監査のためにどの程度まで都合がよい所におかれているかを評価する
- その他の臨床行為，臨床研究活動，また義務との関連の有無を見つける
- 補強的な戦略の立案や展開を助ける，たとえば，情報技術，法令遵守，継続的な職業啓発
- 品質管理の統合について知識と理解を強化する．

　John 卿の書簡，現状把握質問票やその他関連する資料は，保健省のウェブサイトで手に入る．現状把握質問票への回答は，2001年10月に John 卿が発表した研究管理施行計画書の作成に役立てるために使われた．

⇨ NHS の研究管理，監査，監査サイクル，研究管理施行計画書，説明責任，

透明性，ベンチマーキング

研究管理施行計画書 [research governance implementation plan]

2001年10月，保健省研究開発部長局のJohn Pattison卿は多方面の人々に宛てて，保健省の研究管理施行計画書の概略を書いた書簡を送った．その書簡は，目標に到達するために地域の施行計画書の準備行動を起こすように，書簡の受取人に要請した．John卿の書簡はNHS病院，プライマリケアトラスト，保健局，特別保健局それぞれの長に送られた．

それに先だって，Hunt卿は2001年3月初旬に「健康と社会福祉に関する研究管理体制」について書いた書簡を送付した．2001年4月，John卿は，研究管理の遵守状況を把握するために必要な行動を概説した書簡を送った．その後，NHSの研究活動中の機関に対する現状把握の実施と分析が行われた．この現状把握を参考にして，2001年10月にJohn卿が概略を描いた研究管理施行計画書を今日みることができる．

保健施行計画書は，NHS組織に対して目標と里程標を示す．表16は時間表と中間目標を明らかにする．この施行計画書は，研究者，臨床医，管理者が基準を正しく適用することを助けるために，目に見える形での研究のリーダーシップと専門的な管理をもって長所を伸ばし，ヘルスケアの研究文化を維持発展することを意図している．John卿が正しく述べているように：

> われわれはわれわれとパートナーが信用しているシステムと合意が，われわれの間でまた一般大衆とともに信頼を集めるものであることを保証しなければならない．

重要な関心事は，2001年12月という最初の締め切り日である．John卿は，10月の手紙に下記のように書いていた：

> もし，あなたのNHS組織が，研究開発部門（R&D）への通知，倫理性の承認とインフォームドコンセントをチェックするためのシステムを2001年12月末まで利用しないのであれば，あなたが必要とされるシステムを利用するまでは，組織のR&Dを一時停止するかどうかを決定する必要がある．

表16にあるように，この施行計画書は野心的であり，研究管理の現行の制度，構造と過程の変化を地区および地域で引き起こす．この施行計画書には，中間報告書を作成しなければいけない期限も書かれている．できれば，この中

表16 「健康と社会福祉に関する研究管理体制」の遵守のための目標達成予定日と里程標

2001年12月までに	すべての研究中のNHS監督下の組織は，R&Dの通知，倫理性の承認とインフォームドコンセントの検討を行うために，適切なシステムを利用する
2002年	保健省は，関連する専門団体や王立大学と協議した後，すべての研究中の独立した開業医を配慮することに対する研究管理の要求事項を作成する
2002年中	保健省は，プライマリケアトラストと一緒に仕事をし，分担した研究管理と管理活動に対する主宰者の役割を示すプロトコルの作成をする
2002年3月までに	保健省は，研究のスポンサーの責任を遵守する現状把握法の準備を行い，組織内の施行計画書を確立する
2002年4月から	資金提供団体は，NHSのR&Dへ与えるそれぞれの資金に対して，研究スポンサーとして自身が働くのかどうか，もしくは他の団体がそうすることに同意することを想定しているのかを明確にする
2002年7月	おのおの研究中のNHS監督下の組織は，地方の研究管理施行計画書をもつ
2002年12月	「社会福祉における研究管理施行計画書」が，公表される
2003年3月	研究中のNHS監督下の組織は，第3.10項のすべての要求事項を遵守する
2003年3月	NHSに雇用されていないすべての研究者は，ヘルスケアの品質に直接関係ある方法で人々とかかわる場合は，研究管理手順と責任を記載している契約書をNHSととりかわす
2003年4月	研究中のNHS監督下の組織が中間報告を行う
2003年4月	ヒトが参加し，もしくは臓器，組織，データを使った研究は，研究のスポンサーが責任をとることを確認できるまでは，始めたり継続したりしてはいけない
2003年4月までに	分担した研究管理と管理能力のために中心となる用意のあるプライマリケアトラストの全国的ネットワークがある
2003年4月	他の組織では不適切な場合に，プライマリケアトラストの全国的ネットワークが，健康と社会福祉のR&Dのための研究スポンサーとして活動し始める
2004年3月までに	非営利のR&Dにつながる，すべてのプライマリケア診療行為は，基準に合格している
2004年3月	すべての，研究中のNHS監督下の組織は，より時間のかかるタイムテーブルについて十分に文書化された理由がないかぎり，研究管理の体制を遵守する
2004年4月	研究中のNHS監督下の組織は，進捗状況を報告する
2004年5月までに	加盟国は，医薬品の臨床試験の実施に関する基準（GCP）に関するEU指令を国内法にて施行する

間報告書が，効果的に時宜を得た方法でより広く一般に公開されることが望ましい．

表16の最後の記載事項は，2004年5月までに（欧州連合の）加盟国は，医薬品の臨床試験の実施に関するEU指令を国内法にて施行することを提唱している．これは，一般的に地区と地域の研究者もしくは研究管理者の力の及ばないことである．しかし，彼らの関心を本当に超えてしまっているわけではない．なぜなら，それは：

・指令は計画段階であり，草稿の形であり，まだ固定されていない
・指令はヒトの医薬品にかかわる試験にのみ適用される
・指令は欧州連合の法令化や政令化手続きの過程で変わるかもしれない
・指令は欧州議会で批准されなければならない
・指令は実際には，EU各国でそれぞれ異なる方法で施行される―このことは，国際多施設臨床試験の問題点である
・指令は研究管理の制度，組織，手続き過程における，立案，開発，受け渡しに影響を与える．

一般的には，この研究管理施行計画書はSMARTであると考えられる：

・**S**pecific 具体的であり
・**M**easurable 測定可能であり
・**A**ttainable, but challenging 実施可能な範囲であるものの挑戦的であり
・**R**elevant 妥当性があり
・**T**ime oriented 時間指向的であること．

この計画書は，NHSにおける研究と研究管理の説明責任，適正手続き，透明性を強化するであろう．うまくすれば，出版物，学会紀要やNHSの研究の結果生ずる診療への影響という点から，研究成果の品質がもっと高くなるであろう．

社会福祉には，専用の研究管理施行計画書がある．

⇒ IRB，NHSの研究管理，カルディコットガーディアンズ，患者情報シートと同意書，患者の好み，研究管理：現状把握，志願者，説明責任，多施設共同試験，適正手続き，透明性，ヒトに対して使用する医薬品の臨床試験に関する欧州連合指令，臨床試験における患者の好み，臨床試験の流れ

○書簡と研究管理計画書に関する情報は，保健省のウェブサイト（http://www.doh.gsi.gov.uk）から入手でき，John卿のメールアドレスは，john.pattison@doh.gsi.gov.ukである．

研究質問 [research question]

　すべての臨床試験は，その試験を実施することで答えを導こうとしている研究質問を1つもたなければならない．その質問が明確化されていないと，研究のアイデアの残りの部分も同様に不明確，不明瞭なものになってしまう可能性が十分にある．

　臨床試験を実施する際や，その臨床試験に基づいて意思決定をしようとしている場合には常に，以下の各項目について考えること．
・主要な研究質問は何か
・その研究質問はあなたにとって重要なものか
・その研究質問は以前に取り組まれたことがあるか
・用いられる方法論は適切か
・その研究は研究質問に答えることができるか
・答えはもっともらしいか
⇨　研究質問と研究方法，研究質問の種類，主要な質問，統計的有意性，臨床試験にかかわる前に質問すべきこと，臨床的有意義性

研究質問と研究方法 [research questions and research methods]

　答えを出そうとしている質問がどのようなものであるかによって，答えを出すために用いる研究方法が決まる．表17にいろいろな質問の表示とそれぞれに用いられる研究方法を示す．

　これらは質問の流れに手ざわりや風味を与えてくれる質問である．実際の場面では，個々の質問をより精緻で具体的なものとし，明確に定義された質問に対して明確な回答を得ることができるようにしなければならない．

　一定のテンプレートに沿って考えることで，研究仮説を定式化する助けとなることがある．テンプレートとしては次の4つの項目が挙げられる．
・対象患者や問題
・介入
・比較する治療
・結末．

　たとえば，洞調律にありながら拡張型心筋症によって心不全を起こした患者は，もし標準的な心不全の治療にワルファリンによる抗凝固作用を加えた場合，標準的な治療のみに比べて死亡率あるいは血栓塞栓症の発症率を低下させ

表17 研究質問と研究方法

一般的な研究質問	適用されうる研究方法
なぜこの患者にこれらの合併症が起こるのか	症例研究
2001年の10月に入院していた患者のうち，この病院では何人の女性の患者が床ずれを起こしたのか	症例集積
本日，回復病棟9から病棟11までの術後患者の栄養摂取量はどのようなものか	横断研究
この臨床試験に参加するか否かを決定する前に患者が医師に質問する事項としてどのようなものがあるか	観察的解析
患者が特定のリスクに暴露された場合の影響はどのようなものか	コホート研究
一部の患者だけがまれなタイプの肝不全を起こし，一部の患者は起こさない原因は何か	症例対照研究
この新薬の市販開始後1年間の需要はどのくらいと予測されるか	オペレーションズリサーチ
治療法Aの治療法Bに対するメリットは何か	臨床試験
特定の状況下でのある種の患者に対してこの内視鏡手術を実施した場合の30日後の死亡率について，公表されている臨床論文では現在何がわかっているか	系統的レビュー
不眠症患者に対して，併合した臨床試験データは製品の有効性の尺度からみて，何を示しているか	メタアナリシス

ることができるだろうか．そしてそれは抗凝固薬を用いることによって生じる出血のリスクと比べて十分な意義のあるものといえるだろうか．

　事態をより複雑にすることになるが，より現実的にするために，同一の研究方法が異なる質問に対して用いられること，また，同じ質問が異なった研究方法によって解決されることに注意しておこう．重要なことは，質問をしっかりと定めることであり，そして用いている研究方法あるいは用いようとしている研究方法が正しいことが認められることである．

⇨ 仮説，結末ピラミッド，研究質問の種類，研究法の比較，主要な質問

○ Strobl J, Cave E and Walley T (2000) Data protection legislation : interpretation and barriers to research. *BMJ*. **321** : 890-2.

研究質問の種類 [types of research questions]

　表18に，臨床研究や日常診療の場でみられる疑問を分類し，表示した．さらに事例と，より適切な質問にするための提案を示す．

表18 研究質問のタイプ

研究質問のタイプ	例	改善のための提案
開かれた(答えの定まっていない)質問	あなたの経験を踏まえ、プライマリケア下での不眠症治療の二重盲検プラセボ対照第3相試験を計画する人に向けてどのようなキーとなるメッセージを提示しますか	対象者が質問の中に含まれている用語を理解していることを確認し、彼らの臨床試験に関する経験について背景情報を得、どのような時間枠で議論するべきなのか(以前に参加した試験に関する事項なのか、ちょうど参加を終えたばかりの試験に関する事項なのか、現在も深くかかわっている試験に関する事項なのか)を定めること。また、あなたの答えが伝達されるのがどのような人々であるのかを考えること。そのうえで、特定の試験を選び、キーとなるメッセージにかかわるより具体的な質問をすること。特定の答えのない質問であるため、場合によっては回答が過度であったり、少なすぎたり、現実の問題に関して非常にあいまいな答えしか提示できない場合がある。回答者のキーとなるメッセージを引き出すためにさらなる質問が必要である
閉じた(答えの定まっている)質問	救急病棟に到着した心筋梗塞の患者で血栓治療を受けるまでの時間は何分くらいか	その患者が病院に到着するまでの間に(たとえば救急車内で)治療を受けられたか否かを考える。心筋梗塞が起こってから、誰が呼び出しを受け、誰が応対し、誰が患者の状態について診断を下し、どのような治療(用量など)がいつ行われたか、経過をたどること
誘導的な質問	あなたの家庭医は、非常に有能な医師で、この試験において、あなたを助けるために自分にできることであればどのようなことであっても行ってくれた。あなたはあなたが受けた治療に満足していますか	その医師が有能であることのエビデンス(たとえば、独立した査察によるレビュー、資格審査、臨床試験の経験、証明書など)、行われた事項のエビデンス、何がなされるべきであったか(たとえば、試験外で)、試験のプロトコルと標準作業手順書(SOP)のエビデンスを示し、さらに、ケアと満足度に関する明細な質問をいくつか行うこと
不正確な質問	胸痛が起こってからすぐに病院にたどり着きましたか	いつ痛みが始まったか、その際、どこにいたか、どのようにして病院にたどり着いたか、いつたどり着いたか、さらにたどり着いたときに誰を見かけたか、明らかにすること
解釈の余地のある質問	外科医はその試験が終了した後に何が起こるか教えてくれましたか	回答者が、その外科医が誰を指すのかを知っているか否かを確認し、誰から、いつ、どのような形式で情報が提供されたかを明らかにすること。また、何が起こったか、時点を確定し、そのうえでより具体的な質問を行うこと

複数の要素を含む質問	あなたは臨床試験のプロトコルについて完全に理解して、したがいましたか	質問を部分に分割すること。あなたは試験のプロトコルが何であるかを知っていますか。あなたは試験のプロトコルを理解しましたか。あなたは試験のプロトコルに完全にしたがいましたか
二重否定による質問	この試験に参加するか尋ねられないことを望まないですか	文のもつれを解きほぐすこと。この試験に参加するか尋ねられないことを望んでいますか
配慮を欠く質問	どのくらいの間，無防備な性交を行っていますか	不必要な仮定を避けること。まず，無防備な性交を行っているか否かを尋ねること。その上で，時間間隔，頻度，性交の種類（膣によるものなのか，肛門によるものなのか），パートナーの数といった関連する質問をすること

　プロトコルにしたがった倫理的に問題ないと承認された臨床試験では，質問にまつわる問題の多くは試験開始前に解決しているはずである．しかしながら，表18に挙げられた例はすべて実際の臨床試験でみられたものであり，したがって，臨床試験が倫理委員会で開始の承認を得ていることは，質問に関して問題がないことの保証にはならない．
　そのため，表18にはいくつかの使い道がある．
・いろいろな種類の質問があることを示している．
・質問の種類が回答を事前に定めてしまうことを示している．
・1つの質問が，いくつもの他の質問を導くような時点を示している．
・これまでどのような質問が行われてきて，今どのような質問がなされているのか（たとえば，委員会，研究報告，試験プロトコル，患者とのかかわり合いの中において）用心深く観察する必要があることに気づかせてくれる．
・どのような種類の質問を行うべきかを明らかにしてくれる．
・あなたが対象者に質問をする前に，慎重に検討すべきことに気づかせてくれる．
⇨ エビデンスの階層体系，研究の種類，研究法の比較

研究者　[investigator]

　研究者とは，臨床試験の施設の1つで試験の実施に責任をもつ人である．
⇨ 英国医学研究審議会（MRC）による臨床試験実施ガイドライン，NHSの研究管理，説明責任，データモニタリング委員会，PI，評価者

研究導入期間（ランイン期間）[run-in period]

対象者を研究に取り入れた時点から試験の介入が始まる直前の時点までの期間を研究導入期間という．

たとえば，Farnierらは，高脂血症患者を対象としてアトロバスタチンの有効性をシンバスタチンと比較する研究を実施する際に，6週間の研究導入期間を設けている．

研究導入期間をいつ開始するかは重要な問題である．患者が研究に参加することに同意した時期から開始するべきか，現在受けている治療をやめ始めた時点か，現在受けている治療をやめた時点か，試験によって研究導入期間の開始時期は異なっている．研究導入期間はリードタイムと呼ばれることもある．

⇒ 洗い流し期，適格性，ベースライン

○ Farnier M, Portal JJ and Maigret P (2000) Efficacy of atrovastatin compared with simvastatin in patients with hypercholesterolemia. *J Cardiovasc Pharmacol Ther*. **5**: 27-32.

研究の種類 [types of study]

試験の種類にはさまざまなものがあり，これを分類し模式的に表したものを図18に示す．

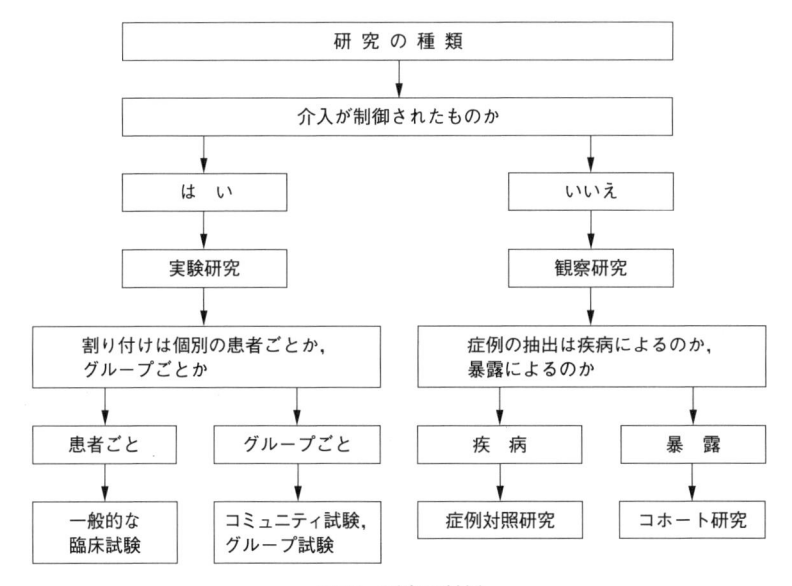

図18 研究の種類

注意すべき点として，図18は，異なった種類の研究の概略を示したにすぎず，より詳細な内容は下記の項目を合わせて参照すること．
⇨ 観察研究，研究質問と研究方法，研究法の比較，コホート研究，サンプリング法，症例対照研究，地域試験，ランダム化比較試験，臨床試験

研究法の比較 [comparing research methods]

本書は本質的に臨床試験の本であるけれども，臨床研究で利用できる他の解析方法も載せている．表19は4つの異なる研究方法の要約を提示したものである．

表19は異なる局面（例：費用，倫理承認のための要請）からみた研究方法

表19 各種研究方法の局面

局面	方法			
	観察的	コホート	症例対照	ランダム化比較試験
取り扱う典型的な質問（大まか-まだ具体化されていないもの）	この状態の範囲はどのくらい広がっているか	このリスクに対する暴露の患者への影響は何か	何がこの問題を引き起こしたか	処方Bと比較して処方Aのケアの利点は何か
費用	相対的に安価	中程度	中程度	より高価
研究実施時間	相対的に短期	短いであろう	中程度	中長期
前向きか/後ろ向きか	両方，しばしば前向き	両方	両方	前向き
研究プロトコルが必要か	望ましい	望ましい	望ましい	一般に必要
倫理面での承認が必要か	望ましい	望ましい	望ましい	必要
患者は同意書に署名が必要か	なし	なし	通常なし	通常
何が最善の治療法であるかを知らないということを医師はいわなければならないか．患者はそれを理解し受け入れなばならないか	必要なし	必要なし	通常必要なし	必要
行われていることを確認する能力	かなり頻繁に	かなり頻繁に	かなり頻繁に	普通
関連性を見いだす能力	時々	頻繁でない	かなり頻繁に	かなり頻繁に
因果関係を決める能力	頻繁でない	頻繁でない	かなり頻繁に	かなり頻繁に
より広い患者群への一般化の能力	時々	時々	時々	時々
反復の能力	頻繁でない（各観察は時間と状況に依存）	かなり頻繁に	かなり頻繁に	しばしば（しかし，まれ）

間の違いの概観（これは諸問題といってもよい）を与えている．実際には，表19の内容についてはいくつかの例外に遭遇する．なぜ例外が存在するかを考えてみよう．一般的には，表の記述を支持するための強いエビデンスはない．表19はエビデンスの系統的レビューに基づいているというよりは暗示的，直観的，示唆的であり経験に基づいている．

下記のとき，表19の要因を考慮すべきである：
・試験を立ち上げる
・他の人の試験にかかわろうとする
・試験を支援する
・試験を推奨する
・試験の解析を行う
・研究成果を毎日の日常診療に試用する．

用いる実際の研究方法は提出したい主要な質問，利用できる資源および分析のために適切な試験のサンプルを集める能力に依存している．どのような方法が選択されたとしても，すべての研究は明確な主要な質問，質のよい試験プロトコル，適切なデータ収集，頑健なデータ記録システム，適切な解析および公表（少なくともインターネット上で）によって利益を受けるであろう．

⇨ 観察研究，系統的レビュー，研究質問，コホート研究，主要な質問，症例対照研究，トライアンギュレーション，バイアス，メタアナリシス，ランダム化比較試験，臨床試験

○ Crombie IK and Davies HTO (1998) *Research in Healthcare*. John Wiley & Sons, Chichester.
○ Elwood M (1998) *Critical Appraisal of Epidemiological Studies and Clinical Trials* (2e). Oxford Medical Press, Oxford.
○ Jenkinson C (ed.) (1997) *Assessment and Evaluation of Health and Medical Care*. Open University Press, Buckingham.
○ Stevens A, Abrams K, Brazier J, Fitzpatrick R and Lilford R (eds) (2001) *The Advanced Handbook of Methods in Evidence-Based Healthcare*. Sage Publishing, London.

研究倫理委員会：中間報告書式の事例 [research ethics committee: possible progress report form]

研究プロジェクトの開始時に倫理委員会が承認を与えることは1つの仕事であるが，ひとたび承認を与えたからといって，研究情報プロセスにおける倫理

委員会の関与の終わりということでは決してない．倫理委員会が承認した内容に対し，おのおのの研究倫理委員会は，総括研究者（PI）から年次中間報告書の提出を求めることができる，また国によっては求める必要がある．このような報告書が求められることを知らしめることは，倫理委員会にとってよいやり方であると一般に考えられている．

年次中間報告書の情報は，研究倫理委員会のモニタリングとフィードバックシステムの一部をまとめる手助けになりうるであろう．それはまた，研究倫理委員会が承認した業務進捗状況を目にみえるエビデンス，望むらくは一般大衆にも手に入る形で提供しうるであろう．中間報告書は，地方の研究管理計画書を改善するためにもうまく使われてきたことがあり，また，国民保健サービス（NHS）組織における研究技術と能力を伸ばす仕組み作りを助けるために使われてきたこともある．

以下に，研究中間報告書の事例を示す（表20）．ここに示されている様式より，多くの質問がある場合も，少ない場合もある．研究管理の発展はこれらの様式の標準化を始めるかもしれない．実際の様式にはPIが書き込む余白がもう少しはあるであろう．読みやすくするため，または読めないことを防ぐために，PIが回答をタイプすることが望ましい．この手順を助ける1つの方法は，様式を電子的に完成できるようにし，電子的様式と法的理由から紙のコピーの両方を研究倫理委員会の管理者へ返送できるようにすることである．

【添え状に書く序言】
　　　［○○］研究倫理委員会は，［△△］研究がこの1年間どのように進行したか，また問題点があったかどうかを知りたいと考えています．下記の質問票に回答し，28日以内に研究倫理委員会管理者へ返送してください［氏名/住所/メールアドレスを記入のこと］．ご協力ありがとうございます．

⇨ IRB，NHSの研究管理，MREC，LREC，カルディコットガーディアンズ，監査，監査サイクル，患者情報シートと同意書，研究管理施行計画書，試験が開始されないことについて研究者が示した理由，試験中止・中断について研究者が示した理由，透明性，ヒトに対して使用する医薬品の臨床試験に関する欧州連合指令，ヘルシンキ宣言，臨床試験が遅れたり完了できない原因

表20　研究中間報告書の事例

1. 主任研究者の氏名および住所
2. 試験の短い標題
3. 研究倫理委員会参照番号
4. 研究倫理委員会承認日
5. 試験は始まりましたか　　　　　　　　　　　　　　はい　　いいえ
   もし，いいえの場合は理由を記載してください
6. 組み入れられた地区の研究施設数　　　　　　　　計画時　実績
7. 試験組み入れ対象/患者数　　　　　　　　　　　計画時　実績
8. 試験完了対象/患者数　　　　　　　　　　　　　計画時　実績
9. 下記理由による脱落者数
   (ⅰ) 効果不十分
   (ⅱ) 有害事象
   (ⅲ) 自己判断による中止
   (ⅳ) 服薬不遵守
10. 試験に対象を組み入れるのに重大な困難がありましたか　はい　いいえ
    もし，はいの場合は理由を記載してください
11. 望ましくない事象はありましたか　　　　　　　　はい　　いいえ
    (回答の前に，同封の研究者への通知という小冊子にある定義を参照してください)
    はいの場合，委員会へ届け出ましたか　　　　　　はい　　いいえ
12. もし望ましくない事象を委員会へ届け出なかった場合は，その理由を述べてください．届けることは研究倫理委員会が承認する条件であるからです
13. 試験内容に改訂はありましたか　　　　　　　　　はい　　いいえ
    はいの場合，これらを委員会へ届け出ましたか　　はい　　いいえ
    改訂を委員会へ届け出なかった場合は，その理由を述べてください．御承知のように，届けることは委員会の承認条件であるからです
14. 試験は終了しましたか　　　　　　　　　　　　　はい　　いいえ
    はいの場合，下記の15と16に回答してください
    いいえの場合，予想される終了日はいつですか
15. 将来とも終了しない場合は，理由を記述してください
16. 結果―結末と結論の詳細を記載してください（必要であれば別紙を添付のこと）
    どのようにして成果は広められましたか
    ・認可/規制の目的に使用した　　　　　　　　　　はい　　いいえ
    ・発表　　　　　　　　　　　　　　　　　　　　　はい　　いいえ
    ・出版物：－計画中　　　　　　　　　　　　　　　はい　　いいえ
    　　　　　－印刷中　　　　　　　　　　　　　　　はい　　いいえ
    　　　　　－出版済み　　　　　　　　　　　　　　はい　　いいえ

詳細を下に記入し，出版物と発表資料のコピーを入手後すぐに送ってください
17. 総括研究者の署名
18. 総括研究者氏名の活字体での記入
19. 研究実施施設における組織の長の署名
20. 倫理委員会への中間報告書の提出年月日

健康 [health]

1948年に世界保健機関（World Health Organization, WHO）は健康を「単に病気や虚弱でないことだけではなく，身体的，精神的，社会的に完全に安寧な状態」と定義した．したがって，健康は健康管理（healthcare）によってのみ決められるものではない．
⇨ クオリティオブライフ，健康上の利益，ベースライン

健康上の利益 [health gain]

健康上の利益とは個人の健康状態の改善のことである．臨床試験においては，健康上の利益は次のような点から評価することができる：
・試験開始時の患者状態を終了時の状態と比べる
・患者がもし介入を受けなかったとしたら，どれくらい悪化していたか
・他の患者の健康．

したがって，健康上の利益は，患者の以前の状態，患者がなったかもしれない状態，または他の患者の状態に基づいて測ることができるであろう．
⇨ 結末ピラミッド，健康，主要評価項目，代替エンドポイント，ベースライン，マッチドペア

検査後オッズ [post-test odds]

検査後オッズとは，患者が診断的検査がなされた後に興味の対象となっている障害をもつオッズである．

数学的には，検査後オッズ（PTO）は次式で表現され，計算できる．

$$PTO = 検査前オッズ \times 陽性の検査結果の尤度比$$

したがって，ある患者の検査前オッズが0.8で，尤度比が0.2とすると，その患者が今興味の対象となっている状態をもつ検査後オッズは

$$PTO = 0.8 \times 0.2 = 0.16$$

となる．

この場合，検査後オッズが低いほどよい．検査後オッズは「事後オッズ」と呼ばれることもある．

⇨ オッズ，検査後確率，検査前オッズ，検査前確率

○ Katz DL (2001) *Clinical Epidemiology and Evidence Based Medicine*. Sage Publications, London.
○ Pereira-Maxwell F (1998) *A-Z of Medical Statistics: a companion for critical appraisal*. Arnold Publishing, London.
○ Petrie A and Sabin C (2001) *Medical Statistics at a Glance*. Blackwell Science, Oxford.

検査後確率 [post-test probability]

検査後確率とは，今興味の対象となっている状態にある患者の中で，ある特定の検査結果が陽性な患者の割合である．

検査後確率 (PTP) は検査後オッズと次式の関係がある．

$$PTP = \frac{検査後オッズ}{1+検査後オッズ}$$

したがって，検査後オッズが 0.16 ならば，検査後確率は，

$$PTP = \frac{0.16}{1+0.16} = 0.138$$

となる．

一般に，検査後確率は低いほどよい．検査後確率は「事後確率」と呼ばれることもある．

⇨ 検査後オッズ，検査前オッズ，検査前確率

○ Katz DL (2001) *Clinical Epidemiology and Evidence Based Medicine*. Sage Publications, London.
○ Pereira-Maxwell F (1998) *A-Z of Medical Statistics: a companion for critical appraisal*. Arnold Publishing, London.
○ Petrie A and Sabin C (2001) *Medical Statistics at a Glance*. Blackwell Science, Oxford.

検査前オッズ [pre-test odds]

検査前オッズとは，診断的検査が行われる前に，その患者が興味の対象となっている状態，たとえば，ある疾患，をもっているオッズである．

検査前オッズ ($Pre\text{-}TO$) は次式で計算される．

$$Pre\text{-}TO = \frac{検査前確率}{1-検査前確率}$$

もし，検査前確率が 0.15 ならば，検査前オッズは

$$Pre\text{-}TO = \frac{0.15}{1-0.15} = \frac{0.15}{0.85} = 0.176$$

一般に検査前オッズは低いほどよい．検査前オッズは「事前オッズ」と呼ばれることもある．
⇒ オッズ，検査後オッズ，検査後確率，検査前確率，ベイズ流の解析
- Katz DL (2001) *Clinical Epidemiology and Evidence Based Medicine*. Sage Publications, London.
- Pereira-Maxwell F (1998) *A-Z of Medical Statistics : a companion for critical appraisal*. Arnold Publishing, London.
- Petrie A and Sabin C (2001) *Medical Statistics at a Glance*. Blackwell Science, Oxford.

検査前確率 [pre-test probability]

検査前確率とは，ある診断的検査結果を示す患者の中で興味の対象となっている病態や疾患をもつ患者の割合である．

興味の対象となっている病態をもつ患者の検査前確率に興味があるとしよう．表21を用いてその病態をもつ患者の検査前確率（$Pre\text{-}TP$）は次式で示すことができる．

表21 検査前確率

		状態あり	状態なし
検査結果	陽性	A	B
	陰性	C	D

$$Pre\text{-}TP_{病態をもつ} = \frac{A+C}{A+B+C+D}$$

たとえば，$A=0.14$，$B=0.65$，$C=0.01$，$D=0.2$とすると，興味の対象となっている病態をもつ患者の検査前確率は，

$$Pre\text{-}TP_{病態をもつ} = \frac{0.14+0.01}{0.14+0.65+0.01+0.2} = \frac{0.15}{1} = 0.15 \quad つまり15\%$$

完全には答えられていない気になる質問は「検査前確率を求める手助けとなった表を作成するための元のデータはどこから手に入れたのか？」である．一般に，検査前確率は低いほどよい．検査前確率は「事前確率」と呼ばれることもある．
⇒ 検査後オッズ，検査前オッズ，ベイズ流の解析
- Katz DL (2001) *Clinical Epidemiology and Evidence Based Medicine*. Sage Publica-

tions, London.
○ Pereira-Maxwell F (1998) *A-Z of Medical Statistics: a companion for critical appraisal*. Arnold Publishing, London.
○ Petrie A and Sabin C (2001) *Medical Statistics at a Glance*. Blackwell Science, Oxford.

検出力 [power]

臨床試験は，実際に差が存在するときに，統計的に有意な差を確実に検出できるならば，十分な検出力をもつ．検出力とは一般に，実際に差が存在するときに，試験において差が統計的に有意であることを見いだす確率とみなされる．

⇨ 検出力計算，検定の検出力，プロトコル

検出力計算 [power calculation]

臨床試験を立ち上げる際に，治療法の間に統計的に有意な差があるかどうかを知ろうとしていることを事前に条件としたいであろう．検出力計算は，もしその差が実際に存在するとわかったときに，その臨床試験が統計的に有意な結果を生む確からしさの指標である．

優れた統計の教科書の多くには，実際の検出力計算の方法を示す数表や図がある．

⇨ 検出力，検定の検出力，サンプルサイズ，統計的検定：統計的検定でだます10通りの方法，統計的検定の流れ図，統計的有意性，優越性試験

検定の検出力 [power of a test]

何種類かのコレステロール低下薬の利点を調べているとしよう．「ある事前に規定した結末について，異なったコレステロール低下治療法間に48週後では有意な差がない」とする標準的な帰無仮説を立てて臨床試験を計画することができる．

検定の検出力とは，帰無仮説が実際に誤りのときにそれが棄却される確率である．この例では，「コレステロール低下治療法間に差がない」とする仮説を棄却して，対立仮説を採択する確率である．より一般的には，正しい決定をする検出力のことである（単に検出力と呼ばれることもある）．

次のように検出力（P）の単純な計算式を設定できる．
$$P = 1 - 第2種の過誤の確率$$
Pの最大値は1で最小値は0である．一般に，検出力は高いほどよい．つ

まり，P は 0 より 1 に近いほど好ましい．これは，第 2 種の過誤をできるだけ小さくすることを意味する．
⇨ NHS の研究管理，仮説検定における決定，帰無仮説，検出力，第 2 種の過誤

倹約原理 [parsimony principle]

倹約原理とは，いくつかの臨床モデルや試験から似たような結果を得た場合に，パラメータや仮定が最も少ないものが好ましいとする考え方である．
⇨ 因子分析，系統的レビュー，試験結果の一般化可能性，メガトライアル

効果の大きさ → エフェクトサイズ

交互割り付け [alternating allocation]

これは臨床試験において患者を交互に治療に割り付ける方法である．

たとえば，精巣癌の試験において A，B，2 つの治療が採用された．もし今観察している患者を治療 A に割り付けたら，その次の適格患者は B に割り付け，3 番目の患者は A，4 番目の患者は B，…に割り付けていく（図 19 参照）．

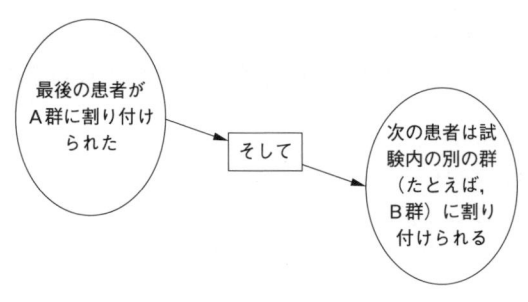

図 19　交互割り付け

この手順は，ランダム化が可能であるとか，実用的であるとか，倫理的であるとは考えられないときや，どちらの治療がよい結果をもたらすかを示す中間結果を待つことができないときに採用される．交互割り付けは，次の患者がどこへ割り付けられるか決めるときに，試験における現在の患者の結果を考慮に入れない．
⇨ 勝ち馬に賭ける規則，適応型試験，ランダム化

交差確認法 [cross-validation]

交差確認法とは臨床試験における関係の妥当性を検討する方法である．
臨床試験における交差確認法は下記のように行う．
- 試験結果を部分集合に分割する．
- 1つの部分集合は関係を推測するために利用される．
- いま1つの部分集合は推定された関係の妥当性を立証する（あるいは否定する）ために用いられる．

図20はこれを説明している．

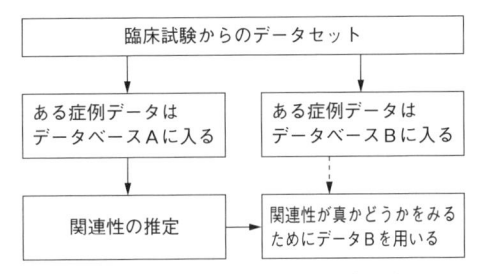

```
           臨床試験からのデータセット
              ↓           ↓
    ある症例データは    ある症例データは
    データベースAに入る  データベースBに入る
              ↓           ↓
        関連性の推定    関連性が真かどうかをみる
                        ためにデータBを用いる
```

図20　臨床試験データの交差確認法

交差確認法を眺めるいま1つの方法は次のごとくである．ある臨床試験において，1000例の参加者の成績を得たとする．ランダムに500例を選択し，それらを分析する．それから，ランダムにいま1つの500例を選択し分析する．その後，両者の結果を比較することができる．すべてのデータを用いる必要はなく，ランダムに選択されたそれぞれ100例を選択することも可能である．
⇒ 仮説検定，折半解析法，データさらい，統計的検定：統計的検定でだます10通りの方法，統計的検定の流れ図

交絡因子 [confounding factor]

どのような要因が結果を引き起こしているかをはっきりと見分けることが不可能なとき，交絡因子が存在している．たとえば，AとBの間に関係を見いだすが，結果に影響するいま一つの要因Cとの関係を説明できないことがある．
⇒ 因果関係，付加療法

国際疾病分類 (ICD) [International Classification of Diseases]

国際疾病分類（ICD）とは，疾病の記録を標準化しようとする試みである．

これは4桁のコードを割り当てられた疾病のリストである．国際的な専門家のグループが世界保健機関（WHO）にコーディングの助言を行っている．ICDは継続的な改訂と改良を前提としており，第10版（ICD-10）が広く用いられている．

次に示すのは，慢性リウマチ性心疾患に対するコードの使用例である：

- ICDコードI 05はリウマチ性僧帽弁疾患をカバーする
- コードI 05.0は僧帽弁狭窄をカバーする
- コードI 05.1はリウマチ性僧帽弁閉鎖不全をカバーする
- コードI 05.2は閉鎖不全を伴う僧帽弁狭窄をカバーする
- コードI 05.8はその他の僧帽弁疾患をカバーする
- コードI 05.9は詳細不明の僧帽弁疾患をカバーする．

⇨ ベンチマーキング

○ World Health Organization (1992) *International Statistical Classification of Diseases and Related Health Problems* (10 e). World Health Organization, Geneva.

コクラン共同計画 [Cochrane Collaboration]

コクラン共同計画は保健サービスの研究の論評を準備し，維持し，それを広めることを委託された組織および個人の国際的ネットワークである．

コクラン共同計画が目指しているのは：

- 共同して働く
- 人々の熱中と興味を築き上げる
- 努力の重複を最小限にする
- バイアスを避ける
- 最新のものにする
- コクラン共同計画の報告に対する合理的な入手方法を保証する (http://www.update-software.com)．

⇨ NRR，コクラン総説データベース，コクラン比較試験登録

コクラン総説データベース [Cochrane Database of Review]

コクラン総説データベースとはすべての最近の入手可能なコクランレビューの電子的データベースである．表22と表23は2001年の夏に利用できる，新しく更新されたコクランレビューのほんの一部を示す．プロトコルを含むこ

表 22　新しいコクランレビューの抜粋

1. 心肺停止の蘇生救急医療での強制的胸部圧迫-減圧法
2. 早産児における慢性肺疾患の予防と治療用の気管支拡張薬
3. 異性間 HIV 感染減少におけるコンドームの効果
4. 精神疾患に対する外来ケアとデイホスピタル
5. 寛解期のてんかん患者に対する抗てんかん薬の早期中止対後期中止
6. 早産-低体重幼児の授乳に使う調合乳対母乳
7. 原発性あるいは続発性月経困難症に対する薬草と食事療法
8. 脳卒中患者と介護者に対する情報の提供
9. 白内障手術後の多焦点眼内レンズと単焦点眼内レンズ
10. 抜管後の早産の新生児に対する鼻マスク間欠陽圧呼吸法（NIPPV）対経鼻持続的陽圧呼吸法（NCPAP）
11. パーキンソン病患者に対する作業療法
12. パーキンソン病患者に対する理学療法
13. 急性昏睡患者におけるルーチン的頭蓋内圧モニタリング
14. 結腸直腸吻合術に対するステイプリング法あるいは手縛法
15. 慢性疼痛に対する経皮的電気的神経刺激（TENS）
16. 双極性障害（躁うつ病）の維持療法におけるバルプロン酸，バルプロ塩，ビバルプロ塩
17. 子供の便秘と便もれの管理に対する刺激的な緩下薬の役割は何か

表 23　更新されたコクランレビューの抜粋

1. 学習能力障害の人々の行動に対する抗精神薬治療
2. 悪性神経膠腫に対する生検あるいは切断
3. 分娩後のうつ病の介護支援
4. 統合失調症に対するピポチアジンパルミテートデポおよびウンデシレートデポ
5. 急性肺機能不全を起こした早期産児における選択的高頻度振動換気法と従来の人工換気法の比較
6. インドメタシン治療を受けた症候性動脈管開存児におけるフロセミド
7. 入院治療と病院並みの在宅医療の比較
8. 小児における肥満の予防介入
9. 薬物抵抗性の部分てんかんに対するラモトリジンの追加
10. 気分障害の維持治療に対するリチウム
11. 早産児の無呼吸に対するメチルキサンチン治療
12. 新生児の嚢胞性線維症のスクリーニング
13. 股関節関節包外骨折の内固定のための骨切り術，圧迫，穴開け術
14. 非小細胞肺癌に対する姑息的な放射線療法
15. 心血管疾患の予防のための減量あるいは調整された食餌性脂肪摂取
16. 女性の尿失禁に対する尿道口の手術
17. 認知症に対するチオリダジン
18. 頸管熟化と分娩誘発に対するミソプロストールの腟内投与
19. 急性の統合失調症と類似の重症精神疾患の治療におけるズクロペンチソルアセテート

れらのレビューの全文はコクランライブラリーから利用できる．コクランライブラリーは Update Software 社から用意され公表されている．
⇒ http://www.update-software.com or contact Update Software, info@update.co.uk, 読者の居住地域におけるコクランライブラリーの契約に関する情報用．Update Software Ltd, Summertown Pavilion, Middle Way, Oxford OX2 7LG, UK, Tel: +44 1865 513902. Fax: +44 1865 516918.
⇒ 系統的レビュー，コクラン共同計画，コクラン比較試験登録

コクラン比較試験登録 [Cochrane Controlled Trials Register]

コクラン比較試験登録とはヘルスケア領域の比較試験を対象とした参考資料の電子的なデータベースである．より詳細はコクランのウェブサイトでみることができる (http://www.update-software.com か www.cochrane.org)．
⇒ NRR，コクラン共同計画，コクラン総説データベース

後光作用 [halo effect]

後光作用は臨床試験において個人の行動が過大評価されるときに起きる．
⇒ 健康上の利益，バイアス，ハロー・グッバイ効果，ベースライン，ホーソン効果

固定効果モデル（母数効果モデル，母数モデル）[fixed-effects model]

メタアナリシスの議論の中で使用される場合，固定効果モデルとは，解析の単位が注目している単位であると明記した統計モデルである．たとえば，メタアナリシスに含まれる解析の単位とは，1つ1つの試験に参加している対象者グループになる．したがって，これらの解析の単位が全母集団を構成している．

変動の2種類の原因を考えてみよう．ある1つの試験内でみられる変動と，1つのメタアナリシスの中の複数の試験間でみられる変動がある．固定効果モデルでは，前者，すなわち試験内の変動だけが結果の不確実性（したがって，信頼区間）に影響する．固定効果モデルの信頼区間は，変量効果モデルの信頼区間より狭く，有意になりやすい．

解析の1つの因子として「試験施設」を考慮することとする．固定効果モデルでは，メタアナリシスの結果は，試験に参加した試験施設に対してのみ適用することができる．

モデルの選択を助けるために異質性の検定が使用される．研究方法における最近の革新と発展は，混合効果モデルとベイズ流効果モデルというこれまでと違った種類の2つのモデルを導入した．
⇨ 誤り，試験結果の一般化可能性，デュエムの反証不能理論，ベイズ流の解析，変量効果モデル，メタアナリシス，臨床試験の結果の外的妥当性，ラカトスのハードコア，保護帯

○ Cooper H and Hedges LV (1994) *The Handbook of Research Synthesis*. Russel Sage Foundation, New York.
○ Egger M, Davey Smith G and Phillips AN (1997) Meta-analysis: principles and procedures. *BMJ*. **315**: 1533-7.
○ Fleiss JL (1993) The statistical basis of meta-analysis. *Stat Meth Med Res*. **2**: 121-45.

固定サイズ試験 [fixed-size trial]

固定サイズ試験とは，臨床試験で必要な患者数が満たされるまで，患者を募集する臨床試験である．
⇨ 検出力計算，逐次試験，閉じた逐次試験

コホート [cohort]

コホートとは人々の特別な集団である．たとえば，下記を含む：
・プライマリケアグループの中で，高血圧があると記録されている人
・インスリン非依存糖尿病クリニックに毎月通院している人
・一般病院の胸部専門外来に通院している人
・リスク因子に暴露されていた人々のグループ．
⇨ 研究質問と研究方法，コホート研究

コホート研究 [cohort study]

コホート研究とは特別な集団を試験期間中観察する観察研究である．
・後ろ向きコホート研究とは観察期間を回顧する研究である（たとえば心房細動に対する抗血栓薬治療を行ったすべての人あるいは小児の心臓手術を受けたすべての子供について）．
・Ely らは医学的知識の増加が医療過誤の賠償請求の増加と関係するという証拠があるかどうかを決定しようと試みた．彼らは医師の名簿と家庭医資格検定スコアから得たデータを医師の医療過誤保険料の請求と結合させたコホート研究を用いた．

- 138の救急病院での5年間の後ろ向きコホート研究において，Glasgowらは病院の規模が大きいほど術後の死亡率が低いか，肝切除後の入院期間が短いかを探索した．
- Reidらは二次的医療機関に頻繁に受診する患者の医学的に説明できない症状に関する後ろ向きコホート研究を報告した．
- 前向きコホート研究は観察期間を将来におく（たとえばリスク因子をもった何人の人が興味のある疾患を発症し続けるかを決定する）．たとえば，Dollらは英国における34439例の男性の医師を用いた前向き研究で喫煙と認知症の関連を評価した．
- Evansらは妊娠中と出産後の妊婦のうつ病を検討するためにコホート研究を行った．

コホート研究には下記の利点がある．
- 相対的に臨床試験より安く実施できる．
- 臨床試験よりも迅速に完了できるかもしれない．
- 原因と効果を探索するために用いることができる．
- 患者を全観察期間にわたって追跡する．

コホート研究には下記の欠点がある．
- 対照群を含まない．
- 時間の経過とともに対象が少なくなる．
- 一般化できないかもしれない．

⇒ ケアパス，欠損値，欠落，研究質問と研究方法，研究方法の比較，コホート，試験結果の一般化可能性，症例対照研究，前後比較解析，脱落，追跡不能例，臨床試験

○ Bull C, Yates R, Sarkar D, Deanfield J and de Leval M (2000) Scientific, ethical and logistical considerations in introducing a new operation : retrospective cohort study from paediatric cardiac surgery. *BMJ*. **320** : 1168-73.
○ Doll R, Peto R, Boreham J and Sutherland I (2000) Smoking and dementia in male British doctors : a prospective study. *BMJ*. **320** : 1097-102.
○ Edmond SL and Felson DT (2000) Prevalence of back symptoms in elders. *J Rheumatol*. **27** : 220-5.
○ Ely JW, Dawson JD, Young PR *et al*. (1999) Malpractice claims against family physicians : are the best doctors sued more ? *J Fam Pract*. **48** : 23-30.
○ Evans J, Heron J, Francomb H *et al*. (2001) Cohort study of depressed mood during pregnancy and after childbirth. *BMJ*. **323** : 257-60.

- Fowkes FGR and Fulton PM (1991) Critical appraisal of published research: introductory guidelines. *BMJ*. **302**: 1136-40.
- Glasgow RE, Showstack J, Katz PP *et al*. (1999) The relationship between hospital volume and outcomes of hepatic resection for hepatocellular carcinoma. *Arch Surg*. **134**: 30-5.
- Reid S, Wessely S, Crayford T and Hotopf M (2001) Medically unexplained symptoms in frequent attenders of secondary health care: retrospective cohort study. *BMJ*. **322**: 767.

ゴールドスタンダード [gold standard]

ゴールドスタンダードとは「理想的な」指標，技術あるいは結果であり，それに対してそれ以外のすべての指標，技術あるいは結果を比較することができる．

ランダム化二重盲検プラセボ比較試験をエビデンスのゴールドスタンダードと考えている人もいる．しかしながら（そして，ここでじっくり考えるべき矛盾があり），実はその考え方を支持すべき頑健なエビデンスは存在しない．

時にはゴールドスタンダードが「理想的」でなく，単なる標準（ベンチマーク）として使用されているにすぎないことがある．

⇒ 系統的レビュー，ベンチマーキング，ランダム化比較試験

- Britton A, McKee M, Black N *et al*. (1998) Choosing between randomised and non-randomised studies: a systematic review. *Health Technol Assess*. **2**: 1-119.
- Earl-Slater A (2001) Critical appraisal of clinical trials: critical appraisal and hierarchies of the evidence. *J Clin Govern*. **6**: 59-63.

コンコーダンス（一致性）[concordance]

コンコーダンスとは，たとえば患者と医師あるいは薬剤師との間の討論後の一致を意味する．コンコーダンスは当事者間の議論とそれに続く一致を伴っている．

⇒ 遵守

CONSORT（臨床試験報告に対する統合基準）

CONSORT とは Consolidated Standard of Reporting Trials の頭字語である．1996年，SORT グループと「生物医学論文における臨床試験の報告のための勧告」の作成を行っている Asilomar の作業グループが集まり，臨床試験の最初の CONSORT を発表した．臨床医，方法論学者，疫学者，統計学者および論文の編集者などのさまざまな専門家が CONSORT の開発にかかわっ

た．1999年5月，CONSORTグループの13人がオリジナルのCONSORTシステムの改訂や更新を目的に集まった．さまざまな討議の後，改訂されたCONSORTシステムが示された．最近のエビデンスからみたおのおのの項目の長所について議論が行われた．チェックリストの改訂版はコメントやフィードバックを受けるためにCONSORTグループに回覧された．2000年5月，新しいCONSORTシステムを討論するためにCONSORTの人々が集まり，その後改訂CONSORTを短期間で完成させた．改訂されたCONSORTシステムは2001年の初め，"Lancet"，"Annals of Internal Medicine"および"Journal of the American Medical Association"などの雑誌に同時に，掲載された．

改訂前のCONSORTシステム同様に，改訂されたCONSORTシステムも流れ図（図21）と表（表24）の2つの要素をもっている．CONSORTシステムの第3の要素はそのウェブサイト（http://www.consortstatement.org）である．そこでは表中の単語をクリックすると，説明に役立つ文書に即座に移動するオプションがある．

流れ図の中で読者は，何人が適格と評価されたか（$n=\cdots$）を決定し，除外（その理由）された被験者数を求め，各治療群に割り付けられた被験者数を求め，何人が脱落したか，なぜか（たとえば脱落）を記録し，それから，解析の対象となった例数と解析の対象から外れた被験者数を記入することができる（図21参照）．

改訂されたCONSORTシステムの第2の要素は，報告されるべき項目のチェックリストを並べた表である（表24参照）．

表24はすでに，とても長く面倒であるが，それでもすべてを包含するものではない．

このような表をみたとき，表を飛ばして，テキストの残りを読む（もしくは飛ばす！）という誘惑にかられるのは自然な成り行きであろう．しかし，もしある臨床試験からのエビデンスやそれらの臨床試験についての他の人々の報告書を効率よく理解し，批判したい場合，あるいは研究費の申請書を提出したい場合，あるいは国際的な標準書式に準じて試験を要約したい場合には，この新しいCONSORTシステムを使用して始めることができる．

経験上おそらく，新しいCONSORTシステムを理解するために始めるべき最もよい方法は，最近公表された臨床試験の論文を見つけ，それを読み，読み

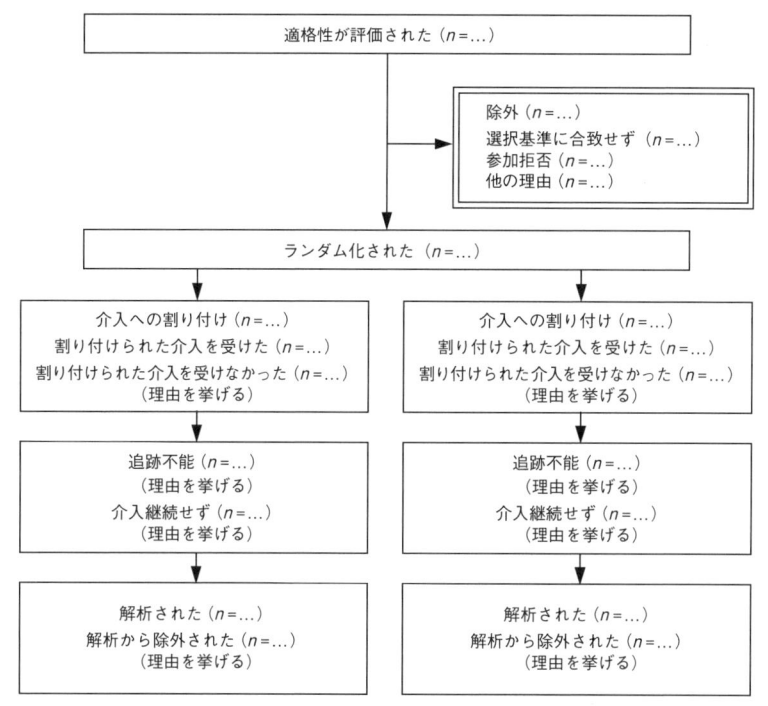

```
┌─────────────────────────┐
│ 適格性が評価された (n=...) │
└─────────────────────────┘
          │            ┌──────────────────────────┐
          ├──────────→ │ 除外 (n=...)              │
          │            │ 選択基準に合致せず (n=...) │
          │            │ 参加拒否 (n=...)          │
          │            │ 他の理由 (n=...)          │
          ↓            └──────────────────────────┘
┌─────────────────────────┐
│ ランダム化された (n=...)  │
└─────────────────────────┘
```

┌──────────────────────────────────┬──────────────────────────────────┐
│ 介入への割り付け (n=...)   │ 介入への割り付け (n=...)   │
│ 割り付けられた介入を受けた (n=...)   │ 割り付けられた介入を受けた (n=...)   │
│ 割り付けられた介入を受けなかった(n=...)│割り付けられた介入を受けなかった(n=...)│
│ (理由を挙げる)   │ (理由を挙げる)   │
└──────────────────────────────────┴──────────────────────────────────┘

┌──────────────────────────────────┬──────────────────────────────────┐
│ 追跡不能 (n=...)   │ 追跡不能 (n=...)   │
│ (理由を挙げる)   │ (理由を挙げる)   │
│ 介入継続せず (n=...)   │ 介入継続せず (n=...)   │
│ (理由を挙げる)   │ (理由を挙げる)   │
└──────────────────────────────────┴──────────────────────────────────┘

┌──────────────────────────────────┬──────────────────────────────────┐
│ 解析された (n=...)   │ 解析された (n=...)   │
│ 解析から除外された (n=...)   │ 解析から除外された (n=...)   │
│ (理由を挙げる)   │ (理由を挙げる)   │
└──────────────────────────────────┴──────────────────────────────────┘

図 21 ランダム化比較試験の各段階を通る被験者の流れを示す改訂版 CONSORT の流れ図

取ったことを材料にして，ベストをつくして図 21 と表 24 を完成させることである．それからあなたの発見や考えを同僚と分かちあい，その試験から得たエビデンスに対してあなたの日常診療に生かすために知っておく必要のあることは何かを考えるとよい．

　誰が CONSORT システムを使用するのか．"BMJ (British Medical Journal)"，"Lancet"，"JAMA"，"Annals of Internal Medicine" などのさまざまな論文誌は旧版の CONSORT システムを採用した．Doug Altman 教授らは世界中の約 80 の論文誌は（旧）CONSORT を採用しているか，採用することを真剣に考えていることを示した．すでに旧版の CONSORT を採用している人々は，だんだんと改訂版を採用するであろうし，まだ CONSORT システムを採用していない人々は，採用を考えるだろうと期待されている．

　CONSORT システムは論文の著者が論文の枠組を作るためのガイドとして

表24 CONSORT表(ランダム化比較試験の報告に含まれるべき項目)

章・トピック	項目番号	記述内容	報告頁
表題・抄録	1	被験者はどのように介入群に割り付けられたか(例:「ランダム割り付け」,「ランダム化された」,「ランダムに割り当てられた」)	
はじめに			
背景	2	科学的背景と根拠の説明	
方法			
被験者	3	被験者の適格基準とデータが収集された設定と場所	
介入	4	各群に向けられた介入の詳細と実際にいつどのように実施されたか	
目的	5	具体的な目的と仮説	
結末	6	明確に定義された主要・副次的結果指標.当てはまる場合には,測定の質を高める方法(例,多項目の観察,評価者のトレーニング)	
症例数	7	どのように目標症例数が決められたか,当てはまる場合には,中間解析と中止基準の説明	
ランダム化順序の作成	8	割り付け順序の作成法.割り付けに制約を加えている場合(例:ブロッキング,層別化)はその詳細を含む	
ランダム割り付けの隠蔽	9	ランダム割り付けの実施法(例:番号付き容器,中央電話登録),各群の割り付けが終了するまで割り付け順序が隠蔽されていたかどうかの明記	
ランダム化の実施	10	誰が割り付け順序を作成したか,誰が被験者を組み入れたか,誰が被験者を各群に割り付けたか	
盲検化/マスキング	11	被験者,介入実施者,結末の評価者に対し群の割り付け状況が盲検化されていたかどうか.盲検化されていた場合,成功していたかどうかをいかに評価したか	
統計的手法	12	主要な結末の群間比較に用いられた統計的手法.サブグループ解析や調整解析のような追加的解析の手法	
結果			
被験者の流れ	13	各段階を通じた被験者の流れ(流れ図を強く推奨).特に,各群ごとに,ランダム割り付けされた人数,意図された治療を受けた人数,プロトコルを完了した人数,主要な結末の解析に用いられた人数の報告.計画された研究のプロトコルからの逸脱について,その理由も含めて記述	
募集	14	被験者の募集期間と追跡期間を特定する日付	
ベースラインのデータ	15	各群のベースライン(試験開始時)における人口統計的,臨床的な属性	
解析された人数	16	各解析における各群の被験者数(分母),ITT解析かどうか.可能ならば結果を実人数で記述(たとえば,50%ではなく10/20)	
結末と推定	17	主要・副次的結末のそれぞれについて各群の結果の要約.推定された効果(例:95%信頼区間)	
補助的解析	18	サブグループ解析や調整解析を含め,実施した他の解析を報告することで多重性に言及する.また,解析は事前にプロトコルに記載されたものか探索的なものかを示す	
有害事象	19	各群でのすべての重要な有害事象ないし副作用	

考察			
	解釈	20	結果の解釈は，研究仮説，可能性のあるバイアスや精度低下の原因，そして解析や結末の多重性に関連する危険を考慮して行う
	一般化可能性	21	試験結果の一般化可能性（外的妥当性）
	全体としてのエビデンス	22	現在入手可能なエビデンスに照らした成績の包括的解釈

も，また，提出された論文の査読者用のテンプレートとしても利用することができる．興味深いことに，雑誌に掲載された論文で実際に古いCONSORT図やCONSORT表を参照して試験の報告を行っているものは少ない．

さらに，CONSORTシステムは臨床試験実施者が報告書を構成する手助けとして使用することができる．また臨床試験のデザイン，記録および管理を考える手助けとなるテンプレートとしても，より早い段階から使用することができる．"BMJ"誌上で，ロンドンの医学研究審議会（MRC）の治験管理者であるO'TooleはMRCが臨床試験のためにMRCの資金を求める申請者すべてに，CONSORTと同様の見出しで構成されたフォーマットで申請書を提出するように求めることを提案した．O'Tooleによると，そのようにすることによる利点はこのようなフォーマットを使用することで申請者や査読者に対して，審査の過程をより費用対効果的にすることができ，開発の初期の段階で優れた試験のために必要な条件についての認識を深められるということである．

CONSORTシステムの主要な長所の概要を表25に示す．

試験のより完全，正確な理解をうるためには（CONSORTシステムの限界に向けられている），次の質問に答える必要がある（表26参照）．

もし，読者が読者にとって重要なその他の質問や問題を含めて表24，表25に列記した一連の項目をもつCONSORTシステムを使用するならば，もちろん，読者はあるタイプの臨床試験とその日常診療との関連に対してより精密で，完全かつ有用な考察を得るようになるであろう．事実，読者は自身をよい場所におき，現状のままのCONSORTシステムを利用する誰か他の人の仕事と同じように，ある種の臨床試験を批判的に評価することを始める恰好の場所に身をおくであろう．

しかし，もし読者が診療の場でその情報を使用したい場合には，試験について知っているということは筋書きのごく一部にすぎない．診療のために臨床試験のエビデンスを適用しようとする場合，診療と他の研究のエビデンスについ

表25　CONSORTシステムの長所

1. 臨床試験を整然と計画するための支援に利用できる
2. 臨床試験の資金を得るために提出する広範囲にわたる書式の一部として利用できる
3. あるタイプの臨床試験のいくつかの局面を報告するために，一定の枠組を提供する
4. ケアや別の試験と比較するための基準を提供する
5. 他の言語で利用できるので，他国語で報告された試験との比較が容易になる
6. 臨床試験を通じての患者の完了率と減少率を示すために利用できる
7. 試験の方法論と成績についての概要を説明するために利用できる
8. 臨床試験について何がわかっていて，何を知ろうとしているのか，何を知る必要があるのかについて討論する際焦点を絞れる
9. 日常診療に対するエビデンスの応用について討論の焦点を絞るのに利用できる

表26　CONSORTシステムの限界

1. 3群以上の臨床試験においても対処できるシステムか？
2. システムは個人でなく，人々のクラスターを治療介入のためにランダム化するクラスター試験を容易にカバーできない．そのような試験は除外されるのか？
3. プラセボは本当に介入なのか？　もしそうでなければ，プラセボ対照試験は除外されるべきか？
4. 「経過観察」という選択肢は介入なのか？　日常診療では起こりうることである．もし「経過観察」さらには「期間中何もしない」が介入でなければ，これらの試験はすべて除外されるべきか？
5. CONSORTシステムは患者の同意およびインフォームドコンセントの重要な基本問題にほとんど関心をもたない．
6. CONSORTシステムは試験の資金提供者が誰であるか，また，研究者と試験の報告者がスポンサー側とどのような関係をもっているのか何も尋ねない
7. 倫理上の承認について何も語られていない．誰がその試験を承認したのか，承認しなかった人は誰なのか？
8. 試験の各段階を通して患者の人口統計的および臨床的属性の適切な追跡がされていないし，用いられた遵守の支援システムも十分ではない．
9. 試験のタイムスケジュールに関して十分な注意が払われていない．
10. 試験のデザインの段階で（すなわち，前もって）中間解析と中止基準が計画されたかの情報がない
11. 試験データの品質保証システムが述べられていない．
12. CONSORTシステムは研究者以外のヘルスケア関係者，管理者，エビデンスの実践者，患者グループ，患者と密接にかかわりあえるように開発されるべきである．

て知っておくことが必要である．もし臨床の実際で何が起こっているかに気がつかなければ，臨床試験のエビデンスの観点から，あるいはCONSORT報告

から変化を主張しても，よい診療につながらない．

したがって，より一般的に，次に示す点に注意すべきである．
- CONSORT の流れ図は患者の流れの全面的な監査ではなく，せいぜい経過を記述しているだけにすぎない．
- 表 24 の CONSORT の記述語の集合はすべてを含むわけではない．
- 表 24 の個々の記述語は重要性では等価ではない．
- 研究の他のタイプを報告する他のシステムが存在し，開発が続けられているが，多すぎるテンプレートがあるという危険がある．そこでまず，共通の質問項目を開発し，それから，各方法に対して個別的に用意した質問項目で補足すべきである（たとえばメタアナリシスの報告の質（QUOROM），系統的レビューの報告の質（QSR, quality of reporting system reviews），疫学における観察研究のメタアナリシス（MOOSE, meta-analysis of observation studies in epidemiology），標準化された健康に関する経済学の報告（SHER, standardised health economics reporting），定性分析の標準化された報告（SROQA, standardised reporting of qualitative analysis）などを対象としている）．
- Moher らが示しているように，CONSORT は通常，公表された報告の中で述べられている臨床試験を評価するために用いられており，臨床試験そのものを評価するために用いられているわけではない．臨床試験と公表された報告書の間にはどのようなギャップがあるのか．それらはどのくらい重要なのか．
- 最終的に研究のエビデンスと研究の実践の間にはどのようなギャップがあるのか．

CONSORT システムのさらなる詳細は，CONSORT システムウェブサイトを参照すること．

⇨ 臨床試験にかかわる前に質問すべきこと，臨床試験によるエビデンスの利点

- Altman DG (1996) Better reporting of randomised controlled trials: the CONSORT statement. *BMJ*. **313**: 570-1.
- Begg C, Cho M, Eastwood S *et al*. (1996) Improving the quality of reporting of randomised controlled trials—The CONSORT Statement. *JAMA*. **276**: 7-9.
- Earl-Slater A (2001) The new CONSORT system. *J Clin Govern*. **6**: 211-18.
- Egger M, Juni P and Bartlet C for the CONSORT group (2001) Value of flow diagrams

in reports of randomized controlled trials. *JAMA*. **285**: 1996-9.
- Elbourne DR and Campbel MK (2001) Extending the CONSORT statement to cluster randomized trials: for discussion. *Stat Med*. **20**: 489-96.
- Moher D (1998) CONSORT: an evolving tool to help improve the quality of reports of randomised controlled trials. *JAMA*. **279**: 1489-91.
- Moher D, Jadad AR, Nichol G *et al*. (1995) Assessing the quality of randomised controlled trials: an annotated bibliography of scales and checklists. *Control Clin Trials*. **124**: 485-9.
- Moher D, Jones A and Lapage L (2001) Use of CONSORT statement and quality reports of randomized trials: comparative before-and-after evaluation. *JAMA*. **285**: 1992-5.
- Moher D, Shultz KF and Altman DG for the CONSORT Group (2001) The CONSORT statement: revised recommendations for improving the quality of reports of parallel-group randomised trials. *Lancet*. **357**: 1191-4.
- Rennie D (2001) CONSORT revised―improving reporting of randomized trials. *JAMA*. **285**: 2006-7.

【訳注】：図21，表24は津谷喜一郎ほか訳：JAMA（日本語版），2002年6月号118-124を参考にした．

コントロール → 対照

コントロール群 → 対照群

コンプライアンス → 遵守

さ行

最終観察値の再利用(LOCF) [last observation carried forward]

　LOCFとは，患者の最後の観察値を試験の終了時点までもっていく解析方法である．したがって，たとえば，試験は12週間継続するが，ある患者が早く中止した場合，最後にあるデータ，たとえば8週のデータが繰り越され，データが12週に適用されているかのように解析される．この技法の妥当性は今のところ特定の試験ごとに確立されなければならない．

⇨ 欠損値，欠落，治療意図による解析，統計的検定：統計的検定でだます10通りの方法，統計的検定の流れ図，投与された治療による解析，ベースラインの調整，割り付けた治療による解析

作業達成評価 ➡ ベンチマーキング

査定者（評価者）[assessors]

　査定者とは，臨床試験の結果の評価の仕事を任命された人のことである（時に，漠然と結末の評価者と呼ばれる）．試験に際して患者が何を受けたか評価者は知るべきでないことは長い間議論されてきている．

⇨ データさらい，データフィッシング，データモニタリング委員会，PI，被験者，ブラインディング，マスク

査読 ➡ ピアレビュー

査読者のためのチェックリスト(BMJ推奨) [peer reviewers' checklist (BMJ recommended)]

　BMJは査読者（つまり，同僚の研究を審査する者）のためのガイドラインを提供している．他の査読のためのチェックリストも存在するが，BMJチェックリストは，そのようなチェックリストに何を含めるべきか，何を含めるべきでないかについての議論を行うきっかけとなる点を示している．基本的に

は，これはこのようなチェックリストが必要であるという問題を強調している．

【全般的ガイダンス】
　BMJは，原稿が機密書類であるという手紙を査読者に書き，そして査読者がそれを著者とさえ議論するべきではないと述べている．BMJは現在，公開査読制度を採っている．これは，査読者としてのあなたが，雑誌側が送ったBMJで公表を考えている論文に関する報告への署名を求められていることを意味している．これは著者があなたに直接連絡をとるべきだというわけではない（BMJは投稿者にBMJを通じて疑義を送付することを求め続けるであろう）．公開性ということはまた，われわれが査読者と著者に，BMJにより審査中の論文に関連して何らかの利害の衝突があれば明言するように求めていることも意味している．

　あなたがBMJの査読者の場合，最終決定を行う編集委員たち（いくつかの論文は編集審査委員会によって助けられている）に助言を行うであろう．BMJは委員会の決定をあなたに伝え，著者へあなたが署名した報告を渡すので，委員会はあなたに，著者にみてほしくないようなコメントは1つもしないように薦めている．たとえBMJに論文が受理されなくても，委員たちは，著者が論文を改善するのに役に立つような建設的なコメントを手渡すことが役に立つと考えている．論文採用の決定をする編集者と論文を改訂する著者のどちらも助けるだろう詳細なコメント（可能なときには参考文献をつけて）を与えてほしい．

　すべての論文について，以下の質問が問われなければならない．
1. この論文は重要か．
2. この論文は従来の知識に新事実を十分に加えているか．
3. 論文はよく書けており，筋が通っているか．

　研究論文について，表27に列記した点にコメントを行う必要がある．
⇒ 説明責任，統計家のチェックリスト（BMJ推奨），透明性，ピアレビュー

サブグループ解析　[subgroup analysis]
　サブグループ解析は臨床試験の全部の患者ではなく，一部の患者がさらに深い分析の対象とされる場合に行われる．
　サブグループの例には以下の項目が含まれる：

表27 査読者のチェックリスト (BMJ 推奨)

1. 独創性:すでに文献として公表されていることに加える価値のある作業であるか．もしそうであれば，付加されたものは何か．そうでなかったら，関連するレファレンスを引用すること
2. 一般の読者への仕事の重要性:この仕事は臨床家，患者，教員，もしくは，行政官に対して重要であるか．一般的な雑誌の方が適当でないか
3. 科学的信頼性
4. 研究質問:研究質問は明確に述べられており，適切に解答を導いているか
5. 研究の全体計画:適切か
6. 研究の対象となる被験者:十分に記載され，条件が明確にされているか
7. 方法:十分に記載されているか．ランダム化比較試験に対して，CONSORT 形式か．倫理的か
8. 結果:結果は研究質問への解答となっているか．信用できるか．わかりやすく提示されているか
9. 解釈と結論:データにより正当化され，十分にデータから引き出され，データに焦点を当てているか．主張は明らかか
10. 参考文献:最新のものが入っており妥当か．著しい脱落はないか
11. 抄録，要約，キーメッセージ，今週のBMJ:この論文のいおうとしていることを正確に反映しているか
12. 非研究論文に対しては，上記のすべての点が妥当ではないかもしれない．他のタイプの報告のときには上記のリストについてあなたの自由裁量で行うこと

- 患者の年齢階級
- 性別
- 民族
- 社会経済学的状況（喫煙，運動習慣，アルコール摂取状況と脳卒中との関係を調べる際に検討される）
- 併発疾患
- 複数の診断名
- 結末（たとえば心筋梗塞の患者で詳細な分析を行う）．

　サブグループ解析は試験全体で差がみられないときに陽性の試験結果を見いだすためにも使われることがある．これは，サブグループ解析がある特定の集団では試験治療が効いたが，より広い集団では効かなかったということを示しているのでよい情報である．

　たとえば，急性心筋梗塞の早期治療に対するACE阻害薬の系統的レビューでは，サブグループ解析の結果，以下のようなサブグループでかなり大きな生

命予後の改善が示された：
- 55～74歳の患者
- 治療開始時の心拍数が100回/分以上
- 前壁梗塞のエビデンスをもつ患者．

　サブグループ解析をみた場合には，試験全体での結果を確認することが重要である．
⇨ 事後的に，データさらい，データフィッシング，統計的検定の流れ図，プロトコル

- ACE Inhibitor Myocardial Infarction Collaborative Group (1998) Indications for ACE inhibitors in the early treatment of acute myocardial infarction: systematic overview of individual data from 100000 patients in randomized trials. *Circulation*. **97**: 2202-12.
- Bennett JC (1993) Inclusion of women in clinical trials-policies for populations and subgroups. *NEJM*. **329**: 288-92.
- Oxman AD and Guyatt GH (1992) A consumer's guide to subgroup analysis. *Ann Inter Med*. **116**: 78-84.
- Yusuf S, Wittes J, Probstfield J and Tyroler HA (1991) Analysis and interpretation of treatment effects in subgroups of patients in randomised clinical trials. *JAMA*. **266**: 93-8.

作用　[effect]

　作用とは成果−すなわち，何らかの結果である．試験の解析者が「何らか」をより正確に決められるかどうかは多数の要因に依存している．因果関係を証明することができるかどうかは何ともいえないが，挑戦することは解析者にとって重要なことである．効果がないというエビデンスは，効果を示すエビデンスがないということと同じではないことを知っておくべきである．
⇨ 因果関係，関連，系統的レビュー，作用修飾因子，統計的検定の流れ図

作用修飾因子　[effect modifiers]

　作用修飾因子とは，治療効果に変化を与える因子である．
　たとえば：
- 消化性潰瘍を合併している喘息患者では（潰瘍が存在することがわかっていても，わかっていなくても），喘息に対する気管支拡張薬の効果が減少することがある
- ある種の抗肥満薬はワルファリンの効果を修飾するといわれている．
⇨ 因果関係，因子分析，交絡因子，作用

賛意 [assent]

賛意とは賛成であることを表明することである．
⇨ 同意

参加者 ➡ 被験者

三重盲検試験 [triple-blind trial]

三重盲検試験とは，患者，臨床医，結果の評価者のいずれもが，患者が試験下でどの治療法（たとえばどの医薬品が使われているか）を受けているか知らない臨床試験のことを指す．

三重盲検試験を実施する際には，周到な注意を払う必要がある．というのも，盲検性とは，臨床試験下でどのようなことが起こっているかについて情報がないということを意味するからである．ある種の試験（たとえば外科手術など）では，三重盲検が実施できない．
⇨ 単盲検試験，データモニタリング委員会，二重盲検試験，四重盲検試験，非盲検臨床試験，盲検

サンプリング誤差 [sampling error]

サンプリング誤差とは，サンプルが，それが抽出された元の母集団を十分に代表していない確率である．
⇨ 誤り，サンプルサイズ，サンプルサイズ計算，試験結果の一般化可能性，信頼区間，バイアス

サンプリング法 [sampling strategies]

サンプルを対象集団から選択する方法のことをサンプリング法という．表28に，さまざまなサンプリング法の例を示すが，いずれも一長一短がある．おのおのの方法は，その後に実施される統計解析の際にどのような検定を用いるかに影響する．
⇨ 検出力，サンプリング誤差，サンプルサイズ，測定尺度，統計的検定：統計的検定でだます10通りの方法，統計的検定の流れ図，臨床試験にかかわる前に質問すべきこと

サンプルサイズ [sample size]

臨床試験の対象被験者の数，あるいは臨床試験を実施するのに必要となる症

表 28 サンプリング法

1. 復元抽出
2. 非復元抽出
3. 確率的抽出
   対象者が何らかのかたちで確率的に選択される方法
   - 単純ランダム抽出（対象患者をランダムに抽出する）
   - クラスター抽出（特定の母集団に含まれるクラスターを抽出し，そのクラスター内のすべてを対象とする）
   - 層化抽出（母集団をいくつかのサブグループに分け，そのサブグループごとに抽出する）
   - 系統的抽出（n 例ごとに 1 例対象者を抽出する）
4. 非確率的抽出
   対象者の選択にあたって確率を用いない方法
   - 便宜的抽出（最も抽出しやすい対象者を抽出する）
   - 意図的（有意）抽出（典型的な症例や興味を引く症例を抽出する）
   - 雪だるま式抽出（情報提供者を通してサンプルを追加していく）
   - 自発的抽出（被験者が自ら対象として申し出ることによる選択）
5. イベント抽出
   特定のイベントが生じた際に患者を選択する方法．イベントを起こした症例（たとえば，心筋梗塞の二次予防をイベントとして追跡する試験），あるいは，イベントを起こす可能性の高いリスクをもっている症例（たとえば脳卒中のハイリスク患者）をサンプルとして選択する
6. 時間に基づく抽出
   この方法は，たとえば，患者が最後に来院した日，研究対象となっている疾患の診断を下された月，生年月日などの時間に注目して症例を選択する方法である．ある研究によると，金曜日あるいは月曜日に他の曜日よりも心筋梗塞で来院する患者が多いとされており，特定の曜日に来院する患者に着目した試験もありうる

例の数をサンプルサイズという．

　臨床試験に参加する際，あるいは臨床試験の結果得られたエビデンスをみる場合には，臨床試験の対象とされた被験者は必ずしもその臨床試験で用いられている治療を受ける可能性のあった患者の全員であるとはかぎらないことに注意する必要がある．これはよく考えれば自明のことではあるが，驚くことに多くの人がこの事実から目をそらしている．

　一般に，比較的大きな多くのサンプルサイズの臨床試験は費用がかかり，実施するのに時間もかかるが，その結果はそうでないものに比べて，医療現場をより反映したものとなる．一方，小さなサンプルサイズの試験は，もし実際に効果があったとしても統計的に有意な結果を示すことはできない．

サンプルサイズの重要性に加えて，試験対象の由来と，性質について質問する必要がある．
⇨ 異質性，エビデンスの実践に際しての問題点，検出力，サンプリング誤差，サンプリング法，サンプルサイズ計算，サンプルサイズの決定要因，試験結果の一般化可能性，統計的有意性，ベースライン，メガトライアル，臨床試験によるエビデンスの欠点，臨床的有意義性，漏斗プロット

○ Moher D, Dulberg CS and Wells GA (1994) Statistical power, sample size and their reporting in randomized controlled trials. *JAMA*. **272**：122-4．

サンプルサイズ計算 [sample size calculation]

試験の目的を達成するために何人の患者を募集しなければならないかを決める方法をいう．

表29 サンプルサイズの決定要因

要因	説明
交絡	調整しなければならない交絡因子の数が多いほど，大きなサンプルサイズが必要となる
誤差	誤差が多いほど（たとえば，分類誤差，測定誤差など）大きなサンプルサイズが必要となる
結末の頻度	結末の頻度が多いほどサンプルサイズが小さくて済む．ある種の解析を行う場合には，結末の発現頻度が50％のときに最も小さくなる
検出力	検出力を高くするに伴い，必要となるサンプルサイズも大きくなる
関連性の強さ	
有意水準	有意水準を大きくする場合には，必要となるサンプルサイズが小さくなる
研究のタイプ	被験者がある時点を境に治療法を変更するクロスオーバー試験では，他の試験デザイン（たとえば並行群間比較試験）と比べて必要となるサンプルサイズが小さくて済む
その他の考慮すべき要因	
試験を実施するのに必要な研究資金の額	研究資金が多ければ多いほど，より大きなサンプルサイズが利用可能となる
適切な研究者の数と確保できる予定	研究者を選択する際にどのような基準が用いられるか
適切な患者数と確保できる予定	より多くの患者，より多くの対象者は，より大きなサンプルサイズが必要であることを意味する
研究者，患者を募集する能力	実用性と試験の募集，継続，遵守の倫理について考える

⇨ サンプリング誤差,サンプルサイズ,サンプルサイズの決定要因,主要な質問,閉じた逐次試験
○ Fayers PM, Cushieri A, Fielding J *et al.* (2000) Sample size calculations for clinical trials: the impact of clinician beliefs. *Br J Cancer.* **82**: 213-9.

サンプルサイズの決定要因 [sample size determinants]

表29にサンプルサイズを決める際に影響を与えるさまざまな要因を示す．これらの要因は，どのような試験であっても，試験のデザインの段階と解析の段階の両方で考慮する必要がある．
⇨ 検出力,サンプルサイズ

J型分布 [J-shaped distribution]

J型分布とは，データが最初下がり，そのまましばらく経過した後，ある時点で高く上がるデータを記述したものである．

たとえば，J型分布は次のような関係を反映している**かもしれない**：
・ある薬の有効性
・拡張期血圧と冠動脈疾患死のリスクとの関係
・アルコール消費と心血管疾患のリスクとの関係
・年齢と死亡リスクとの関係．

特定の分野においてJ型分布が実際に存在するかどうかについて，科学や臨床試験の研究者仲間では健全な論争がある．

図22に例を示す．

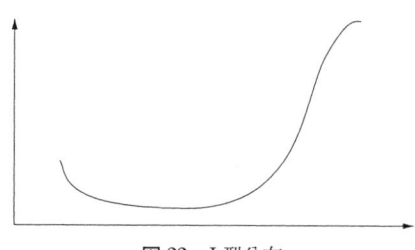

図22 J型分布

CSM ⇨ （英国）医薬品安全性委員会

志願者バイアス [volunteer bias]

志願者バイアスは，もしも志願者が臨床試験に入る際に他の被験者と比べて

著しく背景が異なる場合や，治療に対する反応性が異なる場合に生じることがある．
⇨ 後光作用，志願者，バイアス，ハロー・グッバイ効果，有意性

志願者（ボランティア）[volunteer]
　志願者とは，自らの自由意思により活動し，研究プログラムに対してサービスの提供を申し出る人のことをいう．たとえば，多くの第1相試験は被験者として健康志願者に依存している．
⇨ 志願者バイアス，第1相臨床試験，被験者

時期効果 [period effects]
　順序効果（order effects）と同じ内容を表す別の用語である．
⇨ 順序効果

試験運営委員会 [trial steering committee]
　試験運営委員会とは臨床試験運営委員会の別称である．
⇨ NHSの研究管理，MREC，LREC，施設内審査委員会，データモニタリング委員会，臨床試験運営委員会

試験が開始されないことについて研究者が示した理由 [reasons given by the investigator for a study never being started]
　試験を開始することについて倫理委員会の承認を得ることと，試験を開始することはまったく別のことである．オックスフォード中央研究倫理委員会によ

表30　試験が開始されないことについて研究者が示した理由

主な理由	試験数(%)
資金調達の失敗	40(40%)
責任医師または分担医師の転勤	16(16%)
物流上の問題（たとえば病棟閉鎖，薬剤の供給制限，病棟職員がプロトコルに協力することを嫌がる，不備なデザイン，同一試験の公表）	11(11%)
参加者募集の困難が予期された	10(10%)
副作用報告，または薬物回収	8(8%)
興味の消失	7(7%)
多忙	6(6%)
技術的問題（たとえば分析技術の欠陥，不適切な実験装置）	2(2%)
総計	100(100%)

って承認されたが開始されなかった100の試験についてその理由を表30に示す．

これらのデータは1984〜1987年の間に倫理委員会によって承認された487の試験の分析結果である．データはいくぶん古いが，これは英国での研究の結末についての最新の情報が見当たらないためである．

承認された試験の開始されないことに対する表30に列挙された理由は今でも起こっているかもしれない．

- 総括研究者（PI）はプロジェクト計画の初期の段階でこれらの起こりうる問題点に注意することが必要である．
- 主催施設は施設内の研究の結末や学ぶべき教訓に決着をつけ，失敗率を減少させるシステムを適切に導入すべきである（たとえば教育，訓練，モニタリング，指導教育，財政支援）．
- 臨床研究のスポンサーは，開始の失敗につながりそうな理由を改善できるあらゆることを行うべきである（開始に失敗した試験の60％が資金不足以外の理由によって失敗している）．
- 倫理委員会は，承認した研究の結末を監視し，それから学ぶためにできることをすべて行うべきである．そして他の委員会の経験から学ぶべきである．

⇨ NHSの研究管理，試験中止・中断について研究者が示した理由，臨床研究の流れ，臨床試験が遅れたり完了できない原因

- Altman DC (1994) The scandal of poor medical research. *BMJ*. **308**: 283-4.
- Easterbrook PJ and Mathews DR (1992) Fate of research studies. *J R Soc Med*. **85**: 71-6.

試験結果の一般化可能性 [generalisability of trial results]

試験結果の一般化可能性は，ある臨床試験の結果をどのくらい容易に他の状況に適用することができるかということに関連している（時に，臨床試験結果の外的妥当性あるいは「適用可能性」とも呼ばれる）．

⇨ 結果の内的妥当性，固定効果モデル，変量効果モデル，臨床研究の流れ，臨床試験の結果の外的妥当性

- Lilford RJ, Pauker SG, Braunholtz DA and Chard J (1998) Getting research findings into practice: decision analysis and implementation of research findings. *BMJ*. **317**: 405-9.
- Rosser WM (1999) Application of evidence from randomised controlled trails to general practice. *Lancet*. **353**: 661-4.

○ Rothwell PM (1995) Can overall results of clinical trials be applied to all patients? *Lancet.* **345**: 1616-19.

試験実施施設 [trial site]

試験実施施設とは，実際に臨床試験が行われる場所を指す．もし多施設共同試験の場合，2つ以上の試験実施施設が存在することになる．
⇨ 多施設共同試験

試験中止・中断について研究者が示した理由 [reasons given by the investigator for a study being abandoned or in abeyance]

試験を開始することと，続行することはまったく別のことである．オックスフォード中央研究倫理委員会によって中止や中断が承認された58の試験の理由を表31に示す（総括研究者（PI）による）．これらのデータは1984～1987年の間に倫理委員会によって承認された487の試験の分析結果である．データはいくぶん古いが，これは英国での研究の結末についての最新の情報が見当たらないためである．

承認された試験の中断，続行困難に対して表31に列挙された理由は今でも見受けられるかもしれない．

・PIはプロジェクト計画のはじめの何日かのうちに，これらの起こりうる問題点に注意することが必要である（たとえば，列挙された理由の28％が参加者の募集の困難さに関連している）．
・主催施設は施設内の研究の結末や学ぶべき教訓に決着をつけ，取り下げや中

表31 試験の中止や中断について研究者が示した理由

主な理由	試験数(％)
1. 参加者募集の困難	16(28％)
2. 技術的問題（たとえば信頼性の低い技術，輸送途中での試料の破損）	9(16％)
3. 責任医師または分担医師の転勤	8(14％)
4. 資金拠出の撤回	6(10％)
5. 物流上の問題（たとえば適切な装置の利用不可，付随した試験の中止，協力者の協力困難，研究部署の閉鎖）	6(10％)
6. 副作用	5(9％)
7. 興味の消失	1(2％)
8. 多忙	2(3％)
9. 否定的な結果	5(9％)
総計	58(100％)

止の率を減少させるシステムを適切に導入すべきである（たとえば，教育，訓練，モニタリング，指導教育，財政支援，物流上の助言を通して）．
- 臨床研究のスポンサーは，誰と，何に対して，そしてどこに資金を投入するかを決定する際に，表 31 の主要な理由や鍵となる問題点を考慮すべきである．スポンサーは資金引き上げの理由やその影響をよく調査し，広範な人々が教訓を学べるようにエビデンスを提供すべきである．
- 倫理委員会は表 31 に記載されている問題をとりあげ，個々の理由について考慮したかどうか，どのようにして潜在的問題を克服するように計画したか，また研究が中止や中断すればどうなるかについて，研究申請者を厳しく追及することができる．

表 31 に列挙された主な理由は，医療関係者としての読者，承認者，スポンサー，主催施設あるいは患者が試験に関与する前に，考えておくべき問題でもある．確かに，これらの問題は試験に誠意をもって参加することが見込まれる患者と話しておくべき問題である．

⇨ NHS の研究管理，試験が開始されないことについて研究者が示した理由，臨床研究の流れ，臨床試験が遅れたり完了できない原因

- Altman DG (1994) The scandal of poor medical research. *BMJ*. **308** : 283-4.
- Easterbrook PJ and Mathews DR (1992) Fate of research studies. *J R Soc Med*. **85** : 71-6.

自己決定 [autonomy]

自己決定とは各人の自分 1 人で決定を行う能力である．人が臨床試験に組み入れられているとき，試験をやめるか，そのまま続けるかをいつでも決めることができる権限をもっている．もし当人がとても若い，とても年をとっている，自己決定できないほど弱っているときは，普通，当人の代わりに決めてくれる代理人をたてる．

⇨ 選好試験，同意，ヘルシンキ宣言，倫理的問題

事後的 [post hoc]

事後的とは一般にイベントの後を意味する．

⇨ データさらい，データフィッシング，ベイズ流の解析

事後的に [a posteriori]

事後的にとはイベントの後を意味する．時に post hoc とも呼ばれる．

⇨ 事前的に，データフィッシング

GCP ➡ 医薬品の臨床試験の実施に関する基準

GCP 欧州連合指令 ［GCP European Clinical Trials Directive］
⇨ ヒトに対して使用する医薬品の臨床試験に関する欧州連合指令

事象 ➡ イベント

指針 ➡ ガイドライン

システマティックレビュー ➡ 系統的レビュー

施設内審査委員会（IRB）［institutional review board］
　施設内審査委員会（IRB）は，米国では試験が行われる施設から選ばれた医療関係の専門家や地域社会のメンバーによる独立なグループであるのが一般的である．委員会は通常，医師，統計家，地域の代弁者，その他の人で構成される．その仕事は試験が倫理的であり，試験の被験者の権利が守られていることを保証することである．委員会は，試験デザイン，被験者組み入れ，広告，研究者の業務，リスク管理，データ処理などすべての試験の活動を精細に調べる権限がある．IRB は試験が適切な FDA の規制にしたがっていることも保証せねばならない．米国のすべての臨床試験は施設内審査委員会によって承認され，監視されなければならない．実際，米国において試験を実施または支援する施設やグループは法律によってこのような委員会をもつことを強制されている．IRB 自体の実務は臨床試験規制当局（連邦政府または州）による査察や監督を受ける必要がある．
　これは，IRB が「問題ない」あるいは変更不可能であるということを意味しているのではない．米国の監察長官局（US Office of the Inspector General）は 1998 年 6 月に，「施設内審査委員会：改革の時」という報告書を発行し，次のような点を論じている：
・臨床試験の数と複雑さが劇的に増加したのに伴い，研究環境は近年著しく変わってきた
・IRB は過剰な量を，非常に早く，非常に少ない専門知識で処理せざるをえない
・IRB は進行中の査察を十分に行うことができず，その結果，インフォーム

ドコンセントの過程がどのように機能しているか明確に把握していない
・IRBも研究者も適切な訓練を受けていない
・IRBの有効性を評価することに対して十分な関心が向けられていない．

監察長官局の報告書はさまざまな勧告を出しているが，それには次のようなものが含まれる：

・IRBにより一層の柔軟性を与え，より一層の責任を負わせるように米国の法律を改革する
・ヒト研究の被験者保護を強化する
・IRBメンバーに教育上の資格を課する
・IRBを利害関係から保護する
・IRBに対する作業負荷の圧力を軽減する
・IRBの政府への登録などを含む連邦政府の監視過程を改訂する．

2000年4月に監察長官局は追跡報告書を刊行し，勧告の実行において「最低限の進展」が行われたことを見いだした．

2000年5月に米国健康福祉庁（US Department of Health and Human Services Secretary）長官のDonna Shalalaは，被験者保護の改善，臨床試験に対する政府監視の強化，連邦政府の要求事項に対する研究者の遵守義務の補強を行うための新しい方策を発表した．

2000年6月には監察長官局は，「被験者組み入れ：製薬企業の臨床研究における圧力」と題する報告書を刊行し，製薬企業が迅速に仕事をやり終えるために市場の圧力に起因する「不適切な」組み入れを実践してきたことに加えて，臨床試験の数や複雑さが増加したことなどの議論を展開している．

当然のことながら，監察長官局の報告書は少なからぬ論争を引き起こし，米国連邦議会の聴聞会では臨床試験とIRBの監督計画に関する徹底的な点検が要求された．

2000年6月にヒト研究の被験者保護に関する米国法2000（US Human Research Subject Protection Act 2000）が米国連邦議会に提出された．現状ではこの法律が，この領域で挙げられる関心事の全部ではないが，いくつかについて取り組んでいる．

2000年12月にはDonna E Shalala健康福祉庁長官は，新しい国立ヒト研究保護諮問委員会（National Human Research Protection Advisory Committee）に対する12人のメンバーの任命を発表した．第1回の会合は12月

20～21日にメリーランド州Bethesda, Pooks Hill RoadにあるBethesda Marriottで行われ，ヒト研究における財政上の取り決め，ヘルシンキ宣言改訂版，小児を含む研究，共通の規則に基づく非生物学的研究に対する施設の審査と監視に焦点が当てられた．

2001年の初めにも研究のポリシー，規制，実践を改善するための方法に関して異なった組織の多様な個人によるいろいろな供述が考慮に入れられた．インターネットはこれらすべての展開の最新情報を持ち続けるための有用な方法である．

要約すると次のようなことを示唆することができる：
- 臨床研究を実施し運営する実務は，著しく複雑で，かなりの規模であり，動的で，やりがいがある
- IRBの能力や実践の評価は，独立かつ日常的に行われなければならない
- よい研究管理の実践は認定され，公表され，繰り返され，報いられなければならない
- 貧弱な研究管理の実践は認定され，公表され，対処されなければならない
- 臨床研究監視と管理の実務は，より透明，厳格で説明できるものになる必要がある
- 臨床研究の結末は監査される必要がある．

そもそも，米国におけるIRBや他の展開についてなぜ気にかける必要があるのかと思うかもしれない．

その理由は次のとおりである．
- 多くの臨床試験は今日国際的に行われており，より国際的な標準を開発することが注目されている．
- 多くの臨床試験は米国の製薬企業，その代行者，あるいは米国の政府機関によって資金が出されている．
- 米国は，試験の数，参加する患者数，試験研究者の数，臨床試験に費やされる資金の総額の点で世界最大の臨床試験の市場である．
- 米国の臨床研究の分野で何が起きているかということを調べるほうが，他の国で何が起きているかを調べるより簡単である．
- 米国の製品ライセンス申請のため，完全にあるいは部分的に米国外で実施される試験は，米国の規則や規制を守る必要がある．したがって，臨床試験報告でみられる研究のエビデンスのほとんどは米国の施設を含むであろうし，

参加を依頼される可能性がある臨床試験のほとんどは米国市場への序章となっているかもしれない．
- 米国で起きることは他の国（すなわち読者の国）で起きることへも通常影響する．

米国のIRBのシステムと試験の規制は他の国（たとえば，英国，イタリア，フランス，中国，インド，日本，オーストラリア）における研究管理と監視のシステムと比べることができる．

⇨ NHSの研究管理，MREC，LREC，説明責任，中間解析，適正手続き，データモニタリング委員会，透明性，臨床試験運営委員会

○ Food and Drug Administration (1998) (update) *Guidance for Institutional Review Boards and Clinical Investigators*. Available at http://www.fda.gov/. Department of Health and Human Services. 'Recruiting human subjects'. Office of the Inspector General, June 2000.

自然経過の調査 [natural history studies]

自然経過の調査とはイベントの自然経過を評価する方法論である．この研究は以下の点を改善する上で役に立つ：
- 疾患の理解
- 仮説の展開
- 起こりうる介入の経過についての検討．

⇨ 観察研究，自然な反応，質的解析，非実験的研究

事前的に [a priori]

事前的にとはイベントの前を意味する．

たとえば，試験が始まる前に，どのようなタイプの臨床的な解析や統計的な解析を行うか，いつ行うかをプロトコルから確定できなければならない．

⇨ 事後的に，中間解析，データさらい，データモニタリング委員会，プロトコル

自然な反応 [natural response]

自然な反応とは介入のために起きたものではない結果である．

⇨ 自然経過の調査

実験群 [experimental group]

実験群とは臨床試験において興味の対象となっている実験的介入を受ける群である（時に「症例（case）」と呼ばれることもある）．
⇨ 実験的研究，対照群，臨床試験

実験的研究 [experimental study]
　実験的研究とは，イベントを計画的に変化させ解析の対象とした研究である．
⇨ 観察研究，実験群，ランダム化比較試験，臨床試験

実行可能性試験 [feasibility trial]
　実行可能性試験とは，次の点を見極めようとする臨床試験である：
・試験に適した患者を特定するための能力
・試験に適した患者を募集するための能力
・適切な医療関係者を募集するための能力
・詳細な手順に関する実行可能性，モニタリングのシステムの妥当性，記録あるいはコーディングの妥当性．
　実行可能性試験は，パイロット試験と呼ばれることもある．
⇨ 証明的試験，症例発見，説明的試験，同等性試験，パイロット試験，メガトライアル

実践的試験 [pragmatic trial]
　有効性試験の別の用語．
　たとえば：
・スコットランドのアバディーンとグラスゴーのMorrisonらは，プライマリケアとセカンダリケアの両者にまたがる不妊管理に関する指針を評価する実践的クラスターランダム化比較試験についての報告を行った（Morrisonらの論文の方法，結果，解析と意味合いについて議論した，BMJのウェブサイト（http://www.bmj.com）に公表されたRashidian博士とFreemantle教授による書簡を参照のこと）
・Williamsらは，炎症性大腸疾患の患者の追跡に，通常の予約制よりも予約なしのほうがよいかを評価するために実践的ランダム化試験を用いた．
⇨ 有効性試験，臨床試験
　○ Charlton BG (1994) Understanding randomised controlled trials: explanatory or

pragmatic ? *Fam Pract.* **11** : 243-4.
- Freemantle N (2001) Methodological weakness and poor reporting undermine author's conclusions. *BMJ*. **323** : 808.
- Morrison J, Carroll L, Twaddle *et al.* (2001) Pragmatic randomised controlled trial to evaluate guidelines for the management of infertility across the primary care-secondary care interface. *BMJ*. **322** : 1282-4.
- Roland M and Torgerson DJ (1998) Understanding controlled trials: what are pragmatic trials ? *BMJ*. **316** : 285.
- van der Windt DAWM, Koes BW, van Aarst M, Heemskerk MAMB and Bouter LM (2000) Practical aspects of conducting a pragmatic randomised trial in primary care : patient recruitment and outcome assessment. *Br J Gen Pract.* **50** : 371-4.
- Williams JG, Cheung WY, Russel IT *et al.* (2000) Open-access follow-up for inflammatory bowel disease. *BMJ*. **320** : 544-8.

実地研究 → アクションリサーチ

質的解析 [qualitative analysis]

　質的解析とは，与えられた話題についての人の意見，信念，印象，知識や考えなどを見いだそうとするものである．質的解析は人々が現象にもたせる意味と結びつけて，現象を理解したり解釈しようとする．

　たとえば：
- Benson と Britten は，患者の家族に対する情報の開示，患者に与えられた情報に及ぼす家族の影響や，患者とその家族の意見が異なる場合の医師の態度についての患者の好みに関する癌患者の意見の質的研究を報告した
- Britten らは，一般診療における処方の決定に対し患者と医師の間に生じる誤解に関する質的研究を報告した
- Salmon らは，身体化障害の症状に対する医師の説明を患者が詳述した面接の逐語的記録の質的研究について報告した
- Silvestri らは，非小細胞肺癌患者の化学療法に対する好みについて脚本どおりの面接を行った記述的研究を報告した
- Tod らは，冠疾患に対する医療サービスを受ける際の諸障害について質的研究を報告した．

優れた質的解析は：
- よく規定された質問で始まっている
- 系統的，明確で再現性のある適切な手法を用いている

・選択の理由を明確にした上で，適切な設定と対象を用いている
・解析から得られる結論を有する．

優れた質的解析の基準を質問へと変えることができる．たとえば，「その質問はよく規定されているか，設定は適切と考えられるか，結論を解析から導けるか」

質的研究の例には次のようなものがある：
・文書の解析
・受動的観察（観察し記録する態度）
・参加者のより能動的な観察
・掘り下げた面接
・フォーカスグループ，デルファイ法．

質的解析は：
・定量的試験で扱うことのできる予備的な質問や調査の手段の定義の手助けとなる
・臨床試験の定量的かつ科学的な側面に追加されることがある
・計画されている新しい試験を導くことがある．

⇒ アクションリサーチ，研究質問と研究方法，研究質問の種類，質的研究のチェックリスト（BMJ 版），遵守，定量的解析，面接の落とし穴

- Barbour RS (2001) Checklists for improving rigour in qualitative research: a case of the tail wagging the dog? *BMJ*. **322**: 115-17.
- Benson J and Britten N (1996) Respecting the autonomy of cancer patients when talking with their families: qualitative analysis of semi-structured interviews with patients. *BMJ*. **313**: 729-31.
- Britten N, Jones J, Murphy E and Stacy R (1995) Qualitative research methods in general practice and primary care. *Fam Pract*. **12**: 104-14.
- Britten N, Stevenson FA, Barry CA *et al.* (2000) Misunderstandings in prescribing decisions in general practice: qualitative study. *BMJ*. **320**: 484-8.
- Devers KJ (1999) How will we know 'good' qualitative research when we see it? *Health Serv Res*. **34**: 1153-88.
- Giacomini MK (2001) The rocky road: qualitative research as evidence. *Evidence-Based Med*. **6**: 4-6.
- Gillies A (2002) *Using Research in Primary Care: a workbook for health professionals*. Radcliffe Medical Press, Oxford.
- Greenhalgh T and Taylor R (1997) Papers that go beyond numbers (qualitative research). *BMJ*. **350**: 740-3.
- Howitt A and Armstrong D (1999) Implementing evidence-based medicine in general

practice: audit and qualitative study of anti-thrombotic treatment for atrial fibrillation. *BMJ*. **318**: 1324-7.
○ Murphy E, Dingwall R, Greatbatch D *et al*. (1998) Qualitative research methods in health technology assessment—a review of the literature. *Health Technol Assess*. **2**: 1-272.
○ Pope C and Mays N (1995) Reaching the parts that other methods cannot reach: an introduction to qualitative methods in health and health services research. *BMJ*. **311**: 42-5.
○ Pope C and Mays N (eds) (2000) *Qualitative Research in Health Care*. BMJ Books, London.
○ Salmon P, Peters S and Stanley I (1999) Patients' perceptions of medical explanations for somatisation disorders: qualitative analysis. *BMJ*. **318**: 372-6.
○ Silvestri G, Pritchard R and Welch G (1998) Preferences for chemotherapy in patients with advanced non-small-cell lung cancer: descriptive study based on scripted interviews. *BMJ*. **317**: 771-5.
○ Strauss A and Corbin J (1998) *Basics of Qualitative Research* (2e). Sage Publications, London.
○ Tod AM, Read C, Lacey A and Abbot J (2001) Barriers to uptake of services for coronary heart disease: qualitative study. *BMJ*. **323**: 214.

質的研究のチェックリスト（BMJ版）[qualitative research checklist (BMJ's version)]

"British Medical Journal (BMJ)"は質的研究のチェックリストを作成している．他にもチェックリストは存在するけれども，BMJのチェックリストはそのようなチェックリストに含めるべきもの，含めるべきではないものについての論議，論争を開始するよい出発点となる．より根本的に，そのようなチェックリストの必要性を強調するのを助ける．表32にこれを示す．
⇨ 質的解析
○ Barbour RS (2001) Checklists for improving rigour in qualitative research: a case of the tail wagging the dog？ *BMJ*. **322**: 1115-17.

実薬対照 [active control]

「実薬」という語は治療効果を発揮できる介入を意味する．新しい薬物治療を調べたいとき，臨床試験は新しい治療と実薬対照（明らかに効果ありとされた対照の介入）とを比較することで実施される．
⇨ 実薬対照臨床試験，実薬対照臨床同等性試験，対照，プラセボ

実薬対照同等性試験 [active control equivalence trial]

表 32　質的研究のチェックリスト（BMJ 版）

1. 研究質問は明確に定義されているか
2. 全体として，研究者はその報告で理論的な枠組と研究の各段階で用いる方法を明確にしていたか
3. 状況は明確に記述されていたか
4. 標本抽出の戦略は明確に記述され，根拠が示されていたか
5. 概念解析の一般化可能性を保証するために標本抽出の戦略は理論的に包括的であったか（多様な個体や設定など）
6. 実地調査はどのように行われたか．詳細に記述されていたか
7. 証拠（実地調査のメモ，面接の口述記録，記録，記録に基づいた解析）は第三者が独立に査察可能であったか．もし，該当すれば，転写の過程は独立に査察可能であったか
8. データ解析の手順は明確に記述され，かつ理論的に妥当であったか．本来の研究質問に合致していたか．データからどのようにテーマや概念が同定されたか
9. 信頼性を保証するために，複数の研究者によって解析が反復されたか
10. 研究者は質的結論をテストする際に，必要に応じて定量的エビデンスを利用したか
11. 研究者は解析と矛盾した，ないし解析を修正したかもしれない観察結果を追求するエビデンスを示したか
12. 解釈とエビデンスの関連に疑問をもっている読者を満足させるために，十分なエビデンスが文書での説明で系統的に示されていたか（引用に番号がつけられ，出典が示されていたか）

　実薬対照同等性試験とはある実薬治療が他の実薬治療と同等であることを示すことが目的の試験である．たいてい，同等性は安全性，有効性，品質，生物学的利用性に関してである．

　たとえば，Farnier らは，高コレステロール血症の患者において，アトロバスタチンの効果をシンバスタチンと比較する試験をした．

　いくつかの新しい試験では，結果が主要評価項目（たとえば，両群で同じくらい少ない心臓発作の数）に関して報告されている．図 23 にこれを示す．

⇒ 結末ピラミッド，実薬対照，実薬対照臨床試験，主要評価項目，対照，代替エンドポイント，同等性試験，非劣性試験，プラセボ，ベースライン，優越性試験，臨床試験

○ Farnier M, Portal JJ and Maigret P (2000) Efficacy of atrovastatin compared with simvastatin in patients with hypercholesterolemia. *J Cardiovasc Pharmacol Ther.* **5**: 27-32.

実薬対照臨床試験 [active control clinical trial]

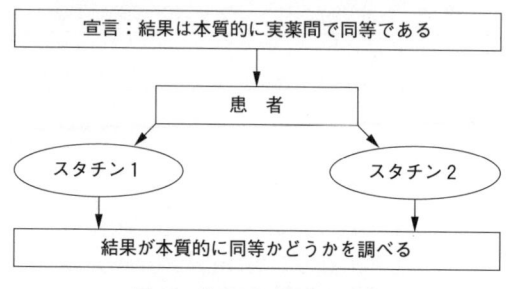

```
         ┌─────────────────────────────┐
         │宣言：結果は本質的に実薬間で同等である│
         └─────────────┬───────────────┘
                       │
                   ┌───┴───┐
                   │ 患 者 │
                   └───┬───┘
              ┌────────┴────────┐
          ╭───┴───╮         ╭───┴───╮
          │スタチン1│         │スタチン2│
          ╰───┬───╯         ╰───┬───╯
              └────────┬────────┘
         ┌─────────────┴───────────────┐
         │ 結果が本質的に同等かどうかを調べる │
         └─────────────────────────────┘
```

図 23 実薬対照同等性試験

　実薬対照臨床試験とは，ある実薬治療を別の実薬治療と比較する試験である．

　たとえば：
- 重度の月経出血の女性の試験で，Cooper らは月経症状を和らげるために子宮内膜の子宮鏡下子宮内容除去が薬物療法よりよいかどうかの問題に取り組んだ
- Kaplan らは実薬対照，プラセボ，組み合わせた介入からなる手の込んだ試験を用いた．特に，ガス由来の腹部不快を伴った急性の下痢の治療において，ロペラミドとシメチコンの併用に対して，ロペラミド単独，シメチコン単独，プラセボを試験した
- Lamy らは心臓手術後の酸素運搬物質 DCLHb と輸血の比較試験において実薬対照を用いた
- Leff はうつ病の急性症状の治療と 2 年以内の再発の予防における 3 種類の治療法の相対効果を調べるために計画された研究を報告した．口やかましい連れ合いと暮らすうつ病患者のカップル（たとえば夫婦）を 1 カップルとしてランダムに，薬物療法，認知療法，結婚療法の 3 つのいずれかに割り付けた．考えるべき 1 つの問題は，なぜ試験において日常診療で行うように 3 つの治療の併用をしないかである．実薬対照臨床試験に対峙するときに考えるべき別の問題は対照選択の理由である．

図 24 に例を挙げる．

　いくつかの臨床研究は 2 つ以上の実薬対照を置く．たとえば，Saklayen は，心臓発作の予防に用いる降圧薬と脂質低下薬による治療研究を行っているが，そこでは 40000 人以上のハイリスク高血圧患者がサイアザイドか，カルシ

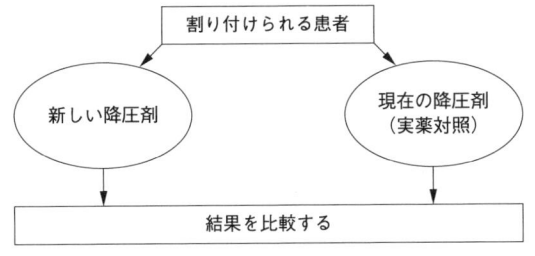

```
         ┌─────────────────┐
         │ 割り付けられる患者 │
         └────────┬────────┘
          ┌──────┴──────┐
          ▼             ▼
    ┌──────────┐   ┌──────────┐
    │新しい降圧剤│   │現在の降圧剤│
    │          │   │（実薬対照）│
    └────┬─────┘   └─────┬────┘
         └──────┬────────┘
                ▼
         ┌─────────────┐
         │ 結果を比較する │
         └─────────────┘
```

図24　実薬対照臨床試験

ウム拮抗薬か，ACE阻害薬か，あるいは α ブロッカーで治療されている．研究の最終結果は2002年ごろに出るはずである．

　最適な対照が用いられたか，臨床で採用されている最適な投与量が用いられたか．これらは2つの重要な疑問である．なぜなら，いくつかの実薬対照試験は臨床では一般的でない実薬対照を用いているからである．いくつかの試験は実薬対照とプラセボを比較グループとして用いていた．たとえば，Hatlebakkらによって報告された試験では，胸やけの患者にオメプラゾール，シサプライド，プラセボのいずれかが割り付けられた．

⇒ 実薬対照，実薬対照同等性試験，プラセボ，併用試験，要因試験

○ Cooper KG, Parkin DE, Garratt AM *et al.* (1999) Two-year follow-up of women randomised to medical management or transcervical resection of the endometrium for heavy menstrual loss: clinical and quality of life outcomes. *Br J Obstet Gynaecol.* **106**: 258-65.
○ Hatlebakk JG, Hyggen A, Madsen PH *et al.* (1999) Heartburn treatment in primary care: randomised double blind study for 8 weeks. *BMJ.* **319**: 550-3.
○ Kaplan MA, Prior MJ, Ash RR *et al.* (1999) Loperamide-simethicone vs. loperamide alone, simethicone alone, and placebo in the treatment of acute diarrhoea with gas-related abdominal discomfort. *Arch Fam Med.* **8**: 243-8.
○ Lamy ML, Daily EK, Brichant JF *et al.* (2000) Randomized trial of diaspirin cross-linked hemoglobin solution as an alternative to blood transfusion after cardiac surgery. *Anesthesiology.* **92**: 646-56.

実用的効果試験　[effectiveness trial]

　実用的効果試験とは，現実（すなわち，日常診療）に近づけようとしているといわれている臨床試験である．時に実用的試験とも呼ばれる．その主要な制約は，近づけようとする現実の姿が実際は標準的な診療の姿でないかもしれないという点である．

⇨ 選好試験，デュエムの反証不能理論，反証主義，有効性試験，ラカトス研究綱領，臨床試験，臨床試験にかかわる前に質問すべきこと

市販後調査（製造販売後調査）[post-marketing surveillance]

市販後調査とは市場にある製品の研究である．

法律により，製品ライセンスの所有者（通常は製薬企業）はそのライセンスに関するあらゆる医薬品の使用に伴うヒトや動物での（企業の知るかぎりの）副作用報告の記録を保持する法律で定められた義務がある．これらの記録は，委任された人物による査察にいつでも開示できるようにしておかなければならない．しかしながら，より広い聴衆に対して，その方法，結果，解析や意味づけを示したり，査察の対象にすることを法律や規制で要求されているわけではない．

ヒトに用いる医薬品の製品ライセンスはある一定の期間，通常5年間のみ有効である．ライセンスの所有者は，そのライセンスの継続を支持するエビデンスを提出しなければならない．もし，市販後調査データを含むこの情報が利用可能であれば，市場分析者，企業，患者，医療従事者，医療管理者や投資家といったより広い対象者にとっても，有用となる．

最良の場合，市販後調査は製品の安全性，有効性，遵守および投与法のよりよい理解に貢献し，既存薬の新しい使用法を決める一助となり，また患者の一部に対する問題を同定する一助となる可能性がある．悪くとも，製品の販売促進という正体を隠す仮面に用いることができる．

⇨ イエローカード制度，NHSの研究管理，観察研究，第4相臨床試験，透明性，臨床試験

○ Rathman W, Haastert B, Delling B *et al.* (1998) Postmarketing surveillance of adverse drug reactions : a correlation study approach using multiple data sources. *Pharmaco-Epidemiol Drug Safety.* **7** : 51-7.

死亡数（死亡率）[mortality]

死亡数とは，死亡を示すために使われる用語である．
⇨ エンドポイント，健康，罹患

死亡率 ➡ 死亡数

ジャックナイフ推定 [jack-knife]

ジャックナイフ推定とは，変数の値を推定するときにバイアスを減らす方法である．

200症例の臨床試験を考える．ジャックナイフ推定では一度に1症例だけ省いてサンプルをとることを行う．したがって，おのおのの大きさが199症例のサンプルの集合が生成される．その結果，興味のある要因（たとえば，平均肺機能）の推定をおのおののサンプルに対して行うことができる．

⇒ サンプリング法，統計的検定：統計的検定でだます10通りの方法，統計的検定の流れ図，バイアス

自由回答型質問 [open question]

臨床試験における自由回答型質問とは，事前に回答のリストが設定されていない質問である．自由回答は，質問に対してどのような返答があるのかよくわからないか，複雑すぎるか，または事前にコード化するにはあまりに多いような状況で使われる．また，回答者の認識，論拠，意見，表明および価値を決める際にも役に立つ．一部では，自由回答型質問はパイロット研究で用いられ，後に行われる臨床試験の研究分野を純化することに役立っている．

自由回答型質問の例は以下のようなものである：
- （患者に対して）あなたが現在高く評価する一般開業医のよいところを挙げてください
- （医師に対して）今までに最もよかった試験プロトコルを3つ挙げてください
- （データモニタリング委員会に対して）あなた方の経験で，プライマリケアで行われ第3相二重盲検プラセボ対照多施設並行群間比較試験を計画した場合，何らかの提案やコメントがありますか
- （引退した倫理委員会の委員に対して）この倫理委員会でのあなたの仕事を振り返ったときに，最も記憶に残っていることはどんなことですか．
- （試験のスポンサーに対して）過去の経験と現実を鑑みて，この試験で適切かつ迅速に募集を行うためにどのようにしたらよいと思いますか．

自由回答型質問の利点には以下のようなものがある．
- 質問に答えるためのよいモチベーションを与えるかもしれない．
- 自発性を促進できる．
- 回答や予想を重複させない．

- 多種多様な反応を引き出すことができる．
- 測定スケールの開発を導くことができる．
- 新しい分野の研究や理解を導くことができる．
- よく計画されている必要がある．

自由回答型質問の欠点には以下のようなものがある．
- 分類するのに時間がかかる．
- 解析を行うのが困難である．
- 低い回答率になる可能性がある．

⇨ 閉じた質問，誘導的な質問

○ Bowling A (1997) *Research Methods in Health : investigating health and health services.* Open University Press, Buckingham.

自由裁量 [discretion]

自由裁量とは，意思決定に関する厳格なルールを超えてなされる決定である．

⇨ IRB，NHSの研究管理，MREC，LREC，説明責任，適正手続き，透明性，特例，ヒトに対して使用する医薬品の臨床試験に関する欧州連合指令

縦断研究 [longitudinal study]

一定期間患者を追跡する研究．

⇨ 観察研究，研究質問と研究方法，研究法の比較，コホート，実験的研究，説明責任，前向き研究

受給率 → 取り組み割合

主要な質問 [primary question]

主要な質問とはその臨床試験においてとりかかられる基本的な質問である．
臨床試験における主要な質問は以下のごとくであるべきである：
- 重要である
- 注意深く選択されている
- 明確に記述されている
- 答えを得る可能性が十分ある．

もし，試験の主要な質問を検出するのが困難であれば，その試験に参加するべきではないし，その結果を受け入れるにあたっては慎重であるべきである．

⇨ NHSの研究管理，主要評価項目，臨床試験，臨床試験にかかわる前に質問すべきこと
  ○ Ewart R (1999) The UKPDS—what was the question? *Lancet.* **353**: 1882.

主要評価項目 [primary outcome]

どの臨床試験にも少なくとも1つは興味の対象となる評価項目がある．主要評価項目は，その臨床試験において最も重要な評価項目である．
⇨ 解析的見通し，系統的レビュー，結末，結末ピラミッド，主要な質問，代替エンドポイント，メタアナリシス

遵守（コンプライアンス）[compliance]

遵守とは患者が与えられた勧告を厳守する程度である．
・ある試験でほとんどの肥満患者は薬物療法を守り，複数のビタミン剤の摂取と脂肪カロリーを30％減らしたダイエット食を続けたことがわかった．
・日常診療の研究は30〜50％の患者が治療処方にしたがわないことを示している．
・不遵守は常に患者にとって不利益というわけではない．
　時に，遵守は，大まかにコンコーダンスと呼ばれることもあるが，この2つの現象は同じではない．
⇨ コンコーダンス，有効性
  ○ Cuzick J, Edwards R and Segnan N (1997) Adjusting for non-compliance and contamination in randomized clinical trials. *Stat Med.* **16**: 1017-29.
  ○ Foulkes MA (1999) Drug regimen compliance: issues in clinical trials and patient management. *Control Clin Trials.* **20**: 473-5.
  ○ Heitjan DF (1999) Causal inference in a clinical trial. A comparative example. *Control Clin Trials.* **20**: 309-18.
  ○ Hartigan C, Rainville J, Sobel JB and Hipona M (2000) Long-term exercise adherence after intensive rehabilitation for chronic low back pain. *Med Sci Sports Exerc.* **32**: 551-7.
  ○ Johnson BF, Hamilton G, Fink J, Lucey G, Bennet N and Lew R (2000) A design for testing interventions to improve adherence within a hypertension clinical trial. *Control Clin Trials.* **21**: 62-72.
  ○ Tulsky JP, Pilote L, Hahn JA, Burke M, Chesney M and Moss AR (2000) Adherence to ioniazide prophylaxis in the homeless: a randomized controlled trial. *Arch Intern Med.* **160**: 697-702.

順序 [order]

順序とはイベントの系列である．順序は得られた結末からみて重要であるかもしれないし，そうでないかもしれない．
⇨ 順序効果

順序効果 [order effects]

順序効果とは臨床試験における次のどちらかの効果である：
・介入の順序により影響される
　または，
・特定の系列で起こる．

たとえば，Ang らは非経口的に栄養を補給している患者を対象とした研究で，ユーグリセミック・インスリンクランプ法の順序がインスリンの効果に影響することを見いだした．

順序効果のことを時期効果と呼ぶこともある．
⇨ 結末，順序

○ Ang B, Wade A, Halliday D and Powell-Tuck J (2000) Insulin reduces leucine oxidation and improves net leucine retention in parenterally fed humans. *Nutrition.* **16**：221-5.

準ランダム化 [quasi-randomisation]

準ランダム化とは，正確にはランダムとはみなせない患者の割り付け方法を表す用語である．

たとえば，試験で患者を治療に割り付ける際に，以下を用いてもよい：
・患者の生年月日
・1週間の曜日
・患者の医療記録番号の下1桁の数字
・参加者がクリニックにきた順番

準ランダム化は別の表現として擬似ランダム化と呼ばれることもある．
⇨ 擬似ランダム割り付け，準ランダム化試験

準ランダム化試験 [quasi-randomised trial]

患者を異なった治療に割り付ける際に，準ランダム化の方法を用いる臨床試験である．
⇨ 擬似ランダム割り付け，準ランダム化，ランダムな

状況 → 文脈

承認相 [approval phase]
　承認相とは申請を提出してからその決定を受け取るまでの期間である．承認相の例には次のものがある：
- 臨床試験の開始の申請を倫理委員会に提出してから，委員会から決定を受け取るまでの期間
- 臨床試験の研究費申請を行ってから，その申請についての結論を受け取るまでの期間
- 販売許可の申請を行ってから，その申請の結論を受け取るまでの期間．

　もし，すべてがうまくいくなら，承認相は一続きの期間である．しかしながら，もし申請が以下のような状況になると，いくつかの期間に分けられてしまうかもしれない：
- 不完全である
- 間違っている
- あいまいである
- 新しい関連のあるエビデンスの出現によって影響を受ける
- 焦点が合っていない．

⇨ 第1相臨床試験，第2相臨床試験，第3相臨床試験，第4相臨床試験，臨床試験の相

証明的試験 [demonstrative trial]
　実行可能性試験やパイロット試験のいま1つの用語である．
⇨ 実行可能性試験

症例研究 [case study]
⇨ 症例報告

症例集 [case series]
　症例集とは2症例以上の記述である．
　下記の例がある．
- スクリーニングテストの結果の報告．
- 1つの病棟における医療行為の報告．
- ある病院での帝王切開術の報告．

- 高齢の認知症患者に対する地域薬局の助言．
- 患者は試験に参加するための書面での同意を与えたか．
- 試験において，患者集団はプロトコルにしたがったか．

⇨ 症例報告，症例報告書

○ Fowkes FGR and Fulton PM (1991) Critical appraisal of published research : introductory guidelines. *BMJ*. **302**: 1136-40.

症例対照研究（ケースコントロール研究）[case-control study]

　症例対照研究とは興味のある問題を有している症例（ケース）と問題を有していない対照（コントロール）を対象とした観察研究である．

　症例対照研究の「問題」はどんなものでもよい（たとえば，特殊な疾患，特殊な臨床的測定値，リスクへの暴露，あるいは特殊な遺伝子プロファイル）．
たとえば：
- Agerbo らは精神疾患で入院した人々の所得レベルと自殺の危険に関するネステッド症例対照研究を報告した
- Fioretti らは閉経期と致命的でない急性心筋梗塞のリスクの症例対照研究を報告した
- Fleming らは英国の予防接種時期を早める計画と幼児の突然死の関係を調べる全国規模の症例対照研究を報告した
- Fraser らは生活環境と緑内障の診断の遅延に関する外来患者に基づく症例対照研究を報告した
- Nuesh らは降圧薬に対する不十分な反応と服薬の遵守不足との関係をみた前向き症例対照研究を報告した
- Pierfitte らは高齢者のベンゾジアゼピンと大腿骨頸部骨折の症例対照研究を報告した．

症例対照研究の利点を次に示す．
- 不測の臨床的なイベントを明らかにすることができる．
- 臨床試験よりも通常，実施が容易である．

症例対照研究の欠点を次に示す．
- 因果関係を証明できない．
- 一般的に新しいイベントを発見できない．
- 症例ならびに対照はバイアスを小さくするために注意深く決める必要があ

る．
　実際には，症例対照研究は後ろ向きであっても（すなわち，過去を振り返る），前向きであっても（すなわち，将来をみる）よい．後者についてはいくらかの議論があり，ある人は症例対照研究は後ろ向きの研究のみと考えている．症例対照研究が前向きであるか，後ろ向きであるか，簡単に質問することができる．
⇨ 後ろ向き研究，研究質問と研究方法，研究質問の種類，コホート研究，ベースライン，前向き研究，ランダム化比較試験，臨床試験

- Agerbo E, Mortensen PB, Eriksson T *et al*. (2001) Risk of suicide in relation to income level in people admitted to hospital with mental illness: nested case-control study. *BMJ*. **322**: 334-5.
- Bjerre LM and LeLorier J (2000) Expressing the magnitude of adverse effects in case-control studies: the number of patients needed to be treated for one additional patient to be harmed. *BMJ*. **320**: 503-6.
- Fioretti F, Tavani A, Gallus S *et al*. (2000) Menopause and risk of non-fatal acute myocardial infarction: an Italian case-control study and a review of the literature. *Hum Reprod*. **15**: 599-603.
- Fleming PJ, Blair PS, Platt MW *et al*. (2001) The UK accelerated immunisation programme and sudden unexpected death in infancy: case-control study. *BMJ*. **322**: 822.
- Fraser S, Bunce C, Wormald R and Brunner E (2001) Deprivation and late presentation of glaucoma: case-control study. *BMJ*. **322**: 639-43.
- Nuesh R, Schroeder K, Dieterle T *et al*. (2001) Relation between insufficient response to antihypertensive treatment and poor compliance with treatment: a prospective case-control study. *BMJ*. **323**: 142-6.
- Pierfitte C, Macouillard G, Thicoipe M *et al*. (2001) Benzodiazepines and hip fractures in elderly people: case-control study. *BMJ*. **322**: 704-8.

症例と対照のマッチング [matching cases and controls]

　これは似かよった特徴をもつが，異なった介入を受ける患者のグループを選ぶことを意味する．「症例」は新しい治療法を受け，一方「対照」は新しい治療法を受けない（たとえば，プラセボまたは現行の標準治療を受けるかもしれない）．意図するところは特徴がマッチングさせられていない要因（たとえば，異なった介入）の効果を探り出そうとすることである．
　患者はいろいろな特性についてマッチングを受ける可能性がある．
⇨ ベースライン，マッチドペア，マッチング

症例発見 ［case finding］

症例発見とは興味ある症例を検出するための手段である．たとえば臨床試験への組み入れ基準に合致するかを知るために患者の記録を調査することである．

⇨ 監査，実行可能性を調べる研究

症例報告 ［case report］

症例報告とは個々の患者あるいはイベントの記述である．たとえば，高齢の大腿骨頚部骨折患者の管理の症例報告である．他の症例報告には患者の疾患や状態あるいは有害事象についての珍らしい様相を記述したものがある．症例報告のいくつかは日常診療におけるエビデンスに基づいた医療に関するより広範囲のより明確な実像を築き上げるために利用されている．

症例報告はしばしば教育の目的で利用される．症例報告は下記の問題を考える際に提供することができる：
・監査
・臨床試験のデザイン
・臨床試験の主要な問題点
・臨床試験の考慮すべき結末
・臨床試験からのエビデンスを履行するのに用いるシステムや方法のデザイン．

症例報告の利点を次に示す．
・臨床試験で見落とされるかもしれない多くのエビデンスを伝えることができる．
・かなり迅速に完了できる．
・相対的に完了が容易である．
・他のタイプの試験よりも安価に実施できる．

症例報告の欠点を次に示す．
・対照群がない．
・一般化できない可能性がある．

時折，症例報告は症例研究と呼ばれる．

⇨ 監査，研究質問と研究方法，試験結果の一般化可能性，主要な質問，症例報告書，プロトコル

○ Fowkes FGR and Fulton PM (1991) Critical appraisal of published research : introductory guidelines. *BMJ*. **302**: 1136-40.

症例報告書（症例報告用紙）[case report form]
　症例報告書とは臨床試験において各患者の情報を記録するために用いられる書類（紙あるいは電子文書）である．
⇨　監査，欠損値，症例報告，ベースライン

症例報告用紙 ➡ 症例報告書

除外基準 [exclusion criteria]
　除外基準とは，それを適用することによって，臨床試験への参加を取りやめさせる基準である．
　除外する理由は次の立場に基づく：
・医学的
・科学的
・管理的
・財政的
・年齢
・人種
・性別．
　たとえば，閉経後女性の骨粗鬆症患者においてラロキシフェンが脊椎や脊椎以外の骨折率を低下させるかどうかをみた Ettinger らの研究では，次の条件に該当する患者を試験から除外している：
・骨粗鬆症以外の骨疾患
・閉経後症状
・異常な子宮出血
・乳癌あるいは子宮内膜癌の既往
・血栓塞栓症の既往
・その他の癌
・2 型糖尿病あるいは甲状腺機能低下症を除く治療中の内分泌疾患
・腎結石症
・肝機能あるいは腎機能異常

- 未治療の吸収不良症候群
- 1日4杯以上のアルコール摂取．

下に記載した事項は，除外基準について尋ねるべき重要な問題点である．
- 除外基準は何か．
- 除外基準は試験の報告書で明確かつ十分に記述されているか．
- 除外基準に根拠があるか．
- それぞれの除外基準を支持するエビデンスはどこにあるか．
- 日常診療上の患者の除外基準とどのように関連しているか．同一基準を使用するのか．
- 試験結果を日常診療に取り込む場合に除外基準はどのような影響をもつのか．

⇒ 均衡状態，試験結果の一般化可能性，選択基準，適格基準，適格性

○ Chalmers TC (1990) Ethical implications of rejecting patients for clinical trials. *JAMA*. **263**: 865.
○ Ettinger B, Black DM, Mitlak BH *et al*. (1999) Reduction of vertebral fracture risk in postmenopausal women with osteoporosis treated with raloxifene. Results from a 3-year randomized clinical trial. *JAMA*. **282**: 637-45.

資料分析 [documentary analysis]

資料分析とは，以下の項目に関して資料を調べることである：
- 資料の発生源
- 日付
- 対象としている読者
- 内容
- 論理性
- 長所と短所．

資料の発生源には，たとえば，政府，規制当局，企業，個人または学術団体，カンファレンスまたはシンポジウムの紀要，専門家集団，患者支援グループ，慈善団体がある．

資料は公有財産である場合もあるし，そうでない場合もある．

資料を調査し分析する利点には，次のようなものがある：
- 個別の研究者に結びつくことがない
- 記録の不変性

- アクセスのしやすさ（一般論として）．

資料分析の不都合な点には，次のようなものがある：
- 資料の信頼性と正確さに対する疑問
- 解釈の問題
- 網羅性の問題
- 興味の対象としている事象について，完全かつ正確な表現をしている資料は存在しないという事実
- 構築の過程を示している資料はほとんど存在しない
- 資料には時間依存的な面があり，しばしば時代遅れとなっている．

⇒ 系統的レビュー，質的解析，透明性，併合解析

ジーレンの単純同意割り付け（ゼーレンの同意化デザイン）[Zelen's consent design]

　ジーレンの単純同意割り付けで実施する臨床試験では，患者はインフォームドコンセントを取得する前にランダム化される．この割り付けは次のような臨床試験で使われてきた：
- 新生児持続性肺高血圧症における膜型人工肺を用いた治療と通常治療
- 骨粗鬆症のスクリーニング
- 結腸・直腸癌に関する便潜血反応によるスクリーニング
- 人工股関節置換術．

　ジーレンによる最初の論文以来，いくつもの変法とこのテーマに関する解釈が報告されてきた．より広く知られている変法のうち，2つをここで紹介する．

【ジーレンの両群同意化デザイン（Zelen's double-consent design）】
- ランダム化されたすべての被験者に，割り付けられた治療を受けたいか否かを尋ねる
- もし治療を受けたいのであれば（すなわち承諾が得られれば），その治療を受けることができる
- もし割り付けられた治療を望まないのであれば，別の治療を受ける．
図25にジーレンの両群同意化デザインを示す．

【ジーレンの片群同意化デザイン（Zelen's single-consent design）】
- 実験治療群に割り付けられた被験者のみに対して同意取得を行う

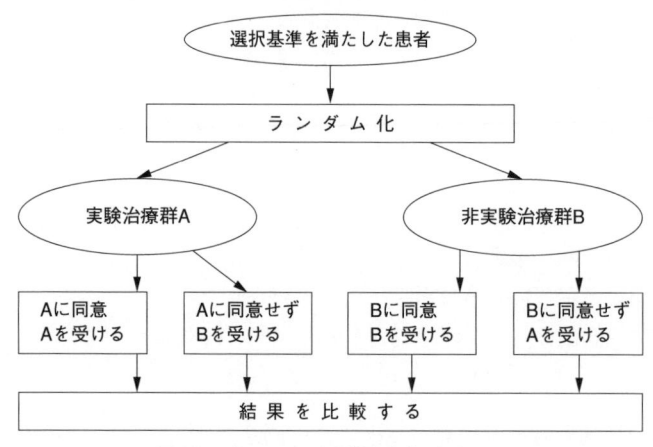

```
                選択基準を満たした患者
                        ↓
                   ランダム化
                   ↙        ↘
            実験治療群A        非実験治療群B
            ↙      ↘          ↙      ↘
        Aに同意   Aに同意せず  Bに同意   Bに同意せず
        Aを受ける  Bを受ける   Bを受ける  Aを受ける
            ↘      ↓          ↓      ↙
                   結 果 を 比 較 す る
```

図 25　ジーレンの両群同意化デザイン

- もし実験治療群の被験者が治療を受けたいのであれば（すなわち承諾が得られれば），その治療を受けることができる
- もし実験治療群の被験者がその治療を望まないのであれば，別の治療を受ける．

　非実験治療群の被験者にどのようなことが起こるかは，個別の試験によって異なるが，通常は割り付けられた（非実験）治療を受けることになる．場合によっては，この群に割り付けられた被験者は，実験治療群が存在することに気づかないこともありうる．
　図 26 にジーレンの片群同意化デザインを示す．
　インフォームドコンセントの取得の有無を取り巻く深刻な問題に照らしてみると，同意の有無を尋ねられる前に被験者がランダム化される試験は，試験の資金提供者あるいは倫理委員会からはあまり望ましいものではないとみなされている．それが正しいにせよ間違っているにせよ，ジーレンの単純同意割り付けの強みはいつ同意を取得すべきかについての，政治，実務，法律，規制，道徳，倫理的な懸念から陰が薄くなってきている．
　しかしながら，英国および海外においてジーレンの単純同意割り付けを使った進行中の試験もあり，このことについては心にとめておくことが重要である．なお，ジーレンの単純同意割り付けは，当初の計画がその後，解釈されて

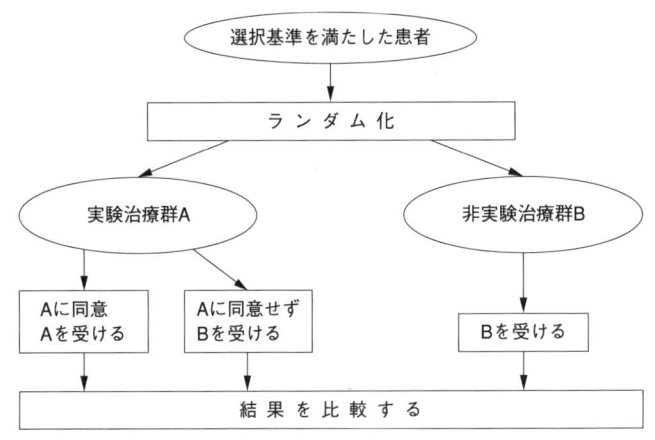

図26 ジーレンの片群同意化デザイン

きたものとは必ずしも一致しない．
⇒ IRB，後同意，インフォームドコンセント，ウェンバーグの計画，NHSの研究管理，選好試験，同意，ヘルシンキ宣言，ベルモントレポート，包括的コホートデザイン，ランダム化比較試験，倫理的問題

- Awad MA, Shapiro SH, Lund JP and Feine JS (2000) Determinants of patients' treatment preferences in a clinical trial. *Commun Dental Oral Epidemiol.* **2**: 119-25.
- Edwards SJL, Lilford RJ, Jackson JC et al. (1998) The ethics of randomised controlled trials: a systematic review. *Health Technol Assess.* **2**: 1-128.
- Lambert MF and Wood J (2000) Incorporating patient preferences into randomised trials. *J Clin Epidemiol.* **53**: 163-6.
- Silverman WA and Altman DG (1996) Patients' preference and randomised trials. *Lancet.* **347**: 171-4.
- Snowdon C, Elbourne D and Garcia J (1999) Zelen randomisation. Attitudes of parents participating in a neonatal trial. *Control Clin Trials.* **20**: 149-71.
- Torgerson DJ and Roland M (1998) What is Zelen's design? *BMJ.* **316**: 606.
- Zelen M (1979) A new design for randomised trials. *NEJM.* **300**: 1242-5.
- Zelen M (1990) Randomised consent designs for clinical trials: an update. *Stat Med.* **9**: 1242-5.

人口統計プロフィール [demographic profile]

人口統計プロフィールとは，対象集団の特性の一覧である．年齢，性別，受胎能力，出生率，死亡，健康状態，病気の発生率と有病率が人口統計プロフィ

ールの標準的な要素である．臨床試験では，これらの特性のうちのいくつかを調査し使用している．
⇨ 組み入れ基準，多重水準モデル化，ベースライン

信頼区間 [confidence interval]

信頼区間とはその範囲内に真値が存在すると確信されている数値の範囲である．信頼区間は測定における不確実性の程度を定量化する．信頼区間の幅は未知のパラメータについてどのくらい不確かなのかについての情報を与えてくれる．広い信頼区間は，より多くのデータを集めないとパラメータについてはっきりしたことがいえないことを示唆している．

信頼区間を用いる理論的根拠はサンプリングに常に伴う不確実性にある．

ある臨床試験は，アレンドロン酸が骨塩密度が低く，脊椎骨折のある閉経後の女性の新たな骨折を減少させることを報告している．年齢75歳以下の患者のサブグループにおいて，この試験は1例の脊椎骨折を避けるために15例の患者を治療する必要があることを示した．95％信頼区間で示すと，1人の脊椎骨折患者を避けるために必要とされる患者数（NNT）は11〜27であることが示された．かくして，このエビデンスによって1人の脊椎骨折を避けるために必要とされる患者数は11と27の間にあると95％の確信をもって結論できる．

他の信頼区間の水準もある（たとえば，90％，93％，99％）．標準は通常95％である．広い信頼区間はより保守的で不確実性が高い．狭い信頼区間は保守的でなく不確実性も低い．
⇨ 許容域，信頼限界，統計的検定：統計的検定でだます10通りの方法，統計的有意性，P 値

○ Ensrud KE, Black DM, Palermo L *et al*. for the Fracture Intervention Trial Research Group (1997) Treatment with alendronate prevents fractures in women at highest risk. Results from the Fracture Intervention Trial. *Arch Intern Med.* **157**: 2617-24.
○ Petrie A and Sabin C (2000) *Medical Statistics at a Glance*. Blackwell Science, Oxford.

信頼限界 [confidence limits]

信頼限界とは信頼区間の上限値と下限値である．信頼区間の項目でとりあげた例では95％信頼区間に対しての下限は11で上限は27である．
⇨ 信頼区間

診療ガイドライン [clinical practice guidelines]

　診療ガイドラインとは診療を介助するガイドラインの総称である．それらは診療における意思決定を助けるものであり，それから逃避させるものではない．いくつかの診療ガイドラインは最良の診療と考えられるもの，専門家の意見および臨床試験の結果の融合物である．診療ガイドラインは，せいぜい，特定の臨床環境の適切な健康管理について医師および患者の意思決定を支援するために組織的に立案された見解といえるにすぎない．

⇒ NICE, NHS の研究管理，エビデンスの階層体系，ガイドライン，臨床試験と変化，透明性，プロトコル

- Hurwitz B (1999) Legal and political considerations of clinical practice guidelines. *BMJ*. **318**: 661-4.
- Sackett D and Oxman A (1999) Guidelines and killer Bs. *Evidence-Based Med*. **4**: 100-1.
- Scottish Intercollegiate Guidelines Network (SIGN) (1999) *Guidelines: an Introduction to SIGN Methodology for the Development of Evidence-Based Clinical Guidelines*. SIGN, Edinburgh.
- Shaneyfelt TM, Mayo-Smith MF and Rothwangl J (1999) Are guidelines following guidelines? The methodological quality of clinical practice guidelines in the peer-reviewed medical literature. *JAMA*. **281**: 1900-5.
- Woolf SH, Grol A, Hutchinson A *et al*. (1999) Potential benefits, limitations and harms of clinical guidelines. *BMJ*. **318**: 527-30.

推論 [inference]

　推論とは，サンプルからエビデンスをとらえ，それを解析し，より大きな集団についての「結論」を引き出すことである．

⇒ 系統的レビュー，試験結果の一般化可能性，メタアナリシス

スポンサー [sponsor]

　スポンサーとは，臨床試験の資金面での責任を負う人物あるいは組織をいう．たとえば，医学研究審議会（MRC）が臨床試験のスポンサーであるとすると，それはその臨床試験の資金面で責任を負い，一方，総括研究者は試験運営の責任を負う．

⇒ データモニタリング委員会，PI，臨床試験運営委員会，臨床試験にかかわる前に質問すべきこと

成功報酬 [contingency fees]

成功報酬とは特別なイベントが生じた場合に支払われる報酬である．
たとえば：
- 小規模の製薬企業が実施している臨床試験が特別に進行した場合，大手の製薬企業は小規模の製薬企業に報酬を支払う
- 医師とコンサルタントは通常，彼らが臨床試験のために患者を集めた場合，報酬を受け取る．

⇨ NHSの研究管理，透明性，臨床試験にかかわる前に質問すべきこと

製造販売後調査 ➡ 市販後調査

生体利用率比較試験 [comparative bioavailability trial]
薬剤の生体内での動きを評価するため，その薬剤の異なる処方を用いた試験．
⇨ 同等性試験，用量比較試験

製品ライフサイクル [product life cycle]
製品ライフサイクルとは，すべての健康関連の製品やサービスは，製品の構想から誕生，成長，成熟を経て，死亡に至る生命の変化過程にしたがうという考えである．

製品ライフサイクルの長さは以下の項目に依存する：
- 製品の需要
- 科学的知識と理解
- 代替品に対するその製品の治療上および技術上の優越性
- 別の製品が市場に出るまでにかかる時間
- 別の製品の相対的な質と実用性
- 財務
- 好み
- 臨床的，管理上，および個人的なやり方．

臨床試験段階にある製品は一般的に寿命の初期段階にあり，その後にライフサイクルにしたがう．ある製品がいったん市場で用いられるとすぐに，新しい適応や使用法を確立するための新しい臨床試験に入れられるかもしれない．図27にこの状況を示す．

絶対便益 [absolute benefit]
絶対便益とは，コレステロール値の低下，痛みの緩和，救命など，介入によ

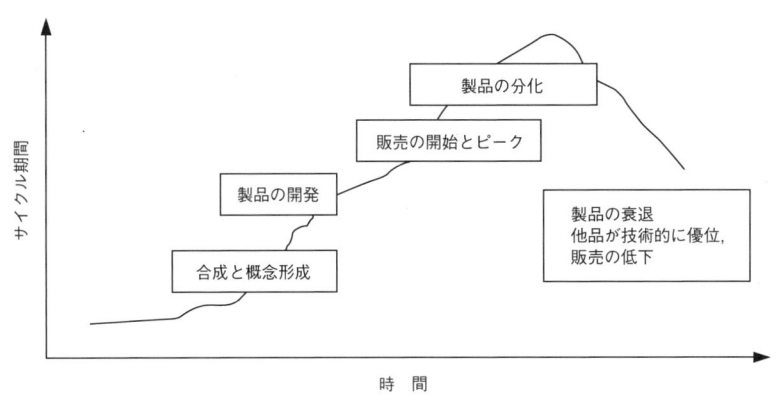

図27 製品の変化過程

って得られる便益を指す．
⇨ クオリティオブライフ，健康，絶対便益増加率

絶対便益増加率［absolute benefit increase］
　絶対便益増加率は以下に示すイベント発現率における差を指す．
　　絶対便益増加率＝実験群のイベント発現率－対照群のイベント発現率
　最近出版された臨床試験のエビデンスが，急性心筋梗塞に対する新しい治療によって，患者が30日生き延びる見込みが標準治療を受けた患者よりも増加することを示しているとする．具体的には新しい治療を受けた100人の患者のうち，93人が30日生き延び，標準治療を受けた100人の患者のうち，86人だけが30日生き延びたとする．
　この結果を用いると

$$絶対便益増加率 = \frac{93}{100} - \frac{86}{100} = 7\%$$

となる．これは急性心筋梗塞に対する新しい治療が標準治療より7％大きい絶対便益増加率をもつことを意味している．
　この指標は，実験群における結果が対照群における結果よりよいときに用いられる．
⇨ 絶対便益，絶対リスク減少率，相対便益増加率

絶対リスク［absolute risk］

表33 絶対リスク

	結果		計
	脳卒中が起きる	脳卒中が起きない	
新しい治療	a(100)	b(200)	$a+b=300$
標準治療	c(120)	d(180)	$c+d=300$
計	$a+c=220$	$b+d=380$	$a+b+c+d=600$

　絶対リスクとはグループ内であるイベントが起こるリスクの指標である．

　高いリスクをもつ患者における脳卒中予防の臨床試験が表33に示す結果を出したとする．

　新しい治療では100人のハイリスク患者が脳卒中を起こし，200人が起こしていない．一方，標準治療では120人が起こし，180人が起こしていない．

　表33を参照すれば，新しい治療群の脳卒中の絶対リスクは

$$絶対リスク（新しい治療群）=\frac{a}{a+b}$$

となり，データを用いると

$$絶対リスク（新しい治療群）=\frac{100}{100+200}=\frac{100}{300}=0.33$$

となる．これは，新しい治療群で脳卒中を起こす患者の絶対リスクが33%であることを示している．

　標準治療群では

$$絶対リスク（標準治療群）=\frac{c}{c+d}$$

となり，データを用いると

$$絶対リスク（標準治療群）=\frac{120}{120+180}=\frac{120}{300}=0.40$$

となる．これは，標準治療群で脳卒中を起こす患者の絶対リスクが40%であることを示している．

⇒ オッズ，オッズ比，絶対リスク減少率，相対リスク，相対リスク低下率，尤度比，罹患数

絶対リスク減少率［absolute risk reduction］

　対照群の絶対リスクが新しい治療群のそれより高いとき，その差は絶対リス

表 34　絶対リスク減少率

	結果			
	脳卒中が起きる	リスク	脳卒中が起きない	計
新しい治療	$a(100)$	$b(200)$	$a+b=300$	$Y=a/(a+b)=100/300=1/3$
標準治療	$c(120)$	$d(180)$	$c+d=300$	$X=c/(c+d)=120/300=2/5$
計	$a+c=220$	$b+d=380$	$a+b+c+d=600$	

ク減少率と呼ばれる．

　表34の右の列をみると絶対リスク減少率は次のように表される．

$$絶対リスク減少率 = X - Y$$

　より一般的には，絶対リスク減少率は次のように計算される．

　絶対リスク減少率＝対照群でのイベント発現率－実験群でのイベント発現率

　絶対リスク減少率が評価された最近の例には次のようなものがある．
- 小児嚢胞性線維症の患者における在宅治療と病院治療の比較
- *Helicobacter pylori* 菌根絶における異なる薬物療法の比較
- 認知症患者を治療し，施設に入所させられるリスクの減少を観察するときの異なる方法の比較．

　プライマリケアグループと病院がハイリスク患者における脳卒中予防の臨床研究に取り組んでいるとする．表34はその研究の結果である．表34のデータを用いると，

$$絶対リスク減少率 = \frac{2}{5} - \frac{1}{3} = 0.067\ (6.7\%)$$

となる．これは，新しい治療が標準治療に比べて脳卒中の絶対リスクを6.7%減少させることを示している．

　これはこれで臨床研究の結果の有用な指標であるが，絶対リスク減少率は，1つのイベントを避けるためにどのくらいの人々を治療しなければならないかを決めるために用いることもできる（たとえば，1人の患者を脳卒中から救うのに何人の患者を治療しなければならないかという質問に答えるために）．

⇨ NNT，オッズ，オッズ比，絶対便益増加率，絶対リスク，絶対リスク増加率，相対リスク，相対リスク低下率，尤度比

絶対リスク増加率 [absolute risk increase]

　絶対リスク増加率とは実験群の患者におけるあるイベントのリスクとその他の群（対照群）の患者におけるリスクの絶対差の指標である．この指標は，実験群におけるリスクが対照群より大きいときに用いられるべきである．

　実験群における絶対リスクが10％で対照群のそれが6％とすると，絶対リスク増加率は4％（すなわち10−6）となる．一般に

　絶対リスク増加率＝実験群でのイベント発現率−対照群でのイベント発現率

となる．この指標は試験における治療群間の相対リスクの影響を与えるものではない．

⇒ NNH，絶対便益増加率，絶対リスク，絶対リスク減少率，相対リスク，相対リスク低下率

折半解析法 [split-half method of analysis]

　折半解析法とは，臨床試験の結果得られた結論や関係の一貫性を調べるための方法の1つであり，次のような手順で実施される：
- 試験の結果得られた全データを2つに分割する（ここではAとBとする）
- 部分集合Aについて解析する
- 部分集合Bについて解析する
- 両者の結果を比較する．

　図28にこの方法を図示する．

⇒ 交差確認法，統計的検定の流れ図，ベースライン

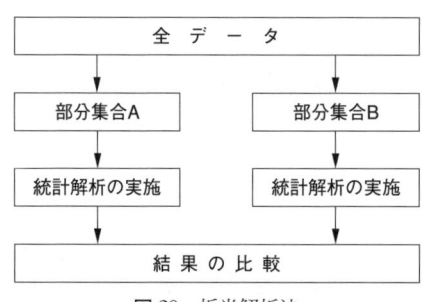

図28　折半解析法

説明責任 [accountability]

　一個人もしくは団体が，行っているもしくは行おうとしている活動，仕事，

決定に関して，別の個人もしくは集団に責任を負わなければならなかったり，説明しなければならないとき，説明責任が生じる．

説明責任は，誰が責任があるかに関係している：
- 誰に
- 何について
- どこで
- いつ
- なぜ
- どうやって
- どのくらいの期間．

説明責任には2つの構成要素がある．すなわち，説明責任の形と線である．形は，管理上の，法的な，倫理的な，臨床的な，財政的な，規定的なもしくは職業的な説明責任である．線は，患者，医師，臨床研究のスポンサー，臨床研究の管理者，主たる施設，監督機関，倫理委員会や法的なシステムから集められたものである．

⇨ NHS の研究管理，MREC，監査，適正手続き，データモニタリング委員会，透明性，PI，ヘルシンキ宣言，臨床試験運営委員会

○ Medical Research Council (1998) *Guidelines for Good Clinical Practice in Clinical Trials*. Medical Research Council, London.
○ Smith S (2000) Accountability: for whom the bell tolls. *Br J Gen Pract.* **50** : 426-7.

説明的試験 [explanatory trial]

説明的試験とは，ある事象がどのように進行しているかを説明することを主たる目的として計画された臨床試験である．

⇨ パイロット試験，メガトライアル，有効性試験

説明と同意 ➡ インフォームドコンセント

ゼーレンの同意化デザイン ➡ ジーレンの単純同意割り付け

善行 [beneficence]

よいことを行うことの道徳的原則．ヘルスケアの倫理における4つの標準的な原則のうちの1つ．

⇨ 道徳性，ベルモントレポート，倫理的問題

選好群 [preference group]

　試験において，選好群とはある種の好みを表明することを許された患者の集団である．たとえば：
- ランダム割り付けされるか否か
- どの治療法に割り当てられるか．

⇒ ウェンバーグの計画，賛意，選好試験，ジーレンの単純同意割り付け，同意，包括的コホートデザイン

選好試験 [preference trial]

　選好試験とは患者の好みを考慮する臨床試験である．

　それゆえ，治療法Aと治療法Bを比較する試験では，4群となる可能性がある．つまり，Aにランダムに割り当てられた患者（RA），Aを選好した患者（PA），Bにランダムに割り当てられた患者（RB），Bを選好した患者（PB）である．この試験をいかに解析するかはいまだ議論の対象である．たとえば，2つのランダム化された群RAとRBは標準的な試験と同様に比較可能であるとの議論がされてきたが，Aを選考した患者とBを選考した患者，つまり，PAとPBをどのように比較するのか．選好群はあたかも「観察研究」のように評価すべきとの議論もある．もし，患者に強い好みがあるのなら，まず第一に彼らを試験に組み入れることは倫理的ではなく，それゆえ解析に含めるべきではないとの提案もある．

　それから，2つのランダム化群（RAとRB）と好みを表明した患者（PAとPB）との比較に関する疑問に答える必要がある．それは可能か．もし可能として，意味のあることであるか．

　患者の好みを考慮した試験は，適切な統計的検定の実施に必要な全体のサンプルサイズに影響を及ぼす．選好を許容する試験では，選好を許容しない標準的な試験における患者数の少なくとも2,3倍は必要となるとの推測もある．

　試験においてどの治療法を用いるか医師が選好する一連の試験もある．

　選好試験の方法，倫理性，統計，実施可能性について現在，再度考慮されている．最初に患者の選好を知り，その後に患者の選好にかかわらずランダム化を行う試みがなされてきた．選好した治療を受けた患者が，同じ治療を受けたが好みを表明しなかった患者や別の好みを表明していた患者と異なるかどうかをこの方法を用いて示せるかもしれない．

現時点まで，選好試験を系統的にレビューした文献や選好が役割を果たした試験とそうでない試験との比較を系統的にレビューした文献はない．
⇨ ウェンバーグの計画，患者の好み，完了例，クロスオーバー率，結末ピラミッド，交絡因子，ジーレンの単純同意割り付け，選好群，脱落，同意，ベースライン，包括的コホートデザイン

- Award MA, Shapiro SH, Lund JP and Feine JS (2000) Determinants of patients' treatment preferences in a clinical trial. *Common Dental Oral Epidemiol*. **2**: 119-25.
- Lambert MF and Wood J (2000) Incorporating patient preferences into randomised trials. *J Clin Epidemilol*. **53**: 163-6.
- McPharson EK (1996) Patients' preference and randomized trials. *Lancet*. **347**: 1119.
- McPherson K, Britton AR and Wennberg JE (1997) Are randomised controlled trials controlled? Patient preferences and unblind trials. *J R Soc Med*. **90**: 652-6.
- Torgerson DJ, Klaber-Moffett J and Russell IT (1996) Patient preferences in randomised trials: threat or opportunity. *J Health Serv Res Policy*. **1**: 194-7.
- Torgerson D and Sibbald B (1998) Understanding controlled trials: what is a patient preference trial? *BMJ*. **316**: 360 (There is also a series of letters following this article; see *BMJ*. **317**: 78).
- Ward E, King M, Lloyd M *et al*. (2000) Randomised controlled trial of non-directive counselling, cognitive-behaviour therapy, and usual general practitioner care for patients with depression. I. Clinical effectiveness. *BMJ*. **321**: 1383-8.

前後比較解析 [before-and-after analysis]

前後比較解析とは特定のイベントの前後で要因を評価することである（図29参照）．

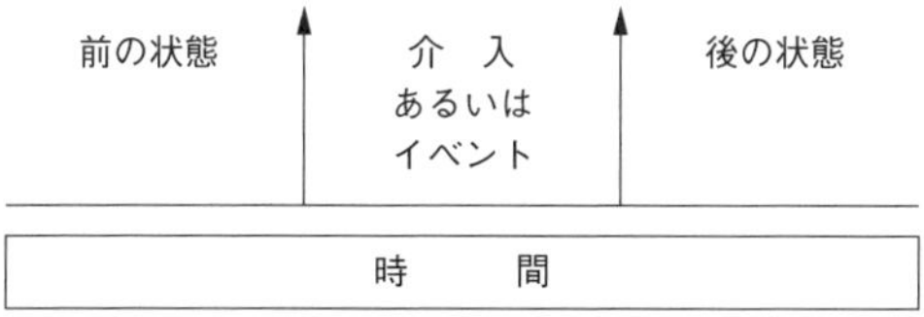

図29 前後比較解析

たとえば，Hawtonらは，前後研究を用いて英国でパラセタモールとサリチレイトの包装の大きさを制限する法規制の自家中毒（服毒）に対する影響を報告した．原論文に対する一連の意見が2001年の"British Medical Journal"の5, 6月号に載っているが，これは原論文と一緒に読まれるべきものである．

⇒ 因果関係，監査，関連，研究質問と研究方法，研究の種類，主要な質問，症例対照研究
○ Hawton K, Townsend E, Deeks J *et al.* (2001) Effects of legislation restricting pack size of paracetamol and salicylate on self-poisoning in the United Kingdom : before and after study. *BMJ.* **322** : 1203.

センサリング（打ち切り）[censoring]

センサリング，打ち切りとは臨床試験において，データを解析から削除する行為である．

たとえば，乳癌の生存率を調査するとき，一部の患者は試験後もある期間は生存しているであろう．患者がどのくらい生きるかわからないし，患者のすべてが死亡するまで待って試験の結果を調べることもできない．進行乳癌患者の試験では，5年生存率が報告されてきた．データは5年生存時点において，打ち切られている．これはその特別な時点（例：1年生存率と10年生存率）の前後における生存率の差を隠してしまうかもしれない．

⇒ 欠損値，代替エンドポイント，データさらい，データフィッシング，統計的検定：統計的検定でだます10通りの方法，統計的検定の流れ図
○ Leung KM, Elashoff RM and Afifi AA (1997) Censoring issues in survival analysis. *Ann Rev Pub Health.* **18** : 83-104.

漸増試験 [titration trial]

漸増試験とは，試験期間中，漸増法により被験者が異なる用量を投与される試験をいう．

たとえば，試験である被験者が1日1回10 mg投与で反応しなかった場合に，1日1回15 mg投与に増量される．

漸増法は次のように用いられる：
・用量を上げる
・用量を下げる
・試験期間を通して，用量を増減する（たとえば，適切な用量域を見いだすことを目的として）．
一般には2つの種類の漸増試験がある．
・強制漸増試験では，試験中の事前に定められた時点（たとえば試験開始後3週目など）で漸増が行われる．

- オープン漸増試験では，介入に対する患者の反応がみられたとき，あるいは反応がみられないときに漸増が行われる．

「漸増法」の項にいくつかの事例を示した．

別の事例として，Wetter らによる，ペルゴリドが特発性下肢静止不能症候群の患者の症状，睡眠状況を改善するかを調べるランダム化比較試験で漸増法を用いた報告がある．これは非常に複雑な試験であり，オープン漸増期を経て，2週間用量を固定し，1週間減量期間を設け，その後プラセボを1週間投与し，さらに1週間のウォッシュアウト期間を設け，別の治療法の群に移行する，といったものである．

⇨ 洗い流し期，感度分析，漸増法，用量比較試験

○ Wetter TC, Stiansny K, Winkelmann L *et al*. (1999) A randomised controlled study of pergolide in patients with restless legs syndrome. *Neurology*. **52**: 944-50.

漸増法 [titration]

臨床試験の過程で，介入の強度や量，頻度を変更する手続きを漸増法という．

最近公表された漸増法の試験の例として，次のようなものがある：
- Hjalmarson らの報告による，メトプロロールを漸増する試験
- Philipp らの報告による，試験開始後5日までにイミプラミンを 50 mg/日から 100 mg/日へと漸増する試験
- Langer らの報告による，グリブリドを必要に応じて 2.5 mg から 20 mg まで，また，インスリンを必要に応じて漸増する試験．

一般に，漸増法は次のようなものを含む：
- 医薬品の力価を変更する
- 量を変更する（たとえば大きさ）
- 投与頻度を変更する
- 放射線量を変更する
- 化学療法の用量を変更する．

⇨ 漸増試験，用量比較試験

○ Hjalmarson A, Goldstein S, Fagerberger B *et al*. for the MERIT-HF Study Group (2000) Effects of controlled-release metoprolol on total mortality, hospitalizations and well-being in patients with heart failure: the Metoprolol CR/XL Randomized Intervention Trial in Congestive Heart Falure (MERIT-H). *JAMA*. **283**: 1295-302.

○ Langer O, Conway DL, Berkus MD *et al*. (2000) A comparison of glyburide and insulin in women with gestational diabetes mellitus. *NEJM*. **343**: 1134-8.
○ Philipp M, Kohnen R and Hiller KO (1999) *Hypericum* extract versus imipramine or placebo in patients with moderate depression: randomised multicentre study of treatment for eight weeks. *BMJ*. **319**: 1534-9.

選択基準 [inclusion criteria]

組み入れ基準に対する別の用語.
⇨ 組み入れ基準,除外基準

潜伏期間 [latent period]

潜伏期間とは,疾患が発現しているが,ヒト,臓器または培養の中で検出されない状態でとどまっている期間である.漠然と誘導期間と呼ばれることもある.
⇨ 誘導期間,ラグ

相加効果 [additive effect]

一般に,臨床試験における相加効果とは2つ以上の介入の効果の結合和を指す.

例を挙げる:
・Dempsey らは,吸入コルチコステロイドでほぼ管理できている喘息患者を対象に,サルメテロールとモンテルカストの1回投与による気管支保護と気管支拡張の相加効果を調べている
・Fisher らは,乳腺腫瘤摘出と同側および反対側の癌予防の放射線療法にタモキシフェンを追加するかどうかの問題に取り組んだ
・剝離緑内障や原発性開放隅角緑内障を治療するとき,1日2回のドルゾラミド2%を1日2回のチモロールマレアート溶液0.5%に加えること.

臨床試験において,現在腎臓透析を受けている患者に次の3つの介入を行うとする:
・腎移植 (T)
・腎移植での抗拒絶反応薬 (D)
・適切な患者教育ビデオ (E).

もしTの結果をt,Dの結果をd,Eの結果をeとし,3つの効果が単純に加法的とすると,3つの介入の最終的な効果は$t+d+e$となる.

しかしながらいくつかの問題が起こる．
- もし効果が違った重要性をもつなら，それぞれの効果の重要性の度合いを反映するように結末に対して重みを与えることができる．たとえば，腎移植抗拒絶反応薬の成功は患者教育ビデオの成功よりずっと重要かもしれない．
- 最終的な効果は誤解を与えかねない．たとえば，個々の効果が 0 でなくても，それが $0(0.5+1-1.5)$ となることがある．これは，なぜ生の数値とそれらの合計をみることが重要かの理由である．
- いろいろな結果を 1 つの合計に集約することができるか．

⇒ 共働作用，交絡因子，主要な質問，主要評価項目，相乗効果，併用試験，付加療法

○ Dempsey OJ, Wilson AM, Sims EJ et al. (2000) Additive bronchoprotective and bronchodilator effects with single doses of salmeterol and montelukast in asthmatic patients receiving inhaled corticosteroids. *Chest.* **117**: 950-3.
○ Fisher LB, Dignam J, Wolmark N et al.(1999) Tamoxifen in treatment of intraductal breast cancer. National Surgical Adjuvant Breast and Bowel Project B-24 : randomised controlled trial. *Lancet.* **353**: 1993-2000.
○ Konstas AG, Maltezos A, Bufidis T et al. (2000) Twenty-four-hour control of intraocular pressure with dorzolamide and timolol maleate in exfoliation and primary open-angle glaucoma. *Eye.* **14**: 73-7.

層化サンプリング [stratified sampling]

層化サンプリングとは母集団のサブグループの中で対象者の抽出を行う方法である．たとえば，病院で行われる臨床試験では，その対象者は下記の中からだけ選ばれる：
- 60 歳以上
- 35〜55 歳の女性
- 最近スペーサー付き CFC 吸入薬を処方された小児喘息患者．

層化サンプリングはランダム化されない場合を含むので，必ずしも層別ランダム化と同じではない．
⇒ サブグループ解析，サンプリング法，層別ランダム化

総括研究者 (PI) [principal investigator]

臨床試験の総括研究者 (PI) とはその試験を指導しているとみなされる人である．
PI は通常：

- 試験の研究基金申請の第一申請者である
- 臨床試験の経験が豊富である
- 試験対象となる被験者についての知識が豊富である
- 熟練したプロジェクト管理の技術を有する
- 人の管理の技術に長けている．
⇨ NHSの研究管理，MREC，スポンサー，データモニタリング委員会，被験者，臨床試験運営委員会

相関 [correlation]

相関とは臨床試験における興味のある要因間の関連性の尺度である．相関は原因と結果の尺度ではない．

相関は，以下のようである：
- 正（すなわち，2つの値が同時に上下する），あるいは
- 負（すなわち，2つの値が反対の方向に動く．したがって一方が増加するとき，他方は減少する）．
⇨ 因果関係，交絡因子，統計的検定：統計的検定でだます10通りの方法，統計的検定の流れ図

相関係数 [correlation coefficient]

相関係数とは－1から0を通って＋1までの範囲の数値であり，試験中の変数間の関連性の指標を表す．たとえば，XとYの式が線形すなわち$x=a+bY$であるならば，その場合の相関係数は$b/|b|$によって表される．もし$b=-1$ならば，これは負の関係を示す（たとえばYは増加するとXは減少する）．もし，$b=0$ならば，関連性がないことを意味する．もし$b=1$であるならば，正の関係を示す（たとえばYが増加するとXも増加する）．
⇨ 因果関係，関連，統計的検定：統計的検定でだます10通りの方法，統計的検定の流れ図

早期中止規約 [early stopping rule]

早期中止規約とは，臨床試験を予定より早期に中止するための条件を事前に明記した規約である．

臨床試験が統計的結果だけに基づいて中止されることは，たとえあったとしてもきわめて数少ない．

早期中止規約の例としては，次のようなものがある．
- HOPE 試験はハイリスク患者を対象にした試験において，事前に予定していた中間解析で一方の治療の優越性を示し，早期に中止された．
- Kearon らは，特発性静脈血栓塞栓症の初発患者に対するワルファリン投与により，静脈血栓塞栓症，深部静脈血栓症，肺塞栓症の再発率を低減させるかどうかという問題に取り組んだ．事前に予定していた中間解析において，きわめて好ましい効果が示されたため試験は中止された．
- Hjalmarson らによって報告された試験では，コハク酸メトプロロール徐放性製剤が症候性慢性心不全患者の死亡率や症状および入院を軽減するかを検討するためにデザインされていた．中間解析で死亡率が34%減少することが示されたため，この試験は早期に中止された．

⇒ 多重エンドポイント，中間解析，中止規約，データモニタリング委員会，統計的検定：統計的検定でだます10通りの方法，統計的検定の流れ図

○ Heart Outcomes Prevention Evaluation Study Investigators (HOPE) (2000) Effects of an angiotensin-converting-enzyme inhibitor, ramipril, on death from cardiovascular causes, myocardial infarction and stroke in high-risk patients. *NEJM*. **342**: 145-53.
○ Hjalmarson A, Goldstein S, Fagerberger B *et al*. for the MERIT-HF Study Group (2000) Effects of controlled-release metoprolol on total mortality, hospitalizations and well-being in patients with heart failure: the Metoprolol CR/XL Randomized Intervention Trial in Congestive Heart Failure (MERIT-HF), *JAMA*. **283**: 1295-302.
○ Kearon C, Gent M, Hirsh *et al*. (1999) A comparison of three months of anticoagulation with extended anticoagulations for a first episode of idiopathic venous thromboembolism. *NEJM*. **340**: 9017.
○ Meinert CL (1998) Clinical trials and treatment effects monitoring. *Control Clin Trials*. **19**: 515-22.
○ O'Neill R (1994) Early stopping rules workshop: conclusion. *Stat Med*. **13**: 1493-9.

相乗効果 [multiplicative effect]

相乗効果とは複数の健康管理の介入に対する効果の積である．

以下の3つの介入が臨床試験で1人の患者に与えられたとしよう：
- 腎移植（T）
- 腎移植での抗拒絶薬療法（D）
- 適切な患者教育ビデオ（E）．

Tの結果を t，Dの結果を d，Eの結果を e とし，効果が相乗的であると考えられる場合には，3つの介入の総合的な効果は

$$t \times d \times e$$

となる．

相乗効果があるときには，さまざまな問題が生じることを心得ておくべきである．

- 2つの負の結果が互いに乗じられたときには正の結果となる．たとえば
$$1 \times (-2) \times (-3) = 6 = 1 \times 2 \times 3$$
- それぞれの効果は試験に含まれる人が異なると重要性（重み）も異なるかもしれない．
- 効果の積は本当に互いに乗じられたものといえるか
- 積は臨床的な意味があるか
- 積は現実に意味があるか．

⇨ 相加効果，測定尺度，複合エンドポイント

相乗作用 ➡ 共働作用

相対便益増加率 [relative benefit increase]

相対便益増加率（RBI）とはイベント発現率の相対的な差の指標である．
一般形は以下のとおりである：

$$RBI = \frac{実験群のイベント発現率 - 対照群のイベント発現率}{対照群のイベント発現率}$$

最近公表された臨床試験のエビデンスが，急性心筋梗塞の新しい治療法が，患者の30日後の生存の可能性を，通常の治療法に比べて改善していることを示していると仮定しよう．新治療法の100人の患者の中の93人が30日後に生存している．一方，通常療法の100人の患者の中の86人だけしか30日後に生存していない．

したがって，このデータから次式を得る：

$$RBI = \frac{93/100 - 86/100}{86/100} = \frac{7}{86} = 8.1\%$$

肩の石灰沈着性腱炎の患者にパルス超音波療法は有効だろうか．これはEbenbichlerらが9か月追跡のランダム化二重盲検プラセボ比較試験の中で報告している問題である．治療後の9か月時点の寛解率は超音波では42%であり一方プラセボでは8%であった．したがって，相対便益増加率を算出すると，次の結果を得る：

$$RBI = \frac{0.42 - 0.08}{0.08} = 425\%$$

実際, 425％の RBI はたいへん印象的にみえる. 相対便益増加率の指標は対照療法の結末に比べ試験治療法の結末がよいときに用いられる.

しかし, Ebenbichler の論文をより詳細にみると, 9 か月時点の痛みやクオリティオブライフ (QOL) に関して 2 群間に有意差が示されていないことがわかる. したがって, 相対便益増加率の結果の解釈の際には, 他の残りの結末についても考えることが必要かもしれない. 実際, どの試験についてもこのことがいえ, 著者が測定し報告している結末が何であるかを確かめ, 結果のすべてを吟味することが重要である.

⇒ 結末ピラミッド, 主要な質問, 絶対便益増加率, 相対リスク低下率

○ Ebenbichler GR, Erdogmus CB, Resch KL *et al.* (1999) Ultrasound therapy for calcific tendinitis of the shoulder. *NEJM*. **340**: 1533-88.

相対リスク [relative risk]

相対リスクとは, ある治療法におけるイベントのリスクを別の治療法におけるイベントのリスクと比較した比である.

表 35 に関連するデータを示す. これは新しい胸部疾患クリニックにかかるか, もしくは通常の心臓治療を受けるか, どちらかにランダムに割り付けられたハイリスクの MI (心筋梗塞) 患者に関するものである. 問題のリスクは致死的な心筋梗塞のリスクである.

表 35 のデータを用い相対リスク (RR) は 2 つのイベントのリスクの比として計算される:

表 35　相対リスク

	結果			イベントのリスク
	致死的な心筋梗塞		合計	
	発作あり	発作なし		
新胸部疾患クリニック	$a(100)$	$b(200)$	$a+b=300$	$X=a/(a+b)=100/300$
通常の心臓治療施設	$c(120)$	$d(180)$	$c+d=300$	$Y=c/(c+d)=120/300$
合計	$a+c=220$	$b+d=380$	$a+b+c+d=600$	

$$RR = \frac{a/(a+b)}{c/(c+d)} = \frac{X}{Y}$$

この場合相対リスクは以下のようになる：

$$RR = \frac{100/300}{120/300} = 0.83$$

他の例として，ISIS-4 試験（梗塞生存共同グループによる第 4 次国際試験）の論文では，カプトリルを処方された 29028 人の患者のうち，2088 人が 35 日以内に死亡した．これは 1000 人あたり 71.9（2088/29028）の死亡率を示す．29022 人のプラセボ群のうち，2231 人の患者が 35 日以内に死亡した．これからプラセボ群の 1000 人あたりの死亡率は 76.9（2231/29022）である．したがって，プラセボ群と比べたカプトリル群の 35 日以内の死亡の RR は 0.94 である．計算は以下のとおりである：

$$RR = \frac{71.9}{76.9} = 0.94$$

一般的に，相対リスクの結果をどのように解釈すべきか．
- もし $RR=1$ ならば両群のイベントのリスクは同じである．
- もし $RR<1$ ならば，新胸部疾患クリニックあるいはカプトリル群は通常の心臓治療群あるいはプラセボ群に比べそれぞれイベントのリスクは低い．
- もし $RR>1$ ならば，新胸部疾患クリニックあるいはカプトリル群は通常の心臓治療群あるいはプラセボ群に比べそれぞれイベントのリスクは高い．

⇒ オッズ，オッズ比，結果の提示法，絶対リスク，絶対リスク減少率，相対リスク増加率，相対リスク低下率，尤度比

相対リスク増加率 [relative risk increase]

相対リスク増加率（RRI）とはある治療法と別の治療法とを比べた際のイベントのリスクの相対的増加の指標である．イベントのリスクが試験的な療法において他の療法よりも大きいとき用いられる．

最小侵襲手術法の最近の試験では，選択された患者の 5% が 1 年以内に死亡した．一方，標準手術法では 3% が死亡した．

このデータから以下の式を得る：

$$RRI = \frac{5\% - 3\%}{3\%} = 66\%$$

そこで，これらデータから新規の最小侵襲手術法は標準手術法に比べ 66%

の相対リスク増加率をもつ．これは警報を発しているように思われる．しかし本当にそうだろうか．

以下に，最近の実例を示す．

- Small らは帝王切開，鉗子分娩あるいは吸引分娩によって出産した婦人に対して，分娩 6 か月時点の母性うつ状態を軽減するのに，助産師による体験報告会が，標準的な介護より効果的かどうかを調べる，6 か月間観察したランダム化比較試験を報告した．主要評価指標は母性うつ状態（エディンバラ出産後うつ尺度（Edinburgh postnatal depression scale, EPDS）が 13 以上）と全般母性健康指標（SF-36 質問票から）である．副次評価指標は介護に対する満足度である．6 か月時点において，標準介護の 14% が EPDS 尺度で 13 以上であったのに対して，助産師による報告会を受けた群では 17% が 13 以上であった．したがって：

$$RRI = \frac{17\% - 14\%}{14\%} = 21\%$$

助産師によって行われたプログラムの利点について何らかの決定を行う前に，Small らの論文をより詳細にみてほしい．RRI 単独ではわれわれの知りたいすべてが語られず，一部の「何かしら」が語られるだけである．

- Pahor らは高血圧患者に対するランダム化比較試験のメタアナリシスを報告している．問題にしている問いかけは第一治療薬としてのカルシウム拮抗薬は高血圧患者における主要心血管イベントの軽減に対し，他の降圧薬よりも優れているか，同等かもしくは劣っているかである．心筋梗塞の重み付きイベント発現率はカルシウム拮抗薬が 4.5%，他の降圧薬は 3.6% であった．

$$RRI = \frac{4.5\% - 3.6\%}{3.6\%} = 25\%$$

しかしながら，全死亡率についてはカルシウム拮抗薬の重み付きイベント発現率は 8.3%，他の降圧薬についてのそれは 8.1% であり，RRI は 2.5% である．そして脳卒中についてはカルシウム拮抗薬の重み付きイベント発現率は 4.5%，他の降圧薬についてのそれは 5.01% であり，10% の RRR が得られる．

この報告はデータを併合する方法，組み入れられる患者のベースラインのリスクの姿，そしてある薬効分類に属する降圧薬が，条件や患者によっては，同じかあるいは別の薬効分類の降圧薬よりも有用であるかもしれないの

で，さらなる研究が必要であるという事実のために，興味深い．

一般に，相対リスク増加率の式は以下のとおりである：

$$RRI = \frac{実験群のイベント発現率 - 対照群のイベント発現率}{対照群のイベント発現率}$$

⇒ 結果の提示法，絶対リスク増加率，相対便益増加率，相対リスク，相対リスク低下率，統計的有意性

○ Pahor M, Psaty BM and Alderman MH (2000) Health outcomes associated with calcium antagonists compared with other first-line anti-hypertensive therapies: a meta-analysis of randomised controlled trials. *Lancet*. **356**: 1949-54.
○ Small R, Lumley J, Donohue L *et al*. (2000) Randomised controlled trial of midwife-led debriefing to reduce maternal depression after operative childbirth. *BMJ*. **321**: 1043-7.

相対リスク低下率 [relative risk reduction]

定義により，相対リスク低下率（RRR）とは，他の治療と比較した実験治療のリスクの低下百分率の指標である．他の治療を対照と呼ぶことにすると，RRR は，次のようになる：

$$RRR = \frac{対照群のイベント発現率 - 実験群のイベント発現率}{対照群のイベント発現率}$$

たとえば，最寄りの新生児用特殊保育ユニットの最近の監査が，標準的な保育のもとでは9.6％の新生児が死亡することを示していると仮定する．新しく公表された臨床試験が，異なる保育方法の下では，わずか2.4％の新生児が死亡すると示しているとする．そうすると，リスクの相対的な低下は，次のように計算できる：

$$RRR = \frac{9.6 - 2.4}{9.6} \times 100\% = 75\%$$

これは，新しい新生児用特殊保育ユニットの保育方法は，死亡のリスクを通常の方法に比べて，75％下げることを意味する．

Fleming らは，内科医の短い助言が過度の飲酒癖をもっている高齢者のアルコール消費量を下げるかどうか立証するためにデザインされたランダム化比較試験について報告した．12か月追跡時において，短い助言を受けた群では31％の人々が軽く一杯飲む機会を経験したが，対照群では49％が同様の機会を経験した．したがって：

$$RRR = \frac{49 - 31}{49} = 37\%$$

対照群に比べて短い助言を受けた群の軽く一杯飲む機会に対する RRR は，37%である．

12か月追跡時において，短い助言を受けた群の15%の人々は，深酒の機会を経験し，それに比べて対照群では34%の人々が深酒の機会を経験した，それゆえ：

$$RRR = \frac{34-15}{34} = 56\%$$

対照群に比べて短い助言を受けた群の深酒に対する12か月追跡時の RRR は，56%である．

Flemingの論文では，検査日の前の7日間および前の30日間における軽い飲酒と深酒に対する結果も示している．

新しい胸部疾患クリニックを通常の心臓治療施設と比較した結果をみよう（表36参照）．主要評価項目は，患者に致死的な心臓発作が起こったかどうかである．

表36 相対リスク低下率

	結末			イベントのリスク
	致死的な心筋梗塞		合計	
	発作あり	発作なし		
新胸部疾患クリニック	$a(100)$	$b(200)$	$a+b=300$	$Y=a/(a+b)=100/300$
通常の心臓治療施設	$c(120)$	$d(180)$	$c+d=300$	$X=c/(c+d)=120/300$
合計	$a+c=220$	$b+d=380$	$a+b+c+d=600$	

数学的には，RRR は次のように書ける：

$$RRR = 1 - \frac{Y}{X} = \frac{X-Y}{X}$$

表36のデータを用いると：

$$RRR = \frac{120/300 - 100/300}{120/300} = 0.167$$

これは，新しい胸部疾患クリニックは，通常の心臓治療に比較して，致死的な心臓発作を起こすリスクを16.7%低下させることを意味している．

RRR は，臨床試験結果の提示に際して営業担当者が好む方法である．
⇨ NNT，オッズ，オッズ比，結果の提示法，絶対リスク，絶対リスク減少率，相対便益増加率，相対リスク，相対リスク増加率，尤度比，罹患数
○ Fleming MF, Manwell LB and Barry KL (1999) Brief physician advice for alcohol problems in older adults. A randomized community-based trial. *J Farm Pract*. **48**: 378-84.

層別ランダム化 [stratified randomisation]

層別ランダム化とは，母集団のサブグループあるいは層から，患者をランダムに選択する手法である．
たとえば：
・閉経前，閉経後の乳癌患者のサブグループを選択するために層別ランダム化が用いられた
・メタドン治療中の患者のグループを統合失調症と薬物依存を合併している患者のグループと，薬物依存のみの患者のグループに層別した
・高齢者を介護施設に入所するリスクに応じて層別した．

層別を繰り返すと状況がかなり迅速に複雑になる．たとえば，癌の臨床試験において，層別を腫瘍の大きさを考えるように広げたくなるかもしれないが，さらにまたリンパ節転移の状況や閉経の状況にも広げたくなる．
一般に，層を増やすほど，その試験に必要な患者数は多くなる．
⇨ サンプルサイズ，層化サンプリング，多重水準モデル化，ブロックランダム化，メガトライアル，ランダム化
○ Stuck AE, Minder CE, Peter-Wuest I *et al*. (2000) A randomized trial of in-home disability prevention in community-dwelling older people at low and high risk for nursing home admission. *Arch Intern Med*. **160**: 977-86.

測定尺度 [scales of measurement]

臨床試験では，さまざまな種類の測定尺度が用いられる．
これらのさまざまな測定尺度を用いて以下の事項を特定し，測定する：
・どの患者が試験に入ることができるか
・どの患者は試験に入ることができないか
・試験開始時の患者背景
・試験期間中の患者の特性
・試験終了時の患者の特性

・試験中止から一定期間経過した後の患者の特性（たとえば，追跡調査など）

表37に，主な測定尺度の定義と例を示す．

表に示すように，臨床試験の中で用いられている測定尺度の型とデータの型が，臨床試験で得られた結果をどのように統計的検定するかを決める助けになる．

表37 測定尺度

尺　度	定義と例
間隔尺度 (interval)	温度のように，ある1つの領域における2つの測定値間の差（たとえば 32－27＝5）が，他の領域における距離（74－69＝5）と同じ意味をもつ尺度のことを間隔尺度と呼ぶ
名義尺度 (nominal)	カテゴリーに数値を付与したもの．数値を用いているものの，その順序に意味はなく，特定の数値が割り当てられていることで特定のカテゴリーが他に比べて重要であることを示しているわけではない．例，「男性に1，女性に2」，「死亡を0，生存を1」など
順序尺度 (ordinal)	反応の階級に数値を付与し，相互の順序関係を表すようにしたもの．たとえば，次のような質問紙をみたことがあるだろう．「1＝非常に満足，2＝満足，3＝どちらともいえない，4＝不満足，5＝非常に不満足」
比尺度 (ratio)	測定値の0（測定の原点）に意味がある尺度．たとえば，体重，身長，収入など．いずれもある（測定値の0に意味があるため）測定値が他の測定値の何倍大きいといったいい方に意味がある

⇒ エビデンスの階層体系，エンドポイント，結末，質的解析，中間解析，定量的解析，統計的検定の流れ図，ベースライン

た行

第1種の過誤 [type 1 error]

第1種の過誤とは，何らかの仮説が実際には真であるときに，その仮説を棄却してしまったり受容しないことによって生じる過誤のことをいう．

たとえば，ある医薬品と対照薬との間に差がないという帰無仮説を置き，その医薬品が実際には効果がないにもかかわらず，対照薬との間に差があるという結論を導いてしまう場合に第1種の過誤が生じる．

第1種の過誤は一般に，帰無仮説が真であるときに帰無仮説の受容に失敗することとみなされている．

⇨ 帰無仮説，許容域，第2種の過誤，バイアス

第1相臨床試験 [phase 1 clinical trial]

ある薬品が健常者で初めて研究されるとき，第1相臨床試験と呼ばれる．

第1相臨床試験の主な目的は，通常薬品の以下の特性を決めることである：
- 安全性
- 安全な用量の範囲
- 臨床薬理学（たとえば，薬力学，薬物動態学）．

第1相臨床試験は：
- 通常10〜80人の健常なボランティアが参加する
- プラセボを含めたり，含めなかったりする
- ランダム化を用いたり，用いなかったりする．

もし結果が有望ならば，その薬品はさらなる解析のために第2相臨床試験に進む．

⇨ 試験が開始されないことについて研究者が示した理由，試験中止・中断について研究者が示した理由，主要な質問，第3相臨床試験，第2相臨床試験，第4相臨床試験，ランダム化，ランダム化比較試験，臨床研究の流れ，

臨床試験，臨床試験が遅れたり完了できない原因，臨床試験の相

対価表 [value-for-money table]

対価表とは，選択肢ごとに要する相対的な費用と得られる便益を要約した表である．表38がその例である．

たとえば，選択肢として次のようなものがある：
- 製薬企業内で試験を実施することと，研究機関の研究室で実施することとの比較
- 地域の一般開業医（GP）を使い新しい試験からのエビデンスをプライマリケアグループへ伝えることと，別の方法を使ってエビデンスを伝達することの比較
- ある型の組織標本冷凍庫と別のものとの比較
- 大規模試験を1つ実施することと，小規模の試験を5つ実施することの比較
- ある薬品の特徴と他の薬品との比較．

表38の左下隅をみよ．セル1は，選択肢AがBよりも便益があり費用が少なくて済むことを示している．セル1，2，3の部分は，一般に費用の面で望ましいと考えられる状況である．

セル9では，選択肢Aの便益が小さく，選択肢Bより費用がかかる．セル7，8，9の部分は，一般に費用の面で望ましくない状況であると考えられる．

もし，計算の結果，AとBが同様の便益を示し，費用も同様ならば，セル5になる．ここで注意が必要なのは，他の理由でAあるいはBのいずれかを選択することがありうるということである．

もし結果がセル4であるならば，選択肢AはBより少ない費用しかからないが，便益もBより小さい．ここで問題となるのは，より小さな便益が，

表38 対価表

A	Bよりも費用が少ない	Bと費用が同じ程度	Bよりも多くの費用を要する
Bより便益が小さい	4	7	9
Bと同じくらいの便益がある	2	5	8
Bよりも大きな便益がある	1	3	6

費用が少ないという観点から許容されうるかという点である．便益1単位あたりの費用を計算し，いずれかの選択肢をとることを正当化する理由を見いだすこともできるだろう（たとえば，地域の政策，患者の好み，予算上の制約など）．

もし結果がセル6であるならば，選択肢AはBより便益が大きい一方，費用はBより多くかかる．セル6に関する例示として次のようなものが挙げられる．McCroryらは，文献検索を行い，新しい技術（たとえば，薄膜細胞診，コンピュータによる再スクリーニングなど）が，既存のパパニコラウ（Pap）検査に比べて，子宮頸癌，子宮頸部上皮内腫瘍の検出の感度を上げるというエビデンスがあるか否かを調べた．子宮頸癌は全世界で女性の癌による死亡の主な原因である．McCroryらは新たな技術の導入は，Pap検査に比べて一次の子宮頸部スクリーニングの感度を上昇させるが，かなり多くの費用がかかると結論づけた．セル6においては，上昇した便益が，費用の上昇，サービスを変更することが実際的であるか，取り組み割合，利用可能な金銭的支援，地域の政策，優先度などに照らして，値するか否かを踏まえて判断されるべきである．セル6はセル4の対極にある．

対価表は，臨床試験や臨床現場において次のような観点から重要である．
・異なる選択肢間の費用とメリットを要約する手助けとなる．
・どのような種類の試験を実施すべきかを決定する手助けとなる．
・臨床試験の結果得られたエビデンスを臨床の場で実行する方法にそのメリットを説明する手助けとなる．
・現在の診療の価値を別の診療方式と比較し評価することの手助けとなる．
⇨ NICE，エビデンスに基づく医療，経済分析と臨床試験，結末ピラミッド，主要な質問，説明責任，適正手続き，同等性試験，透明性，非劣性試験，優越性試験，臨床試験，臨床試験のエビデンスを診療に活かすときの障壁

○ Earl-Slater A (1999) *Dictionary of Health Economics*. Radcliffe Medical Press, Oxford.
○ McCrory DD, Matchar DB, Bastian I *et al.* (1999) *Evaluation of Cervical Cytology*. Agency for Health Care Policy and Research, Rockville, MD.

第3相臨床試験 [phase 3 clinical trial]

第2相臨床試験でうまくいった薬品は第3相臨床試験を行うかもしれない．

第3相臨床試験の主な目的は通常，薬品の以下の特性について，エビデンスを決定したり，集めたりすることである：

- 安全性と有効性
- 副作用
- これらの評価に利用できる情報を与えることによるリスクと便益．

多くの第3相臨床試験は：
- プラセボを含む
- 異なる治療法に患者をランダムに割り付ける
- 対象となる疾患の患者100～3000人が参加する
- 1週間から1年間続く．

　第3相臨床試験で，現在最もよいとされている治療で実験的な介入を調べることは規制当局からは要求されていない．これは以下の理由からである：
- どんな治療が現在最もよいと考えられているかについてのコンセンサスを得るのは困難である
- 多くの診療施設が「現在最もよい治療」を行っているとはかぎらない
- 現在の治療の代替がたいていは複数ある．

　もしも結果が望ましければ，その薬品を提供する会社はその試験と他の情報を用いて，市場に出すための申請を行うであろう．つまり第3相臨床試験の情報は承認申請のための土台の一部となる．

　第3相臨床試験は成功しても成功とはいえなくても中止されることがある．最近の例はGlaxoSmithKline社の経皮冠動脈インターベンション後に生じる再狭窄の予防のためのトラニラストの開発である．11500人以上の患者が登録され，トラニラストの2用量のうちの一方もしくはプラセボ投与群にランダム化され，3か月間投与された．エンドポイントは再狭窄による主要な有害心イベント（つまり，死亡，心筋梗塞，血管再疎通の必要性）の減少であった．2001年7月に，GlaxoSmithKline社は有効なエンドポイントを得られなかったためにPRESTO開発試験（Prevention of Restenosis with Tranilist and its Outcomes）を断念すると発表した．このデータと解析は2001年11月の米国心臓病学会で報告された．

　このことは自動的にこの薬品について他の仕事がなされなくなってしまうことを意味してはいない．実際，現在日本では，喘息，皮膚アレルギー，ケロイドなどの多くの適応を取得している．

⇨　MCA，試験が開始されないことについて研究者が示した理由，試験中止・中断について研究者が示した理由，主要な質問，第1相臨床試験，対照群，

第2相臨床試験，第4相臨床試験，ランダム化，ランダム化比較試験，臨床研究の流れ，臨床試験，臨床試験が遅れたり完了できない原因，臨床試験の相

対照（コントロール）[control]
　対照とは実験的介入を受けない患者である．
　対照は通常は標準的ケアを受けるか，経過を観察されるか，プラセボを投与されるか，あるいは，何もされないかである．
　試験のタイプ（たとえば，実薬対照同等性試験）によっては，対照群は他の処方（たとえば他の薬物）を受ける．
⇨ 実薬対照臨床同等性試験，症例対照研究，対照群，比較試験，ランダム化比較試験，臨床試験

対象（被験者）[subject]
　臨床試験において，患者あるいは健康人ボランティアを，その個人的な情報を除いて考える場合に用いられる用語である．
　もし試験が，培養組織，遺伝子，細胞組織を取り扱う場合，「対象」という用語が使用するのにより適切で口に合う表現であろう．
⇨ スポンサー，PI，被験者

対照群（コントロール群）[control group]
　対照群とは研究において実験的介入を受けない患者の群である．臨床試験で対照を用いる目的は実験的介入と比較できる信頼性の高い基準（ベンチマーク）を与えるためである．対照群の初期値の特徴はその試験における他の群と可能なかぎり類似していなければならない．
　対照群は通常，標準的ケアを受けるか，「経過を観察する」か，あるいはプラセボを投与される．
　たとえば：
・嚢胞性線維症患者の試験では，対照群は「通常の身体活動」を行っている
・プライマリケアで看護師が運営している診療所が冠状動脈性心臓病患者の二次的予防を改善するかをみる多施設共同試験において，対照群は「標準的ケア」に割り付けられる
・小児病院における漏出を伴う持続性中耳炎患者の試験では，試験群は早期の

手術を受ける群に割り付けられ，対照群は「経過観察」プログラムに割り付けられた．

対照群が受けた処置が何かを正確に知っていることは常に価値がある．

対照が下記の処置を受けるために割り付けられたということを知らされた場合：

- 「標準的ケア」は通常，時間および医師間で異なっていて，それは読者の標準ではないかもしれないので，「標準的ケア」が何を意味するかをもっと正確に知っておく
- 「プラセボ対照」であれば，対照患者は他の点では試験群とまったく同じケア管理を受けることを忘れないようにする
- 「経過観察」であれば，それが本当であるかどうかを確かめ，現在採用している日常診療における1つの選択肢といえるか否かを自問すべきである．

⇒ エビデンスを臨床に活かす際の問題点，試験結果の一般化可能性，治療群：実験治療群，比較試験，プラセボ，プラセボ比較試験，ベースライン，ベンチマーキング，臨床試験

○ Campbell NC, Ritchie LD, Thain J et al. (1998) Secondary prevention in coronary heart disease: a randomised trial of nurse-led clinics in primary care. *Heart*. **80**: 447-52.
○ Chambers I (1997) Assessing comparison groups to assess the effects of healthcare. *J R Soc Med*. **90**: 379-86.
○ Maw R, Wilks J, Harvey I et al. (1999) Early surgery compared with watchful waiting for glue ear and effect on language development in preschool children: a randomised trial. *Lancet*. **353**: 960-3.
○ Schneiderman-Walker J, Pollock SL, Corey M et al. (2000) A randomised controlled trial of a 3-year home exercise program in cystic fibrosis. *J Pediatrics*. **136**: 304-10.

対象者の目減り → データ消失

代替エンドポイント（代用エンドポイント）[surrogate endpoint]

臨床試験における代替エンドポイントとは，興味の対象である本来のエンドポイントと関連していると信じられている観測用標識を指す．代替エンドポイントは，臨床的，生理学的，化学的，生物学的に同一視できるものといえる．

たとえば，次に挙げるような代替エンドポイントが臨床試験で用いられる：
- 大腿頸部骨折の代わりとしての骨密度
- 心血管死亡の代わりとしてのコレステロール値

- 動脈硬化の代わりとしての脂質の値
- 前立腺癌悪性度の代わりとしてのp53，細胞形態学的指標，染色体の倍数性，PNCA，erbB-2，erbB-3，EGF受容体，TGF-α 腫瘍関連糖蛋白-72，脂肪酸シンセターゼ，Lewis Y抗原
- 多発性硬化症における再発時間
- 生存期間の代わりとしての癌細胞の増殖
- HIV患者におけるウイルス量．

代替エンドポイントは次のような条件を満たす必要がある：
- 特定が容易であること
- 比較的早く特定できること
- 最終的な結末の便利な代用品か，正確な予測変数であること．

代替エンドポイントは代理エンドポイントと呼ばれることもある．

⇨ 結末，結末ピラミッド，主要評価項目

○Greenhalgh T (1997) Papers that report drug trials. *BMJ*. **315**：480-3.

第2種の過誤 [type 2 error]

第2種の過誤とは，何らかの仮説が実際には誤りであるときに，その誤った仮説を棄却せずに受容してしまうことによって生じる過誤のことをいう．

たとえば，ある医薬品と対照薬との間に差がないという帰無仮説を置き，その医薬品が実際には効果があるにもかかわらず，対照薬との間に差がないという結論を導いてしまう場合に第2種の過誤が生じる．

第2種の過誤は一般に，帰無仮説が実際は誤りであるときに，帰無仮説を棄却することに失敗する確率とみなされている．第2種の過誤が大きいほど，その試験の検出力が小さいことになる．第2種の過誤は多くの場合，サンプルサイズが小さすぎることに起因する．

⇨ 許容域，検出力，第1種の過誤，バイアス

第2相臨床試験 [phase 2 clinical trial]

第1相臨床試験を乗り超えた薬品は第2相臨床試験に進むかもしれない．

第2相臨床試験の主な目的は以下のとおりである：
- 薬品の有効性を確認するため
- 薬品の異なる用量，投与方法における安全性をさらに確定するため
- 薬品の薬物動態学的，薬力学的な特徴を確かめるため．

第 2 相臨床試験は：
- 通常，関心のある疾患の患者100〜300人が参加する．時には健常ボランティアと患者の混成の場合もある
- 一般に健常ボランティアと患者の比率を確認しておくと有益である
- プラセボを含めたり，含めなかったりする
- ランダム化を用いたり，用いなかったりする．

もしも第 2 相臨床試験で望ましい結果が得られれば，さらなる検討が第 3 相臨床試験下で行われるであろう．

⇒ 試験が開始されないことについて研究者が示した理由，試験中止・中断について研究者が示した理由，主要な質問，第 1 相臨床試験，第 3 相臨床試験，対照群，第 4 相臨床試験，ランダム化，ランダム化比較試験，臨床研究の流れ，臨床試験，臨床試験が遅れたり完了できない原因，臨床試験の相

○ Pectasides D, Cunnigham D, Roth AD *et al.* (2000) Chemotherapy with cisplatin, epirubicin and docetaxel in transitional cell urothelial cancer: phase II trial. *Eur J Cancer.* **36**: 74-9.

代用エンドポイント → 代替エンドポイント

第 4 相臨床試験　[phase 4 clinical trial]

　第 4 相臨床試験とは市場にある薬品の特性の調査である．第 4 相を行うまでに，問題となるその薬品ははじめの 3 つの相の臨床試験で十分に調べられているという前提がある（第 1〜3 相臨床試験の項参照）．

　第 4 相臨床試験の目的は臨床での薬品の利点を確立することや，薬品についての開業医の知識を向上させることである．

　第 4 相臨床試験は：
- 20〜20000人くらいの患者が参加する
- 一般に 1 日〜5 年以上までの幅で実施される
- 通常はプラセボを用いることはなく，あったとしてもきわめてまれである
- ランダム化は行われるかもしれないし，行われないかもしれない．

　第 4 相臨床試験は市販後研究と呼ばれることがある．第 4 相臨床試験が市販後の研究であることは事実であるが，すべての市販後の研究が第 4 相臨床試験というわけではない．

⇒ NHSの研究管理，MREC，MCA，試験が開始されないことについて研究者が示した理由，試験中止・中断に対して研究者が示した理由，市販後調査，主要な質問，第1相臨床試験，第3相臨床試験，対照群，第2相臨床試験，ランダム化，ランダム化比較試験，臨床研究の流れ，臨床試験，臨床試験が遅れたり完了できない原因，臨床試験の相

対立仮説 [alternative hypothesis]

臨床試験において，研究中の要因間に違いや関連があるという宣言は対立仮説と呼ばれる．

たとえば：
- アカンプロセートを服用している回復中のアルコール中毒患者と，アルコールを断っている回復中のアルコール中毒患者
- ED (electile dysfunction) の国際的な指標で表すと，EDの治療におけるシルデナフィルの有効性と陰茎海綿体注射の有効性が有意に違っているという仮説．

対立仮説は通常以下のように書かれる．

$$H_1 : x \neq y$$

これは x が y と等しくないことを意味し，治療 x と治療 y からの結果に違いがあることを意味している．

しかしながら，帰無仮説は試験の主要な基本要素であるので，検定や解析の後で：
- 帰無仮説を棄却しないか，または
- 対立仮説を採用して帰無仮説を棄却するか，

のどちらかを実行する．

たとえ「帰無仮説を棄却しない」と結論づけたとしても，妙な話ではあるが，これは帰無仮説が真であることを意味しない．ただ，帰無仮説を棄却するのに不十分なエビデンスでしかないといっているだけである．

たとえ「対立仮説を採用して帰無仮説を棄却する」と結論づけたとしても，単にこれは対立仮説が正しいかもしれないといっているだけである．

以下のことをやるべきでないことが議論されてきた：
- 対立仮説を棄却する
- 帰無仮説を受け入れる．

⇒ 帰無仮説，実薬対照臨床同等性試験，統計的有意性，同等性試験，非劣性試験，優越性試験，臨床的有意義性

多施設共同試験 [multicentre trial]

多施設共同試験とは2か所以上の場所で実施される臨床試験である．
たとえば：
- Carmanらは，高齢者の長期滞在型病院20か所で介護職員の予防接種が高齢者のインフルエンザの発症の頻度や死亡を低下させるかどうかを調べる臨床試験を実施した
- Shumらは，多施設のランダム化比較試験を行い，プライマリケアで診療看護師が行う軽い疾病に対するサービスの受容性と安全性を評価した
- Oderdaらは，小児で行った非侵襲的な抗原EIA法を使う便中の *Helicobacter Pylori* 菌を検出する多施設研究の結果を公表した．

多施設共同試験は以下の目的に対して用いられる：
- 必要な数の患者を募集する
- より早く募集する
- 研究集団のできるだけ典型的な標本を確保する
- 専門者間の協力関係を推進する
- 広範囲の医療関連専門家集団を新しい介入に慣れさせる
- 異なる地域の研究結果の一般化と受け入れを促進する．

主な問題点として以下の例が挙げられる：
- 比較的高い費用
- 実行可能性の問題
- 管理
- 適切な数の医師を募集することの困難さ
- 地域の日常診療の多様性
- 倫理委員会の要求の多様性
- 介護プロトコルを簡素化する際の問題
- 比較する介入として何を含むかという問題．

多くはそうではないが多施設臨床試験中には異なった国の施設が含まれることがある．最近発表された報告として，Akkerhuisらの国際的な多施設共同試験がある．彼らはこの研究で，患者の結末と処置について地域的な変動に寄

与する要因の決定を試みている．

多施設臨床試験は，個々の施設で比較的少数の患者を含めることができるので，メガトライアルである必要はない．

用語上，すべての国際的な試験は多施設共同試験であるが，すべての多施設共同試験が国際的な試験であるわけではないということに気をつける必要がある．したがって試験が多施設であるというときには，それが国際的な試験でもあるかどうかを調べる必要がある．

⇨ MREC，試験結果の一般化可能性，試験実施施設，バイアス，メガトライアル，臨床試験によるエビデンスの利点

○ Akkerhuis KM, Deckers JW, Boersma E *et al.* (2000) Geographic variability in outcomes within an international trial of glycoprotein IIb/IIIA inhibition in patients with acute coronary syndromes. *Eur Heart J.* **21** : 371-81.
○ Carman WF, Elder AG, Wallace LA *et al.* (2000) Effects of influenza vaccination of healthcare workers on mortality of elderly people in long-term care : a randomised controlled trial. *Lancet.* **355** : 93-7.
○ Oderda G, Rapa A, Ronchi B *et al.* (2000) Detection of *Helicobacter pylori* in stool specimens by non-invasive antigen enzyme immunoassay in children : multicentre Italian study. *BMJ.* **320** : 347-8.
○ Shum C, Humphreys A, Wheeler D *et al.* (2000) Nurse management of patients with minor illnesses in general practice : a multicentre randomised controlled trial. *BMJ.* **320** : 1038-43.

多重エンドポイント [multiple endpoints]

多重エンドポイントは，臨床試験で複数の評価指標があるときに生じる．

たとえば，慢性閉塞性肺疾患の患者への酸素療法の臨床試験では，結末として以下のものが含まれる：

・肺機能
・精神心理学的状態
・QOL
・死亡率．

⇨ 結末ピラミッド，主要評価項目，相乗効果，代替エンドポイント，複合エンドポイント

○ Ghosh D (2000) Methods for analysis of multiple events in the presence of death. *Control Clin Trials.* **21** : 115-26.

多重原因論 [multiple causation]

多重原因論は，ある効果に対する理由が複数あるときに起こる．
　たとえば，股関節置換術を行う患者の回復率は，術前の健康状態，手術の成功，術後のリハビリテーション治療，家族のサポート，患者の精神状態に依存するであろう．
⇨ 因果関係，結末，交絡因子，相乗効果，統計的検定：統計的検定でだます10通りの方法

多重水準モデル化 [multilevel modelling]

　ある国際的な臨床試験の文献に出くわし，その試験にさまざまなレベルのデータが含まれていたとしよう．たとえば：
・すべての施設にわたって集計したデータ
・各国別のデータ
・各施設別のデータ
・各臨床医別のデータ
・試験の各割り付け群別のデータ
・各患者サブグループ別のデータ
・各患者別のデータ．

　多重水準モデルは，異なるレベルでの結果を概観し，検討するための基本的な構造を提供する．このモデルでは，評価は各水準の情報を使うことになる．
　たとえば，日常の診療では，多重水準モデルはプライマリケアグループ（PCG）である新しく売り出された薬の使用が最も早い施設を明らかにしたり解析するのに用いることができ，さらなる解析として，PCGの構造，人員，PCGの特徴を調べたりすることにも使うことができる．
　多重水準モデルはパラメータに階層性があり，この階層のあるものは単純化され，あるものは複雑にされている．このモデルは，異なったレベルでの関係とサブグループ解析を決定するのに用いられる．
　多重水準モデルの1つの長所は，それが，経済状態，家族状況，地理，他のサービス供給者（たとえば，社会事業，患者サポートグループ）などの医療以外の問題を含むことができることである．
　多重水準モデルを用いる機会は日常診療の現場に存在する．たとえば，以下を反映したデータを解析できる：
・ある条件で特定の投薬を受けている患者の1人

- その条件でその投薬を受けている患者のすべて
- その条件で他の投薬を受けている患者のすべて
- その条件に適応した地区の患者のすべて
- その条件に適応した地域の患者のすべて．

　最近発表された試験が，ある薬が他よりも臨床的に優れていることを示したとしよう．そのとき，多重水準モデルをPCG，保健局，病院で用いることができ，それによって新しい薬の処方が患者の特徴，医師の特徴，診療所の特徴，PCGの方針，国家の方針と諮問の特徴，多数の社会経済的な特徴により決められるということが分かるかもしれない．
⇒ 監査，倹約原理
　○Greenland S (2000) Principles of multilevel modelling. *Int J Epidemiol.* **29**：158-67.

脱落（ドロップアウト）[dropout]

　理由にかかわらず試験の継続をせず，許可なく試験から離脱した患者を脱落と呼ぶ．患者側には次のような理由がある：
- 試験に対する不満をいだくようになった
- 転居
- 家族や家庭事情の変化．

　試験の管理者は患者を強制してまで試験にとどめることができないが，脱落理由を可能なかぎり明確にすべきである．しばしば「中止」と表現すべき場合に不適切に「脱落」という用語が使用されることがあるが，「中止」は許可を得て試験を離脱するものであり，一方脱落はそうではない．
⇒ 監査，欠落，CONSORT，中止，治療意図による解析，撤回，割り付けた治療による解析

ダーティデータ [dirty data]

　ダーティデータとは，チェックや適切な編集がされていないデータの集合である．したがって，誤りや欠落が含まれていることがある．
⇒ データクリーニング

妥当性 [validity]

　測定方法（たとえば，質問紙，結末の測定尺度，患者満足度図）に関して，一般的な妥当性の種類は4つあり，それらは，表面的妥当性，内容的妥当性，

構成概念妥当性，基準関連妥当性である．

質問紙についてこれらをみてみよう．

【表面的妥当性（face validity）】

これは質問紙の妥当性を検討する際に通常一番最初に行われる検査である．表面的妥当性を確認するため，しばしば次のように検討が進められる．一見しただけでさらなる調査なしに，その質問紙で必要としている情報を正確かつ効果的に収集することが期待できるだろうか．したがって表面的妥当性は主観性の強い検査である．これは単に質問紙の表示や質問の適切性に関する主観的な判断に注目しているにすぎない．

たとえば，薬局グループのサービスの質に関する消費者の受け止め方を解析するにあたって，その研究とは独立して，表面的妥当性が調べられた．コメントを踏まえ，質問の改訂，追加，削除が行われ，質問の順番が変えられた．このような変更が行われた主な理由として，質問紙を作成した薬剤師にとって，問題があまりにも身近であったために，元の質問紙にみられたいくつかの問題に気づかなかったことが挙げられる．

【内容的妥当性（content validity）】

これは，質問紙がすべての関連する事項をどの程度網羅しているか，に関連する．内容的妥当性は，表面的妥当性よりも強い理論的な基礎があり，通常はより体系的で，より主観的でない印象を提示する．もし回答者にとって重要な事項を見逃した場合，その質問紙は内容的妥当性を欠いてしまう．探索的なインタビュー，ディスカッショングループ，興味の共通しているグループ，フィールドノート，文献のレビュー，そして常識によって，その質問紙でどのような事項を質問すべきか，明確な印象が与えられる．

たとえば：

- ある試験で，糖尿病の在宅管理に関する質問票の改訂が行われたが，糖尿病患者およびその家族との議論を繰り返したことで，質問票は非常によくなった
- 多発性硬化症のケアに関する臨床試験の質問票でとりあげられている主要エンドポイントは，探索的なインタビューと，医師，患者，家族と介護者からなるディスカッショングループでの議論を経て改善された
- 薬局主導のケアと病院外来主導のケアとを比較することを目的とした試験で，薬剤師とコミュニティーナースに対する詳細にわたるインタビューが質

問紙の改善に有益であることが示された．

【構成概念妥当性（construct validity）】

これは，いくつかの質問項目をまとめたグループ，あるいはただ1つの質問だけかもしれないが，構成概念によって理解されているものとどの程度対応しているかの度合いを示すものである．

たとえば，痛み，怒り，易動性，気分，視力，あるいはQOLといった健康状態に関する質問票を用いる際には，その根底に隠れる構成概念（たとえば，易動性や気分が指すものは何か，など）を明らかにしておく必要がある．個々の観測値から構成妥当性を証明することはできない．そうではなく，ここで必要とされるのは，関連性と構成概念の見取り図を作り上げるのに役立つ一連の観測値あるいは結果が1つのものに収束していく一連の実験である．

【基準関連妥当性（criterion validity）】

これは，質問紙によって得られた結果と，同じ変数の他の測定値，あるいは，何らかの「ゴールドスタンダード」との比較である．このように，基準関連妥当性とは，他の測定方法との相関を含む．

たとえば，腰痛に関する測定方法の基準関連妥当性を確認するために，質問紙によって測定された結果と，より一般に使われている他の測定方法によって得られた結果，あるいは存在するのであれば「ゴールドスタンダード」との比較を行う．ロンドン中心部に自宅をもち居住する85歳以上の患者に対して処方された薬に関する調査でGeneral Health Questionnaire（28項目版，GHQ-28）が用いられた．GHQ-28は不安，うつのスクリーニング用としていろいろな年齢階級を対象として頻繁に用いられている．その基準関連妥当性は不安，うつの臨床診断との相関があることにに基づいて確認されている．

⇒ 結末ピラミッド，研究質問と研究方法，主要評価項目，測定尺度

○ Bowling A (1997) *Research Methods in Health : investigating health and health services*. Open University Press, Buckingham.
○ Smith F (1997) Survey research. 2 Survey instruments, reliability and validity. *Int J Pharm Pract*. **5**: 216-26.
○ Stevens A, Abrams K, Brazier J, Fitzpatrick R and Lilford R (eds) (2001) *The Advanced Handbook of Methods in Evidence-Based Healthcare*. Sage Publishing, London.

妥当性確認 [validity checks]

妥当性確認とは，取りうる範囲内の値，あるいは取りうるコードのみが記録

されているかを確認するデータ評価法をいう．
⇨ ダーティデータ，中間解析，データクリーニング，データモニタリング委員会，プロトコル

探索的データ解析 [exploratory data analysis]

探索的データ解析とは，データさらいの上品で心地よい言い方である．
⇨ データさらい

単施設試験 [single-site trial]

ある単一の状況下で行われる試験のことをいう．たとえば，レスターのある小児病院単施設において，Wesseldineらは看護師による退院時の教育プログラムセットが再入院・来院を減少させうるものかを調査した．
⇨ 英国医学研究審議会（MRC）による臨床試験実施ガイドライン，NHSの研究管理，LREC，多施設共同試験

- Wesseldine LJ, McCarthy P and Silverman M (1999) Structured discharge procedure for children admitted to hospital with acute asthma : a randomised controlled trial of nursing practice. *Arch Dis Child*. **80**: 110-14.

単純ランダム標本 [simple random sample]

単純ランダム標本とは，乱数を使って研究の対象者を選択する方法であり，その他の複雑な手続きをとらない．
⇨ サンプリング法，ブラインド，ランダムな，乱数表

断面研究（横断研究）[cross-sectional study]

断面研究とはある特定の時点における被験者の限定されたグループの解析である．

断面研究の利点を次に示す．
・一般に臨床試験よりも迅速で安価に実施できる．
・新しい仮説を創造できる．
断面研究の欠点を次に示す．
・収集されたデータは特定の時点と関係する．
・時間経過を追って患者を追跡するものではない．
・容易に仮説検定に用いることができない．
・一般化可能性が欠如している．

最近公表された断面研究の例を下記に示す：
・一般開業医に対するてんかん発作の報告
・医療施設と航空機操縦室におけるミス，ストレスおよびチームワーク
・開業医の助言の質
・男性における合意のないセックスに関係した生涯経験数，特徴および関連する問題
・施設に入っていない高齢者の能力障害の提示
・母乳での子育てと肥満
・退役軍人の健康障害のリスク要因としての予防接種の役割
・社会経済学上および健康状態の指標を計算し，これらの指標と入院率との間の関係の調査に注目したロンドンのプライマリケアグループの横断研究
・血圧に対する *Helicobacter pylori* 菌感染の効果の Bristol における地域社会に根ざした断面研究
・プライマリケアにおける左心室の収縮機能障害のリスク評価に対する診断テストの範囲を評価する断面研究．

⇨ 研究質問と研究方法，研究法の比較，コホート，症例対照研究，前向き研究，臨床研究の流れ，臨床試験

○ de Jonge J, Bosma H, Peter R and Siegrist J (2000) Job strain, effort-reward imbalance and employee well-being: a large-scale cross-sectional study. *Soc Sci Med*. **50**: 1317-27.
○ Majeed A, Bardsley M, Morgan D *et al*. (2000) Cross-sectional study of primary care groups in London: association of measures of socio-economic and health status with hospital admission rates. *BMJ*. **321**: 1057-60.

単盲検試験 [single-blind trial]

　単盲検試験とは通常，被験者が（たとえば医薬品による）介入を受ける臨床試験においてその介入が何であるかを知らされない試験をいう．一方，医師の側が盲検下にある試験もある．そのため，単盲検試験では試験に関係するもののうち誰が盲検下にあるのかを明らかにすることが有用である．試験の中には，盲検を導入することができないものもある（この理由について考えてみよ）．

⇨ IRB，遵守，データモニタリング委員会，三重盲検試験，二重盲検試験，バイアス，四重盲検試験，プロトコル，盲検

地域試験 [community trial]
　地域試験とは指定した地域の人々の集団が関係する試験である．
　地域は下記のように定義する：
- 地理的な位置（例：あなたが住んでいる町）
- 行政で決められたある地域（例：保健局の担当地域）
- 民族性
- 学校教育
- 人々が働く場所（例：大型ショッピングセンター，事務所あるいは工場）
- 人々が住む場所．

最近報告された地域に基づいた試験を下記に示す：
- Fleming らはアルコールを飲みすぎる傾向がある高齢者に対する医師の短い助言の効果を研究するために地域密着型の試験を実施した
- Scott らは Surrey 州の住宅地域において難治性てんかんの小児と青年の患者にみられる急性発作を治療する2つの治療薬の有効性と安全性を比較する試験を行った
- Steinberg らは共同住宅における高齢者の転倒や転倒しかかりの予防を調査した．

⇒ 試験実施施設，多施設共同試験，多重水準モデル化，臨床試験

○ Fleming MF, Manwell LB and Barry KL (1999) Brief physician advice for alcohol problems in older adults. A randomized community based trial. *J Fam Pract.* **48**: 378-84.
○ Scott RC, Besag FM and Neville BG (1999) Buccal midazolam and rectal diazepam for treatment of prolonged seizures in childhood and adolescence: a randomised trial. *Lancet.* **353**: 623-6.
○ Steinberg M, Cartwright C, Peel N and Williams G (2000) A sustainable programme to prevent falls and near falls in community-dwelling older people: results from a randomised trial. *J Epidemiol Commun Health.* **54**: 227-32.

逐次試験 [sequential trial]
　逐次試験とは，たとえば以下に示すような，一定の条件を満たすまで継続される試験を指す：
- ある介入治療がその他の治療に比べて明確な利点を示すことが判明する
- ある介入治療がその他の治療との間に有意な差を示さないことが明確になる．

逐次試験では，各被験者からデータが得られるたびに解析される．

結果が逐次連続的に観察され，事前に定められた中止規約に基づき試験が中止されるので，逐次試験において要求されるものは：
- 結末が適切に定義されていること
- 結末が早く得られること
- 定義が明らか，かつ明示的で，事前に定められた試験の中止規約．
⇒ クロスオーバー試験，ジーレンの単純同意割り付け，早期中止規約，中間解析，中止規約，適応型試験，データモニタリング委員会，閉じた逐次試験，開いた逐次試験，プロトコル，変量効果モデル，要因試験，臨床試験運営委員会

中間解析 [interim analysis]

中間解析とは計画された完了日より前に行われる臨床試験の解析である．
たとえば：
- Hjalmarson らがコハク酸メトプロロール徐放性製剤の心不全患者の全死亡，入院，満足感に対する効果を報告した試験は，中間解析を前提としていた（中間解析の結果により試験中止の決定がなされた）
- Collaborative Group of Primary Prevention Project は，1つ以上の心血管系の危険因子をもち，心血管疾患の既往がない患者を対象として，平均追跡期間3.6年のランダム化，非盲検，アスピリンとビタミンEの2×2要因試験を報告した．2つの大規模試験からのエビデンスが，この試験で計画された中間解析によって証明された心血管疾患の一次予防におけるアスピリンの優位性を示したので，この試験は早期に中止された
- 初発の脱髄イベントが確認された患者において，インターフェロン β-1a が臨床的に確定された多発性硬化症の発生数を下げるかどうか．この質問に取り組むために Jacobs らは3年間追跡のランダム化三重盲検プラセボ対照試験を報告した．中間解析は試験開始後6か月，12か月，18か月に計画，実施された
- Pitt らは安定した冠動脈疾患において積極的脂質低下治療を血管形成術と比較するランダム化比較試験を報告した．主要な結果において彼らは中間解析が実施された事実を考慮し，それにしたがって統計的調整を行った．

どの臨床試験実施計画書（プロトコル）も次のことを含めるべきである：

・行われる中間解析に採用される明確な手順
・中間解析が行われることを考慮した統計量の変更を，どのように行うかの明確な説明
・中間の結果を誰がみるべきかを特定した詳細
・中間解析を誰がみるべきではないかを特定した詳細
・中間結果に基づいて試験を中止するための基準の正確な詳細
・中間結果に基づいて試験を継続するための基準の正確な詳細．

　試験の治療法が好ましい結果あるいは好ましくない結果をもたらすかどうかを確認するために中間解析は強く勧められる．エビデンスをみるのが遅すぎると，患者が劣った治療を受け続けるかもしれないし，避けられる有害事象に苦しむかもしれない．このことは次の考慮点と比較検討されなければならない．
・試験データを早くみすぎると，信頼できない結果が得られるかもしれない（たとえば，もし試験に比較的少数の患者しかいないとすると）．
・もし有意水準5％を使って20回中間解析を実施するならば，偶然のみによって統計的に有意な結果を1回見いだすであろう．
・中間解析は，試験データの最終解析でより低い有意水準（5％ではなく1％）が要求されることを意味するであろう．

　誰が中間解析の結果をみるべきであるかという問題は重要である．もし医師が結果をみたら，患者の組み入れや選択に影響するかもしれない．もし患者が中間解析の結果をみたら，試験に対する患者の反応に影響するかもしれない．もし患者が中間解析で1つの治療が他よりよかったと聞き，自分がどちらの群にいるかを知っているか，あるいは知識に基づいて推定することができるならば，「優れた治療」を受けていれば気分がよくなるが，そうでなければ悪くなるかもしれない．

　British Biotech のビジネス史の実例が示すように，試験実施者や製薬企業が中間解析を正しく行うことは重要である．

⇨ NHS の研究管理，MREC，主要な質問，主要評価項目，早期中止規約，データモニタリング委員会，透明性，バイアス，ブラインド，プロトコル

○ Collaborative Group of the Primary Prevention Project (2000) Low-dose aspirin and vitamin E in people at cardiovascular risk: a randomised trial in general practice. *Lancet.* **357**: 89-95.
○ Comella P, Frasci G, Panza N *et al.* (2000) Randomized trial comparing cisplatin, gemcitabine and vinorelbine with either cisplatin and gemcitabine or cisplatin and

vinorelbine in advanced non-small-cell lung cancer : interim analysis. *J Clin Oncol.* **18** : 1451-7.
○ Freidlin B, Korn EL and George SL (1999) Data-monitoring committees and interim monitoring guidelines. *Control Clin Trials.* **20** : 395-407.
○ Hjalmarson A, Goldstein S, Fagerberger B *et al*. for the MERIT-HF Study Group (2000) Effects of controlled-release metoprolol on total mortality, hospitalizations and well-being in patients with heart failure : the Metoprolol CR/XL Randomized Intervention Trial in Congestive Heart Failure (MERIT-HF). *JAMA.* **283** : 1295-302.
○ Jacobs LD, Beck RW, Simon JH *et al*. and the CHAMPS Study Group (2000) Intramuscular interferon beta-1a therapy initiated during a first demyelinating event in multiple sclerosis. *NEJM.* **343** : 898-904.
○ Pitt B, Waters D, Brown WV *et al*. for the Atrovastatin versus Revascularization Treatment Investigators (1999) Aggressive lipid-lowering therapy compared with angioplasty in stable coronary artery disease. *NEJM.* **341** : 70-6.

中止（撤回）［withdrawal］

　中止とは，何らかの理由で行為が取りやめられることである．患者が研究が終了する前にその研究から除外される場合，中止と考えられる．研究における中止症例は，たとえば，プロトコル違反，医学的，倫理的あるいは被験者個人の事情によって起こりうる．試験を管理する立場のものは中止例とされた症例を，通常試験から除外する．中止例は，慎重な注意が必要である，他の症例によってその症例を置き換えられる場合もある．試験を中止した症例のデータは，その後に行われる解析にあたって，無視してはならない．
⇒ 欠損値，最終観察値の再利用，早期中止規約，脱落，中間解析

中止規約［stopping rules］

　中止規約とは，臨床試験を中止する際，あるいは，患者，研究者，医師が研究を続けることを中止させるためにとるべき手続きを指す．
　たとえば：
・患者が臨床試験のプロトコルにしたがわなかった場合，その患者に試験を継続させないようにする
・医師が定められた手順にしたがっていない場合，あるいは，臨床試験にかかわる記録に関する査察の際に首尾一貫した回答を提示できないような場合には，そのような医師を試験に参画させることをやめる
・統計解析担当者自身あるいはその家族が，臨床試験で使われている医薬品などを製造している企業の株を最近購入したという場合，そのような担当者に

解析をさせることをやめる
- 臨床試験の過程で発現した有害事象について，より詳しく原因や発現の理由が判明するまで，新たな患者の登録をやめる
- ある治療法によってもたらされる便益が，対照群の治療法のそれに比べて明らかに大きいとき，試験をやめる
- 少なからず死亡者がみられた場合，試験をやめる
- 死亡にはつながらないものの，有害事象が生じたために試験をやめる
- 比較している治療法間で意味のある便益が見いだされないことがわかった場合に試験をやめる
- ある治療法が，対照群の治療法に比べて勝ることをエビデンスが示した場合，試験をやめる．

⇨ IRB，NHSの研究管理，逐次試験，中間解析，データ表示形式，データモニタリング委員会，プロトコル，臨床試験運営委員会

○ Elting LS, Martin CG, Cantor SB and Rubenstein EB (1999) Influence of data-display formats on physician investigators' decisions to stop clinical trials: perspective trial with repeated measures. *BMJ*. **318**: 1527-31.
○ Meinert CL (1998) Clinical trials and treatment effects monitoring. *Control Clin Trials*. **19**: 515-22.

長期 [long term]

　臨床試験において長期とは少なくとも1年の期間である．

　長期といっても次の2つのまったく異なる意味があるので注意すべきである：
- 治療期間
- 試験の追跡期間．

　介入が長期間にわたって行われるかもしれないし（たとえば，変形性関節症の試験），解析が長期間にわたって行われるかもしれない．いくつかの試験では（たとえば，手術を含む）非常に短期間の介入と比較的長期間の追跡が組み合わさっている．

　臨床試験において「長期」と書いてあったら，次の質問をまずすべきである．
- 長期とは何か（すなわち，介入が長期なのか追跡が長期なのか）．
- どれくらい長いのか．

- 日常診療では患者に介入や追跡がどのくらいの長さで行われているか．
⇨ 長期解析

長期解析　[long-term analysis]

　長期解析とは，患者が少なくとも1年間試験に参加する臨床試験における患者の研究である．患者が全期間にわたって介入を受けていないかもしれないことを知っておくことは重要である．たとえば，患者が16週間の治療と2週間のウォッシュアウトを受けた後，現時点で2年間にわたる追跡を受けているかもしれない．
⇨ 遵守，長期

○ Hartigan C, Rainville J, Sobel JB and Hipona M (2000) Long-term exercise adherence after intensive rehabilitation for chronic low back pain. *Med Sci Sports Exerc.* 32：551-7.

治療意図による解析　[intention-to-treat analysis]

　治療意図による解析とは試験において，被験者が最初に割り付けられたものに基づく解析である．

　何人かの患者では，脱落，中止，治療群のクロスオーバー，あるいは割り付けられたのとは異なる治療を受ける，といったことが起きるかもしれない．これらの症例に起因するバイアスを最小にするため，情報を入手したすべての患者は割り付けられた群の中で解析される．

　たとえば：

- Hjalmarson らは，コハク酸メトプロロール徐放性製剤が症候性慢性心不全の患者の死亡，症状，入院を減らすかどうかを決定するために治療意図による解析を用いた
- Holman らは，2型糖尿病の標準治療を受けている患者を対象にアカルボースの血糖コントロールに対する効果を研究するために治療意図による解析を用いた
- Langer らは，妊娠性糖尿病の女性に対してグリブリドがインスリンと同様に安全で有効であるかどうか決定するために治療意図による解析を用いた
- Mogensen らは，高血圧，微量アルブミン尿症を伴う2型糖尿病の患者において，カンデサルタン，リシノプリル，またはその併用が血圧および尿アルブミン排出率に効果があるかどうかを決定するために治療意図による解析を

用いた
- Ward らは，うつ病患者で，心理療法（非指示的カウンセリングまたは認知行動学的治療）が通常の開業医の治療より有効であるかどうかを決定するために治療意図による解析を用いた．

治療意図による解析では患者が元々割り付けられた試験の治療群にしたがって評価されることにもう一度注意したい．試験のどの群に入るかを患者が最初に選ぶ場合にこの方法を使うことができるかどうかについては議論がある．

最善の場合でも，治療意図による解析は日常診療の研究においてより信頼できる結果を生み出す方法を提供できるにすぎない．治療意図による解析はしたがって実際の治療に対するベンチマークとして使うこともでき，また試験プロトコル，患者組み入れ，管理上の問題点について内在する懸念を伝えることができる．

治療意図による解析が何を意味するかについて公表されたランダム化比較試験を調査・報告した Sally Hollis と Fiona Campbell による論文は少なくとも読むべきである．4つの主要な医学論文誌（British Medical Journal, Lancet, Journal of American Medical Association, New England Journal of Medicine）に報告されたランダム化比較試験の調査で，Sally と Fiona は ITT の接近法が試験において不適切に記述され，不適切に適用されていることを見いだした．

⇒ 意図，NNT，完了例に基づく解析，ケアパス，欠損値，選好試験，脱落，中止，追跡不能例，手元のデータによる解析，投与された治療による解析，プロトコル，ベースラインの調整，有効性，割り付けた治療による解析

- Hjalmarson A, Goldstein S, Fagerberger B et al. for the MERIT-HF Study Group (2000) Effects of controlled-release metoprolol on total mortality, hospitalizations and well-being in patients with heart failure: the Metoprolol CR/XL Randomized Intervention Trial in Congestive Heart Failure (MERIT-HF). *JAMA.* **283**: 1295-302.
- Hollis S and Campbell F (1999) What is meant by intention-to-treat analysis? Survey of randomised controlled trials. *BMJ.* **319**: 670-4.
- Holman RR, Cull CA and Turner RC on behalf of the UK Prospective Diabetes Study Group (1999) A randomised double-blind trial of acarbose in type 2 diabetes shows improved glycemic control over 3 years. *Diabetes Care.* **22**: 960-4.
- Langer O, Conway DL, Berkus MD et al. (2000) A comparison of glyburide and insulin in women with gestational diabetes mellitus. *NEJM.* **343**: 1134-8.
- McCormack J and Greenhalgh T (2000) Seeing what you want to see in randomised

controlled trials. Versions and perversions of UKPDS data. *BMJ*. **320**: 1720-3.
○ Mogensen CE, Neldan S, Tikkanen I *et al*. for the CALM study group (2000) Randomized controlled trial of dual blockade or renin-angiotensin system in patients with hypertension, microalbuminuria and non-insulin-dependent diabetes: the Candesartan and Lisinopril Microalbuminuria (CALM) Study. *BMJ*. **321**: 1140-4.
○ Ward E, King M, Lloyd M *et al*. (2000) Randomised controlled trial of non-directive counselling, cognitive-behavior therapy, and usual general practitioner care for patients with depression. I. Clinical effectiveness. *BMJ*. **321**: 1383-8.

治療群：実験治療群 [treatment group: experimental]

　実験治療群とは，一般に，その臨床試験において検討されている実験的介入（たとえば新薬）を受ける被験者の集団を指す．最近報告された臨床試験では次のような治療群が設けられている：
・アルツハイマー型認知症に対する試験でドネペジルの投与を受けている集団
・パーキンソン病の試験でプラミペキソールの投与を受けている集団
・禁煙の試験においてビュープロピオンの投与を受けている集団
・肥満の試験においてオンリスタットの投与を受けている集団
・男性勃起不全の試験においてシルデナフィルの投与を受けている集団
・不眠症の試験においてザレプロンの投与を受けている集団．
　臨床試験においては，これらの被験者を「ケース」として取り扱うのが無難である．
⇨ 研究質問と研究方法，対照群，臨床試験

治療効果 [treatment effect]

　治療効果とは治療の結果である．
⇨ 因果関係，関連，主要評価項目，副作用，プラセボ効果

治療必要数（NNT）[number needed to treat]

　NNTは，結果を達成するために（たとえば，1人の患者がある臨床的なイベントを避けるために），治療を受けなくてはならない患者の数である．注意が必要だが，これは治療効果の尺度とみなされる．たとえば，ある特定の薬物を用いた治療では患者のうち1人が心筋梗塞となるのを避けるために，30人の患者を治療することが必要かもしれない．
　最近のNNTの例の中には以下のような疾患を対象とした研究がある：
・脳卒中

- 心筋梗塞
- 高齢者の転倒
- 下腿潰瘍
- 禁煙
- 小児肥満症
- アルツハイマー型認知症患者を施設に収容してしまうことの回避
- 若年男性の自殺の防止
- てんかん
- パーキンソン病
- 禁酒中のアルコール中毒患者のアルコール摂取の禁止．

NNTは以下に示すような，3通りの方法で計算できる．

1. NNTは絶対リスク減少率（ARR）の逆数，つまりNNT＝1/ARRである．プライマリケアで働く看護師が，新たな心筋梗塞の管理プログラムの責任者を任されたとし，このプログラムの目的はグループ集団の死亡を減少させることであるとしよう．1年後のARRが0.106であったとしよう．このとき，NNTは9.4(1/0.106)である．小数点以下を切り上げると，1人が心筋梗塞となるのを避けるためには，10人の患者がこの治療プログラムを受けなければならない．

2. 2つ目の方法は，患者の期待イベント発現率（コントロールイベント発現率と呼ぶこともある）とオッズ比を知ることに依存する．予防的ケアに関心があるとしよう．そのときNNTは表39から計算することができる．

表39 NNT計算表

コントロール イベント発現率	オッズ比								
	0.50	0.55	0.60	0.65	0.70	0.75	0.80	0.85	0.90
0.05	41	46	52	59	69	83	104	139	209
0.1	21	24	27	31	36	43	54	73	110
0.2	11	13	14	17	20	24	30	46	61
0.3	8	9	10	12	14	18	22	30	46
0.4	7	8	9	10	12	15	19	26	40
0.5	6	7	8	9	11	14	18	25	38
0.7	6	7	9	10	13	16	20	28	44
0.9	12	15	18	22	27	34	46	64	101

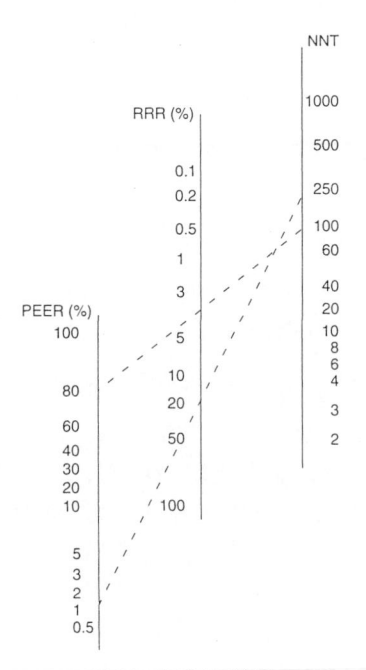

図 30 治療必要例数

　表 39 は，コントロールイベント発現率（CER）の 8 行，オッズ比の 9 列からなる．NNT を決めるために，地区での実地医療に関連したデータを選択することができる．

　プライマリケアグループが潰瘍性大腸炎の予防に関心があるとしよう．診療記録の調査の後，プライマリケアグループのコントロールイベント発現率が 0.3 でオッズ比が 0.7 であることがわかったとする．行が 0.3 で列が 0.7 の交点を読むと 14 であることがわかる．このことは，1 人の潰瘍性大腸炎患者を防ぐために，プライマリケアグループは介入により 14 人の患者を治療する必要があることを示唆している．

3. NNT を計算する 3 番目の方法は，図 30 を参照することである．

　次の例を考えよう．医師，栄養士，運動カウンセラー，喫煙アドバイザー，および呼吸器専門医が，心疾患患者の死亡率を下げるプログラムを実行するとする．このプログラムでは患者の期待イベント発現率（PEER）が 2 であるとしよう．PEER はその患者のイベントの起こしやすさを反映

している．予防的な介入は関連している相対リスク低下率（RRR）20をもっているとする．

今，PEERとRRRのスケール上で2と20をそれぞれプロットし，2点間を結ぶ直線を引き，その直線をNNTのスケールまで延ばそう．延ばした線はNNTのスケールで250の値を得る．図30では，これは心疾患による1人の死亡を避けるためにこのプログラムで250人の患者を治療する必要があるということを示している．

もしPEERが80でRRRが4ならば，上記と同じやり方で，1人の患者を心疾患の死亡から防ぐために100人の患者を治療する必要があるということになる．地区の環境に適合した結果を得るために，他のPEERとRRRの組み合わせを用いることもできる．

NNTはより一層患者に特化することもできる．NNTを患者特有NNT（PSNNT）に変換する．

計算はPSNNT＝NNT／(f)であり，fは患者のタイプを示す因子である．心疾患プログラムの2番目の例でNNTは250であった．もし$f=0.5$とすると，

$$\mathrm{PSNNT} = \frac{250}{0.5} = 500$$

となる．fの値の解釈はどのようにすればよいであろうか．
- fが0と1の間にある場合には，ヘルスケアの関係者は，彼らの患者コホートではイベントが起こりにくいと信じている．
- fが1である場合には，ヘルスケアの関係者は彼らの患者が他の患者と違いがないと信じていることを意味する．
- fが1を超える場合には，ヘルスケアの関係者は彼らの患者ではイベントが起こりやすいと信じていることを意味する．

NNTは，慎重に行えば結果を得るために治療が必要な患者数の範囲を示す信頼区間（通常95％）の内側に入れることもできる．実際，NNTはかならず信頼区間を併記すべきであるといわれている．

プライマリケアグループで詳細を研究した後，心筋梗塞の既往がない45〜60歳の男性の心疾患の死亡数の95％信頼区間は±40だとしよう．上記の心疾患のNNTが250人であったことを思い出そう．これらの結果から，プライマリケアグループの210（250－40）人と290（250＋40）人の間の数の患者

を治療することで，心疾患による1人の患者の死を避けることができる，ということが95％の信頼度でいえることになる．

NNTの使用が増えてきたことは好ましいことであるが，少なくとも以下の4つの理由で注意も必要である．
1. これは他の尺度よりもよく理解できるものではないかもしれない．
2. 試験の結果を提示する方法はヘルスケアの決定に影響を与える．
3. 予防，治療方法，一時的な対処のどれをみるかにより，NNTは変わるかもしれない．
4. NNTは，考えている結末，患者の特徴，発症数や致死率の長期的な傾向，データ解析，臨床での設定のような，ベースラインのリスクを変化させる要因に敏感である．

⇒ NNH，オッズ比，患者の期待イベント発現率，系統的レビュー，信頼区間，絶対リスク減少率，相対リスク低下率，対価表，データ表示形式，ベイズ流の解析

○ Altman DG (1998) Confidence intervals for the number needed to treat. *BMJ*. **317**: 1309-12.
○ Cates C (1999) Pooling numbers needed to treat may not be reliable. *BMJ*. **318**: 1764.
○ de Craen AJM, Vickers AJ, Tijssen JGP and Kleijnen J (1998) Number needed to treat and placebo-controlled trials. *Lancet*. **351**: 310.
○ Lesaffre E and Pledger G (1999) A note on number needed to treat. *Control Clin Trials*. **20**: 439-47.
○ Smeeth L, Haines A and Ebrahim S (1999) Numbers needed to treat derived from meta-analysis-sometimes informative, usually misleading. *BMJ*. **318**: 1548-51.

陳腐化 [obsolescence]

陳腐化は製品，サービス，またはアイデアが時代遅れになったり，取って代わられたりするときに起こる．

たとえば：
- 研究室の機器が時代遅れになったり，技術の進歩によりもはや用いられなくなる
- 臨床試験により新しい治療法が古いものよりも臨床的に優れていることが示される
- 臨床試験のプロトコルを作る新しい方法が古い方法よりも優れている
- 股関節置換術において，新しい素材が古い素材よりも優れている

- 臨床試験から得られたエビデンスを普及させる新しい方法が古い方法に比べて優れている．

⇨ 製品ライフサイクル，対価表，データ表示形式

対計画 [paired design]

　臨床試験における対計画は，患者がペア（対）で組み込まれたときにみられ，ペアの1人が実験的治療法に，他方が対照群に割り付けられる．ペアは，たとえば予後因子，年齢，性別，臨床所見，または生活状況に基づいて対応をとられているかもしれない．

　ペアにするためには，現実には，患者が試験に入る前に対応をとらなくてはいけないので，試験を行うものにとって長く感じ，患者にとっていらだたしいかもしれない．

⇨ ベースライン，マッチドペア

追跡不能例 [lost in follow-up]

　追跡不能例とは，患者を追跡しようとしたときに（たとえば，前回の来院の後）臨床試験の記録に記録されていない患者やデータのことである．単に"lost"と記述されることもある．

⇨ NNT，監査，欠落，CONSORT，最終観察値の再利用，説明責任，脱落，中間解析，中止規約，長期解析，治療意図による解析，臨床研究の流れ

【訳注】：英文では lost to follow-up と表記されることの方が多い．

釣り合い型計画 [balanced design]

　釣り合い型計画は次のようなときに用いられる：

- 心疾患リスクを下げる試験のそれぞれの群で，コレステロールレベルが高い患者と低い患者の数が同じである
- 喘息の臨床試験のそれぞれの群で，田舎からの患者の数と都会からの患者の数が同じである
- 2型糖尿病の臨床試験のそれぞれの群で，45〜54歳の患者の数が同じである．

　釣り合い型計画は試験のそれぞれの群の人数に関係している．それは次のどちらかである：

- 試験におけるそれぞれの群の人数が同じ，あるいは

- 試験におけるそれぞれの群の割合が同じ．
⇨ クロスオーバー試験，ジーレンの単純同意割り付け，逐次試験，適応型試験，ブロックランダム化，並行試験，臨床試験

釣り合った対 ⇨ マッチドペア

定量的解析 [quantitative analysis]

　数量としてデータの評価を行う研究を定量的研究と呼ぶ．定量的研究を定性的研究に比べてより頑健で科学的であるとみなすものもいる．たいていの臨床試験では定量的研究が重点的に好ましいと考えられているが，試験で得られたエビデンスを日常診療で活かす際の多くの懸案は実際に役に立つ定性的な問題次第である．
⇨ 結末ピラミッド，質的解析，データの種類，統計的検定：統計的検定でだます10通りの方法，統計的検定の流れ図

適応外使用 [off-label use]

　適応外使用とは，添付文書（製品概要：summary of product characteristics, SPC）上に規定されていない条件での薬物の処方または使用をいう．
⇨ MCA，ライセンス
○ Conroy S, Choonara I, Impicciatore P *et al.* (2000) Survey of unlicensed and off-label drug use in paediatric wards in European countries. *BMJ.* **320**: 79-82.

適応型試験 [adaptive-adoptive trial]

　適応型試験とは，ある患者に与えられる介入が，その前にその治療が与えられた患者の反応に依存する試験である．
　1つの様式は次に示すようなものである．
- もし前の患者の治療が，達成された結果からみて，成功であった場合には，次の患者にはその治療を割り付ける．
- もし前の患者の治療が実施された治療について失敗であった場合には，次の患者には別の治療を割り付ける．

　図31にこれを示す．
　適応型試験の目的は治療失敗例の割合を抑えることである．
　適応型試験は，結果が比較的早くにわかる急性の疾患や手術において一般的である．また，コミュニティケア，病院の患者退院プロトコルを変更すると

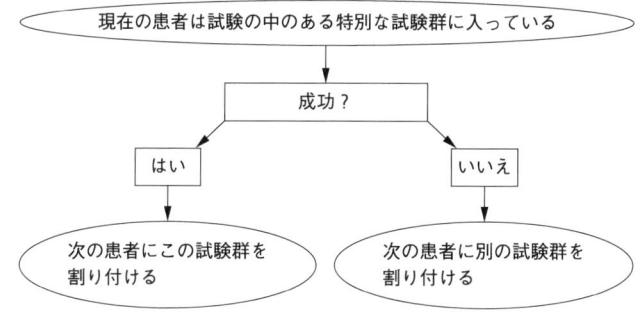

図31 適応型試験

き，研究室での研究でも用いられる．
　適応型システムは臨床試験で治療成功がみられた群の患者数を最大化するが，次の点で注意が必要である．
- 成功とは何を意味するかを知る必要がある．
- いち早く結末を知ることができる必要がある．
- いち早く結末を測定できる必要がある．
- もし患者が結末のいくつかの測定値で成功であり，他の測定値で失敗であった場合，何をすべきか．

⇒ オープンラベル試験，勝ち馬に賭ける規則，急性の，クロスオーバー試験，主要評価項目，逐次試験，二本腕スロットマシン割り付け，ベルヌーイ試行，要因試験，ランダム化比較試験

○ Birkett JJ (1985) Adaptive allocation in randomised controlled trials. *Control Clin Trials*. **6**: 146-55.
○ Chalmers I (1999) Why transition from alternation to randomisation in clinical trials? *BMJ*. **319**: 1372.
○ Rosenberger WF (1999) Randomized play-the-winner clinical trials. Review and recommendations. *Control Clin Trials*. **20**: 328-42.

適応性 [elasticity]

　適応性とは，ある因子が，他の因子の変化に対して示す反応性の指標である（たとえば，投与薬物の変更に反応した癌細胞の成長の変化）．
⇒ 感度分析，用量反応，用量比較試験

適格基準 [eligibility criteria]

適格基準は，組み入れ基準と同じである．
⇨ 組み入れ基準，除外基準

適格性 [eligibility]
適格性とは，選択されることがふさわしい条件のことである．
⇨ 症例発見，適格基準，同意

適正手続き（デュープロセス）[due process]
適正手続きとは，意思決定者が次のことを明確に宣言するときに生じる：
・何が決定されたか
・どのようにしてそれに到達したのか
・利点は何か
・費用はどの程度か
・どんな資源（たとえば，人材や装置）が必要か．
⇨ エビデンスに基づく医療，系統的レビュー，説明責任，データモニタリング委員会，透明性，臨床試験運営委員会

データクリーニング [data cleaning]
データクリーニングとは，臨床試験あるいは日常診療で生じるデータについて，矛盾，コードの間違い，誤記入といった観点からチェックすることである．たとえば，年齢が負であること，予測からかけ離れた値やデータベースへの二重登録を検出するために使われる．
⇨ ダーティデータ，データモニタリング委員会

データさらい [data dredging]
データさらいとは，データベースに対して元のプロトコルでは解析することになっていなかった解析を実施する場合に起こる．データさらいという言葉は少々不適切で，素人じみた響きがあるが，患者は誠実に臨床試験に協力してくれたことを思い出す必要がある．したがって，データさらいによって，存在するデータは最大限に利用できるようになり，―そのためデータさらいを行わないということは，非倫理的であると考えられるかもしれない．なぜなのか．いくつかの理由がある．
・データが存在している．
・データを収集するには多大の労力が費やされている．

- 試験データを集めるには多額の費用がかかる．
- データをきれいにするには時間がかかる．
- どんなデータであってもデータが存在するなら，できるかぎり多くの情報と分析結果を収集すべきである．

　重要な問題は，あらかじめ倫理的承認を得ていないことであり，データさらいがデータフィッシングに変化する可能性があることである．

　データさらいは，世界保健機関（WHO）が運営している，有害薬物反応の国際データベースの解析に使用されてきた．

　データさらいは，探索的データ解析あるいはデータマイニングとも呼ばれている．

⇒ サブグループ解析，探索的データ解析，データフィッシング，データモニタリング委員会，プロトコル

○ Coulter DM, Bate A, Meyboom RHB *et al*. (2001) Antipsychotic drugs and heart muscle disorder in international pharmacovigilance: data-mining study. *BMJ*. 322: 1207-9.

データ消失（アトリション，対象者の目減り）［attrition］

　データ消失とは臨床試験期間中にみられる患者の損失である．

　たとえば，次の理由で臨床試験中にデータ消失が起こる：

- 患者が治療計画にしたがわない
- プロトコル違反
- 有害作用
- 死亡
- 患者の転居
- ずさんな管理（例：評価のために患者にクリニックに来るように連絡するのを怠ること）．

　もし，データ消失が適切に考慮されなければ，介入の利点は誤った方向に導かれるかもしれない．

⇒ NNT，監査，欠損値，欠落，CONSORT，遵守，脱落，中止，治療意図による解析，有効性，割り付けた治療による解析

データの種類［data types］

　臨床試験データを解析する場合に重要なのは，どのような種類のデータであ

るかを決定することである．
　データの種類を知ることは次の点で役に立つ：
・どのような統計的検定を実施することができるのか，あるいは実施すべきかを決定する
・どのようにデータを特定し，分類し，場合によっては入手すればよいかを試験実施者が明らかにする．
　データの種類は分類または数量のどちらかである．分類である場合は，データに順序が存在する場合としない場合がある．数量である場合は，離散量の場合と連続量の場合がある．表40は，データの種類を覚えるための簡単な1つの方法を示し，例を加えている．
⇒ 測定尺度，データ表示形式，データモニタリング委員会，統計的検定：統計的検定でだます10通りの方法，統計的検定の流れ図

表40　データの種類

分類	
順序（順番がある）	名義（順番がない）
乳癌の程度，認知症の程度，賛成/無関心/反対，改善/同等/悪化など	生死，男女，血液型など

数量	
連続量	離散量
年齢，肥満度，コレステロール値，血圧，身長，腫瘍径，体重など	子孫の数，1週間あたりの喘息発作回数，1か月あたりのてんかん発作回数など

データ表示形式 [data-display formats]

　臨床試験の結果を提示する場合，常にデータを提示するためにどの形式を選択するかという問題がある．
　Eltingらは，人工的な臨床試験を使って，臨床試験実施者が試験を継続するか，それとも中止して予定外の統計解析をするかについて判断する際のデータ表示形式の影響を調べた．彼らは，表あるいは円グラフ，棒グラフで表示するよりもアイコンで表示したほうがより正しい意思決定が行われることを見いだした（正しい意思決定が下された比率はそれぞれ，表68％，円56％，棒43％に対してアイコン82％であった）．また彼らは，データを肯定的に組み立て

て表示するよりも，否定的に組み立てて表示するほうが正しい意思決定が行われることを見いだした（47%に対して93%）．

データ表示形式は単純にデータを示すための方法にすぎない．

データ表示形式には次のものがある：
・表
・円グラフ
・棒グラフ
・折れ線グラフ
・アイコン表示．

「データ表示形式」という用語は，次の理由から臨床試験の関心事になっている．
・データが提示される方法は，データを解釈したり，確認したり，理解したりする方法に影響を及ぼすことがある．
・臨床試験実施者の意思決定が，試験結果と無関係な因子によって影響を受けることがある．
・日常診療における意思決定は，実際に得られた試験結果とは無関係な因子によって影響を受けることがある．

⇨ NHSの研究管理，エビデンスを臨床に活かす際の問題点，結果の提示法，適正手続き，透明性，バイアス，臨床試験

○ Elting LS, Martin CG, Cantor SB and Rubenstein EB (1999) Influence of data-display formats on physician investigators' decisions to stop clinical trials: prospective trial with repeated measures. BMJ. **318**: 1527-31.

データフィッシング [data fishing]

データフィッシングとは，解析者が長時間熱心に解析を行い「よい結果」を探す行為である．

コンピュータ化されたデータベースと比較的高性能の解析ソフトウェアパッケージが利用できれば，データフィッシングはきわめて容易に行うことができる．しかもそれを見つけだすことはますます難しくなっている．

⇨ NHSの研究管理，MREC，データさらい，データモニタリング委員会，統計的検定：統計的検定でだます10通りの方法，統計的検定の流れ図，プロトコル

データモニタリング委員会 [data-monitoring committee]

データモニタリング委員会とは，臨床試験のすべてのデータにアクセスできるグループのことである．必要があればどの患者がどの治療を受けているのかを確認することもできる．

この委員会の主たる役割は，現状のまま試験を続行すべきか否かを勧告することである．その勧告は，試験運営委員会や試験統括責任者あるいは指導者に対して行われる．

英国医学研究審議会（MRC）によると，データモニタリング委員会と倫理委員会のメンバーは，統括責任者，運営委員会，試験実施医療機関から完全に独立すべきであるとしている．「完全に独立」とはどういうことを意味しているのか，「独立性」をチェックするためにどのような審査を行うのかについては検討すべき課題である．

国民保健サービス（NHS）の臨床試験がすべてデータモニタリング委員会を設置しているわけでなく，英国やヨーロッパにはこのような独立データモニタリング委員会の存在に反対している人もいる．ある著名な教授は最近，エビデンスを示してはいないが，「データモニタリング委員会に使われる予算は，患者のケアのために使うほうがよい」とさえ述べている．

臨床試験からのエビデンスを調べている人がますます増えてきていることを心に留めておくべきである．さまざまな理由から，人々は臨床試験の弱点を見つけたいと考えている．これらの人々がデータモニタリングに関係した問題のために，臨床試験の役割を軽視し，懸念を抱くようなことがあると，たとえどのような方法で妥協がはかられようともその試験を実行するために費やされた時間と費用のすべてと，試験実施者が患者や医療機関との間で確立したよい関係のすべてが無駄になってしまうかもしれない．

⇒ IRB，NRR，NHS の研究管理，説明責任，早期中止規約，中間解析，適正手続き，データさらい，透明性，臨床試験運営委員会

○ deMets DL (2000) Relationships between data-monitoring commmittees. *Control Clin Trials*. **21**: 54-5.
○ Freidlin B, Korn EL and George SL (1999) Data-monitoring committees and interim monitoring guidelines. *Control Clin Trials*. **20**: 395-407.
○ CL Meinert (1998) Clinical trials and treatment effects monitoring. *Control Clin Trials*. **19**: 515-22.

表 41 利用可能な症例

項　目	データのある患者の人数	項　目	データのある患者の人数
人種	60	拡張期血圧	84
年齢	95	喫煙状況	78
LDL コレステロール	83	糖尿病の状況	91
HDL コレステロール	80	BMI	65
収縮期血圧	86		

撤回 ➡ 中止

手元のデータによる解析 [available case analysis]

　手元のデータによる解析とはできるだけ多くの利用可能なデータを評価する行為である．

　心血管リスク評価クリニックに通う100人の患者から，表41に示すデータを得たとしよう．どの項目（たとえばBMI）が用いられても，利用可能な症例の数が違ってくる．

　いくつかの臨床試験では，利用可能な症例を用いた解析は統計的検定の検出力を高めるために行われる．試験では利用可能な症例を用いた解析が行われたことは必ずしも明瞭ではない．利用可能な症例を用いた解析は，介入がどれくらいよく働くかの全体的な印象に影響を及ぼし，データの記録やサブグループ解析についての疑問を導くことになる．

⇨　NNT，監査，欠損値，脱落，中止，治療意図による解析，データクリーニング，データさらい，データフィッシング，プロトコル，無回答，臨床試験の結果の外的妥当性

デュエムの反証不能理論 [Duhem's irrefutability theory]

　デュエムの反証不能理論とは，どのような仮説にも常に一連の補助的な条件や根拠となる前提があるが，何人もこれらの前提の中で反論事実の正確な位置を確信できないので，仮説というものはひとまとめにして反論することができないというものである．かくして，反証は確定的に行えないということになる．図32はこの一例を示している．

　新薬と，現行の最善の治療とを比較したランダム化臨床試験の結果から，新薬のほうが現行の最善の治療よりも費用対効果に優れていることが示されたとしても，デュエムの反証不能理論にしたがうと，新薬が現行の最善の治療より

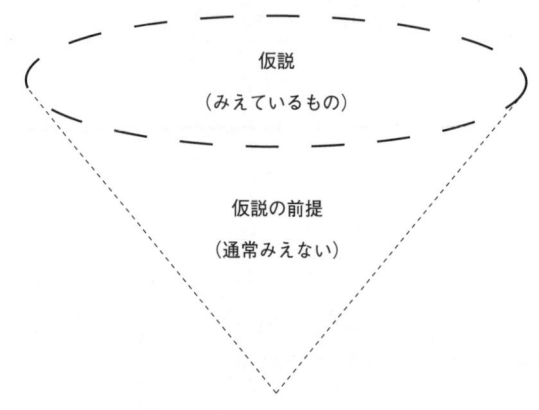

図32 デュエムの反証不能理論

も費用対効果に優れていると無条件に結論できないということになる.
⇨ 仮説検定, ベイズ流の解析, ラカトスのハードコア, 保護帯

デュープロセス ➡ 適正手続き

デルファイ法 [Delphi technique]
　デルファイ法とはエビデンス, 問題点, 論拠を, 合意が得られるまで繰り返し検討する人々のグループを使って, とりあげた問題に対して合意に至る方法である. この方法は問題に対する意見をまとめるために段階的に, あるいは巡回しながら実施される.
⇨ 研究質問と研究方法, 質的研究のチェックリスト, フォーカスグループ, 臨床試験によるエビデンスの利点

- Barbour RS (2001) Checklists for improving rigour in qualitative research: a case of the tail wagging the dog? *BMJ*. **322**: 1115-17.
- Giacomini MK (2001) The rocky road: qualitative research as evidence. *Evidence-Based Med*. **6**: 406.
- Goodare H and Smith R (1995) The rights of patients in research. *BMJ*. **310**: 1277-8.
- Greenhalgh T and Taylor R (1997) Papers that go beyond numbers (qualitative research). *BMJ*. **315**: 740-3.
- Kitzinger J (1995) Introducing focus groups. *BMJ*. **311**: 299-302.
- Pope C and Mays N (eds) (2000) *Qualitative Research in Health Care*. BMJ Books, London.
- Singer PA (2000) Recent advances: medical ethics. *BMJ*. **321**: 282-5.

添付文書 [label]

　添付文書とは，たとえば製品の特色，用量，投与方法，禁忌，副作用，使用上の注意，適応を識別する短い文言である．添付文書は通常製品の包装に添えられている．

⇒ MCA，オープンラベル試験，適応外使用

○ Conroy S, Choonara I, Impicciatore P *et al.* on behalf of the European Network for Drug Investigation in Children (2000) Survey of unlicensed and off-label drug use in children's wards in European countries. *BMJ.* 320 : 79-82.

同意 [consent]

　同意することは承諾することを意味する．

　同意は口頭あるいは文書で行われる．たとえば1999年，英国およびアイルランドの麻酔医協会は肉体的なリスクをもたらす処置に対してははっきりした同意を取得すべきであると宣言している．英国麻酔医協会によれば，同意は口頭あるいは文書によって得ることができる．

　同意を手に入れるガイドラインは職種によってガイドラインがいろいろ解釈されるので，職種によって多様化している．同意は単に臨床試験に対する問題点だけではなく，日常診療に対する問題点でもある．

　同意の問題点，あるいは同意の欠如は問題症例を契機として広く知られるようになってきた（たとえば国民保健サービス（NHS）の幼児に対する試験，心臓手術，および臓器提供）．

　同意が必要とされない状況，代理人による同意，および真に同意を構成しているものに関する諸問題がある．

　同意の記録はいつも下記に示すことを記述した公式な文書として保存しなければならない：

・何を患者は告げられたか
・誰が患者に告げたか
・いつ患者は告げられたか
・患者が告げられたことを理解したと患者が表明したことの確認
・患者が自分たちの権利を知っていることの確認．

　同意書には患者と試験のチームの代表者が署名し，日付を記すべきである．患者が委任状を有している場合，委任を受けたものがその患者の代わりに署名してもよい．

⇨ 後同意，インフォームドコンセント，患者情報シートと同意書，賛意，同意：法律と同意に関する8つの鍵となる質問，ヘルシンキ宣言

- Aitkinhead A (1999) Anaesthetists need consent, but not written consent. *BMJ*. **319**: 1135.
- Smith R (2000) Babies and consent. *BMJ*. **320**: 1285-6.
- Smith R (1997) Informed consent: the intricacies. *BMJ*. **314**: 1059-60.
- Tobias J and Doyal L (2000) *Informed Consent: respecting patients in research and practice*. BMJ Books, London.
- Wolf AM and Schorling JB (2000) Does informed consent alter elderly patients' preferences for colorectal cancer screening? Results of a randomized trial. *J Gen Intern Med*. **15**: 24-30.

同意：法律と同意に関する8つの鍵となる質問 [consent: eight key questions on law and consent]

　同意に関する法律は国と時代によって変化するが，次の情報は8つの質問に対する英国保健省の回答の要約である．回答は現行の英国における法律（2001年3月）の保健省の見解に基づいている．与えられた答えは一般に生きている人々に対する介入に関係している．

問1　（非医師の）保健専門家はいつ患者から同意を取得する必要があるのか．

　自己決定能力がある成人患者を検査したり，治療したり，介護する前に同意を取得しなければならない．

　成人は通常は特に証明がないかぎり自己決定能力があるとみなされる．もし自己決定能力に疑問がある場合，尋ねてみるべき質問は，この患者は同意の決断に必要な情報を理解できるかである．予期しなかった判断は患者が自己決定能力がないことを証明するものではない．しかし，さらなる情報あるいは説明を必要とすることを示唆している．

　たとえ他の決断には決定能力がない場合でも，患者はヘルスケアの決断には自己決定能力をもっているかもしれない．

　同意を与えることと取得することは通常1つの過程で1回限りのイベントではない．患者は意思を変更することができるし，いつでも同意を撤回することができる．もし，少しでも疑いがあるならば，患者が引き続きケアや治療に同意していることを常に吟味すべきである．

問2　子供たちは自分自身で同意することができるか．

　子供を診察したり，治療したり，介護したりする前に同意を取得しなければ

ならない．16歳ないし17歳の若年者は彼ら自身で同意を与える決定能力をもっていると思われる．より若年の子供であっても提案された処置が何かを十分に理解している場合にはまた同意を与えることができる（彼らの両親は理想的にはかかわること）．

　他の場合には，親の責任をもつものが，子供に代わって同意を与えなければならない．ただし，緊急事態で彼らが間に合わないときはこのかぎりではない．もしも自己決定能力がある子供が治療に同意するならば，両親はその同意を無効にすることはできない．法律上は自己決定能力のある子供が拒否しても，親は同意できるが，このような深刻なステップを踏むことはまれであろう．

問3　同意を求める適任者は誰か．

　患者の同意を求めることは実際に患者を治療する人にとって常に最もよいことである．しかしながら，もしあなたが問題にしている処置を実施できたり，その処置に対する同意を得るために特別に教育されている場合であれば，同僚に代わって同意を得ることは可能である．

問4　いかなる情報が提供されるべきか．

　患者が同意を与えるかどうかを決定する前に患者は十分な情報を必要とする：たとえば，推奨された治療と代わりの治療のリスクと利益についての情報である．もし，患者が同意を決断するのに十分に多くの情報が理解できる形式で提供されないならば，患者の同意は有効でないかもしれない．

問5　患者の同意は自発的か．

　同意は自発的に与えられなければならない：保健専門家，家族あるいは友人からのいかなる形の強要あるいは，不当な影響があってはならない．

問6　患者の同意はどのようにして与えられるか．

　同意は文書に書かれたもの，口頭，あるいは身振りであるかもしれない．同意書への署名そのものはその同意書が有効であることを証明するものではない－同意書の真意は患者の意思決定と行われた議論を記録することである．あなたのトラストや組織は文書による同意を得ようとする場合に使う手段をもっているかもしれない．

問7　治療拒否とは何か．

　たとえ，明らかにその患者の健康にメリットがある場合でも，自己決定能力をもつ成人患者は治療を拒否する権利がある．この規則の唯一の例外はその治

療が精神障害に対するもので患者が精神保健法1983を根拠に拘留される場合である．自己決定能力のある妊婦はたとえ治療を拒否することが胎児に有害である可能性があっても，治療を拒否することができる．

問8 同意を与える自己決定能力のない成人はどうするか．

いかなる人も自己決定能力のない患者に代わって同意を与えることはできない．しかしながら，その治療が彼らにとって最もメリットがあるものであれば患者を治療できるであろう．「最大の利益」とは自己決定能力があったときの願望や信条，現在の願望，一般的な健康と精神的および宗教的幸福感のような要素を含むため，最大の医学的利益よりも広い．患者に近い人々はあなたにこれらの要素のいくつかについて情報を与えることができるかもしれない．患者がずっと自己決定能力をもっていない場合，血縁者，介護者，友人が患者の要求と好みに助言を与える最良の人々であろう．

もし，ある自己決定能力がない患者が，過去の，まだ自己決定能力がある時期にある特別な状況下での治療を拒否したいとはっきりと意思を表示していたならば（先行する拒否），このような状況が起こったときには，その患者の拒否を守らなければならない．

当然ながら，8つの質問と保健省からの要約的回答はすべての状況をカバーするものではない．提案された介入について何らかの懐疑点があるならば，倫理的，法的および専門的な助言を求めるべきであろう．

⇨ 後同意，インフォームドコンセント，NHSの研究管理，カルディコットガーディアンズ，患者情報シートと同意書，患者の好み，賛意，同意，ヘルシンキ宣言，臨床試験における患者の好み

○ Ashcroft RE (2001) Ethics of clinical trials: social, cultural and economic factors (Chapter 2). In: A Stevens *et al.* (eds) *The Advanced Handbook of Methods in Evidence Based Healthcare.* Sage Publishing, London.
○ Department of Health's *Reference Guide to Consent for Examination or Treatment* available at http://www.doh.gov.uk.
○ Gostin LO (1995) Informed consent, cultural sensitivity and respect for persons. *JAMA.* **274**: 844-5.

等価用量　[equipotent dose]

等価用量とは，次のうちのどちらかを意味する．

・別の薬物と同じ反応をもたらすある薬物の用量，あるいは

・同一の効果をもたらす1つの薬物の異なった2つの用量
⇨ 同等性試験，用量比較試験

統計家のチェックリスト（BMJ 推奨）［statisticians' checklist（BMJ recommended）］

"British Medical Journal（BMJ）"では統計家向けのチェックリストを用意している（表42参照）．他にも同様のチェックリストは存在するが，BMJ のものはチェックリストにどのような項目を入れるべきか，入れないべきかを議論するためのたたき台として適当である．さらに，そのようなチェックリストの存在意義を明らかにするものであるともいえる．

ランダム化比較試験を実施する際には CONSORT ならびに以下のチェックリストにしたがうべきである．

表43に，BMJ の一般向け統計チェックリストを示す．
⇨ 質的解析，定量的解析，統計的検定：統計的検定でだます10通りの方法，統計的検定の流れ図，統計的有意性

統計的検出力［statistical power］

真に差が存在する場合に，臨床試験が統計的に有意な差を検出しうるほど十分に大きい場合，その試験は十分な統計的検出力をもつという．「十分に大きい」との表現は通常，その試験に登録される被験者の数を指す．

これを別の表現で説明することもできる．もしある患者集団に対して，ある薬品が他の薬品に対して何らの臨床的な利点をもたないという仮説をもっているとし，これを帰無仮説と呼ぶことにしよう．

統計的検出力とは，この帰無仮説が誤りである場合に，この仮説を棄却する確率である．

統計的検出力は次に挙げるような要因によって規定される：
・試験に参加する被験者数
・結末
・イベント数（たとえば心筋梗塞）
・使おうと考えている信頼区間（たとえば95％）．
⇨ 帰無仮説，検出力，統計的有意性，臨床的有意義性

○ Moher D, Dulberg CS and Wells GA (1994) Statistical power, sample size and their reporting in randomized controlled trials. *JAMA.* **272**: 122-4.

表42 統計家のチェックリスト（BMJ推奨）

デザインに関する事項
1. 試験の目的は適切に記述されているか
2. 試験に登録する際の診断基準は十分に示されているか
3. 被験者がどのようにして選択されているか，十分に示されているか
4. 既存対照ではなく，同時対照が置かれているか
5. 試験で行われる介入について適切に定義されているか
6. 試験で行われる介入に関して，ランダム割り付けがなされているか
7. ランダム化の方法が記述されているか
8. 割り付けから介入治療までの期間が十分短いといえるか
9. できるかぎりの盲検化がなされているか
10. 結果指標に関して十分な基準が示されているか
11. 結果指標の設定は妥当か
12. 事前に目標症例数の計算が行われ，その結果が報告されているか
13. 介入後の追跡期間が示されているか

試験の実施に関する事項
14. 介入群と対照群は適切な測定項目で比較可能か
15. 十分高い割合の被験者がフォローアップされているか
16. 十分高い割合の被験者が介入治療を完遂しているか
17. 介入治療群あるいは対照群の治療から脱落した被験者について適切に記述されているか
18. 介入治療に伴う副作用は報告されているか

解析と提示方法に関する事項
19. 統計解析手法はすべて適切に記述されているか，あるいは参照先が明示されているか
20. 用いられた統計解析手法は適当か
21. 予後因子は適切に考慮されているか
22. 統計的なデータの提示は十分であるか
23. 主要な結果について信頼区間が提示されているか
24. 統計解析の結果から導かれる結論は正当化されうるか

論文に関する勧告
25. 当該論文は統計的な観点から公表するに足る標準的水準を満たしているか
26. もしそうでない場合，受理可能なものとできるか

統計的検定：統計的検定でだます10通りの方法 [statistical tests: ten ways to cheat with statistical tests]

　Trish Greenhalghの2つめの論文「統計学者でない人のための統計学：有意な関係とその落とし穴」では，論文を書き上げる際に使うことができる"統計的検定でだます10通りの方法"を列挙した表が示されている．この表をこ

表43 BMJ の一般向け統計チェックリスト

デザインに関する事項
1. 試験の目的は適切に記述されていたか
2. 目的を達成するために適切な試験デザインが用いられていたか
3. 被験者がどのようにして選択されているか，十分に示されていたか
4. 事前に目標症例数の計算が行われ，その結果が報告されていたか

試験の実施に関する事項
5. 十分な反応率が達成されたか

解析と提示方法に関する事項
6. 用いられた統計手法についてすべて適切な記述あるいは参照先の明示があったか
7. 用いられた統計手法は適切であったか
8. 統計的な事項の提示は十分であったか
9. 主要な結果について信頼区間が提示されていたか
10. 統計解析の結果から導かれる結論は正当化されたか

論文に関する勧告
11. 当該論文は統計的な観点から公表するに足る標準的水準を満たしたものであるか
12. もしそうでない場合，適当に改訂することによって受理可能なものとできるか

こに再掲するのは，創造性やまやかしが統計的な企ての暗部であることを思い出すのに役立つと考えられたからである．表44は他人の調査や調査結果を解釈する際に注意すべき事項でもある．

医療現場では，何をすべきか，何をすべきでないか，さらに何らかの治療がどの程度よく奏効するかといったことを考える際に，ますます統計学に依存するようになってきている．しかし，医学統計ができることはたかだか意思決定を手助けすることであって，日常診療における決定を医学統計のみによって行うべきではない．

⇒ CONSORT，適正手続き，統計家のチェックリスト（BMJ 推奨），統計的検定の流れ図，透明性

- Bland M (1995) *An Introduction to Medical Statistics* (3e). Oxford University Press, Oxford.
- Campbell MJ and Machin D (1999) *Medical Statistics : a common sense approach* (3e). John Wiley & Sons, Chichester.
- Collins R and MacMahon S (2001) Reliable assessment of the effects of treatment on mortality and major morbidity. I. Clinical trials. *Lancet.* **357** : 373-80.
- Greenhalgh T (1997) How to read a paper : statistics for the non-statisticians. I. Different types of data need different statistical tests. *BMJ.* **315** : 364-6.
- Greenhalgh T (1997) How to read a paper : statistics for the non-statisticians. II.

表44 統計的検定でだます10通りの方法

1. すべてのデータをコンピュータに入れ，$p<0.05$ であった関係を有意であったと報告する
2. 試験開始時のベースラインの群間の偏りが，試験治療群に有利なものであれば，その偏りを調整してはいけない
3. データの正規性について検定をしてはいけない．もしそのようなことをしてしまったら，あまり興味をひかれないノンパラメトリック検定を適用する羽目に陥る
4. 中止（脱落），無反応者はすべて無視する．その結果試験治療を完全に実施しえた被験者のみに絞った解析となる
5. 常にあるデータと別のデータとの関係を散布図に描き，r（ピアソンの相関係数）を算出できると考える．r が統計的に有意であった場合には，因果関係が証明されたと考える
6. もし外れ値（グラフを描いたときに他の値から大きく外れた位置にある値）が計算を台なしにするような場合，それを計算から外すこと．しかしながら，もしその外れ値があるおかげで都合のよい結果になる場合には，それが見せかけの結果だとわかっていた場合であっても，外れ値を解析の中に含めること
7. もし結果の群間差の信頼区間が0をまたぐ場合には，その事実を報告に含めないこと．よりよい方法としては，本文中で簡潔にその事項に言及し，グラフには示さず，結論を導くときにはその事実を無視すること
8. 6か月間の試験を実施している際に，4.5か月の時点で2群の差が統計的に有意になった場合，その試験を中止し，論文を書き始めること
9. もし結果が芳しくなかった場合はコンピュータを使って，いずれかのサブグループで異なった傾向がないか調べること．もしかすると，ある民族グループの52〜61歳のサブグループでは試験治療が奏効していることを見つけることができる
10. 事前に計画した解析では思ったとおりの結果が得られなかった場合，他の検定方法を片っ端から試してみること

Significant relations and their pitfalls. *BMJ*. **315**: 422-5.

統計的検定の流れ図 [statistical test diagram]

　本書は統計学の教科書ではないが，統計学は臨床研究の重要な位置を占める．統計学を学ぶにあたって最良の場は，研究課題についてよく知っている指導者のもとで学ぶことができる実践の場である．

　ここに示したのは，臨床試験の結果を検討する際に使う検定や検討事項を簡単な流れ図にまとめたものである（図33参照）．データの形式，問題なく想定できる仮定，カテゴリーの数，被験者をいくつの群に分けるかといった事項によって，事前にそのデータにどのような検定を用いるべきかが決まる．

　図33には別の使い方もある．臨床試験の結果がある検定手法に基づいて報

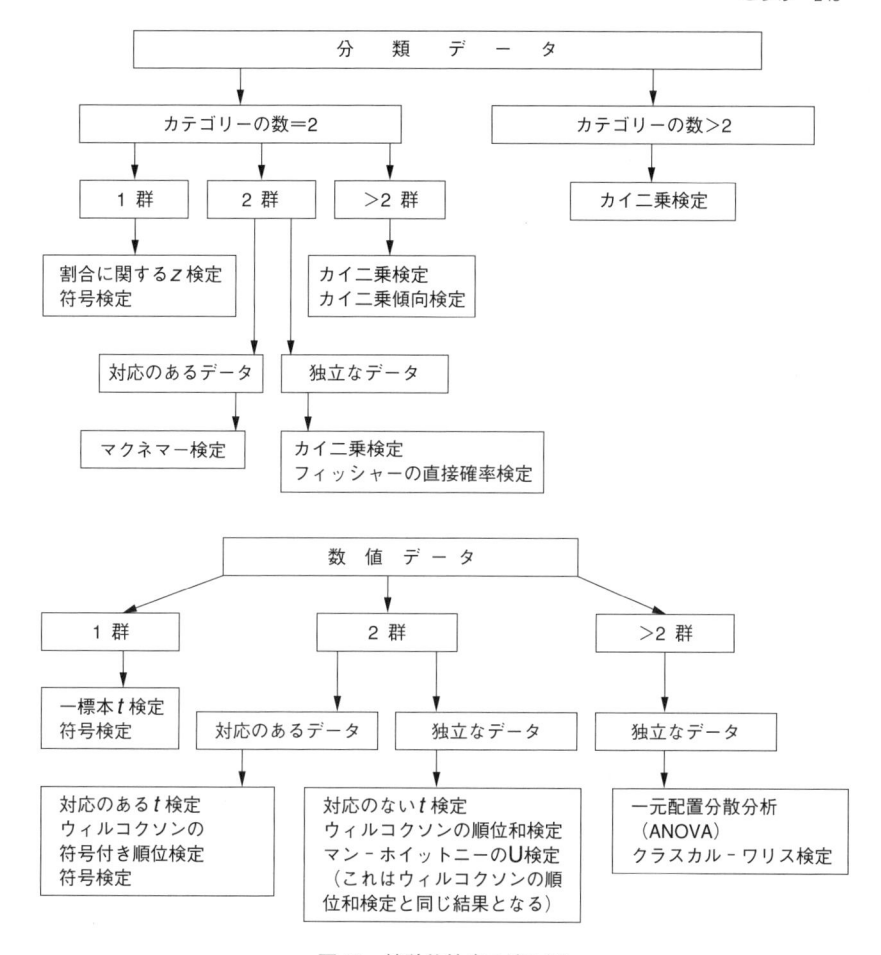

```
                         分 類 デ ー タ
                              │
              ┌───────────────┴───────────────┐
         カテゴリーの数＝2                カテゴリーの数＞2
              │                                │
    ┌─────┬───┴───┐                      カイ二乗検定
   1群    2群    ＞2群
    │     │      │
 割合に関するz検定  カイ二乗検定
 符号検定          カイ二乗傾向検定
          │
    ┌─────┴─────┐
 対応のあるデータ 独立なデータ
    │           │
 マクネマー検定  カイ二乗検定
                フィッシャーの直接確率検定


                         数 値 デ ー タ
                              │
              ┌───────────────┼───────────────┐
             1群              2群             ＞2群
              │                │               │
         一標本t検定    ┌──────┴──────┐    独立なデータ
         符号検定    対応のあるデータ 独立なデータ
                       │             │         │
                  対応のあるt検定  対応のないt検定  一元配置分散分析
                  ウィルコクソンの ウィルコクソンの順  （ANOVA）
                  符号付き順位検定 位和検定        クラスカル-ワリス検定
                  符号検定       マン-ホイットニーのU検定
                                 （これはウィルコクソンの順
                                 位和検定と同じ結果となる）
```

図 33 統計的検定の流れ図

告されている場合に，この図を用いて，その検定が適切なものであるか否かを確認することができる．さらに，もし臨床試験があまり知られていない検定手法（たとえば図 33 に提示されていない手法）に基づいて報告されている場合には，なぜそのような風変わりな手法を用いているのかを尋ねるべきである．

図 33 の助けをかりると臨床試験の結果をみる際にその論文中で，どのような統計的検定が実施され，それが適切なものであるのか，それを選択した理由が説明されているか，といったことを判断できる．

ここに示した以外にもさまざまなデータの解析方法がある．たとえば，データに対して回帰分析を適用することもできるが，これは，ある要因が他の複数の要因の組み合わせで説明できるか否かを調べる方法である（たとえば，心筋梗塞のリスクが，臨床的な変数，生活習慣，肥満・糖尿病といった患者背景に依存している）．

　コンピュータソフトウェアのおかげで，ボタンを押すだけで手軽にたくさんの検定を実施することができるようになったが，より精密さが要求され，意義深い作業は，臨床試験の結果に対してどのような検定を用い，どのような解釈を行うかを決定することである．

　図33に示した事項はあくまで問題を考える際の手がかりであり，細かな記述や定義は示されていない．これらの事項をより深く理解するためには，よい医学統計学の教科書を読み，信頼できる医学統計学者に相談するとよい．

⇒ アルゴリズム，エビデンスに基づく医療，データの種類，データ表示形式，統計的有意性，臨床的有意義性

○ Altman D (1997) *Practical Statistics for Medical Research*. Chapman and Hall, London.
○ Bowers D (1996) *Statistics from Scratch : an introduction for healthcare professionals*. John Wiley & Sons, Chichester.
○ Bowers D (1996) *Further Statistics from Scratch : an introduction for healthcare professionals*. John Wiley & Sons, Chichester.
○ Greenhalgh T (1997) Statistics for the non-statistician. 1 Different types of data need different statistical tests. *BMJ*. **315** : 363-6.
○ Pereira-Maxwell F (1998) *A-Z of Medical Statistics : a companion for critical appraisal*. Edward Arnold, London.
○ Petrie A and Sabin C (2000) *Medical Statistics at a Glance*. Blackwell Science, Oxford.

統計的有意性 [statistical significance]

　もし研究結果が，たとえば5％水準で統計的に有意であるという場合，このことは95％の確からしさでその試験結果が偶然に起こった結果ではないことを意味する．

　有意水準としては任意の値（たとえば，1％，3％，10％）を使うことができるが，慣習的に現在は5％水準が用いられる．

　結果が統計的に有意であることは，必ずしも臨床的に有意義であることを意味しない．

⇒ 信頼区間，統計的検定の流れ図，P 値，有意性，臨床的有意義性

同時介入 [co-intervention]

同時介入とは単に2つ以上の介入を意味する．
⇨ 交絡因子，付加療法，併合試験

同質 [homogeneity]

同質とは類似性を意味する．
⇨ 異質性

同質な製品 [homogeneous product]

他と変わらない，あるいは変わらないと認められる製品は同質な製品と呼ばれる．これは，当該の製品やサービスに関して，ある種の標準化あるいは標準化の認識があることを意味する．
⇨ 異質な製品，同質性，メタアナリシス

同時併用療法 [concomitant therapy]

同時併用療法は試験において患者が同時に2つ以上の介入を受けるときにみられる．
⇨ 試験結果の一般化可能性，同時介入，付加療法，併合試験，有効性

○ Vockes EE, Kies MS, Haraf DJ *et al*. (2000) Concomitant chemoradiotherapy as primary therapy for locoregionally advanced head and neck cancer. *J Clin Oncol*. **18**: 1652-61.

同等性試験 [equivalence trial]

同等性試験とは，複数の介入が同等かどうかを決めようとする試験のことで

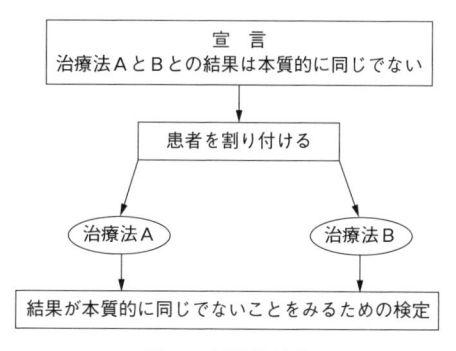

図34 同等性試験

ある（図 34 参照）．

同等性は生物学的利用性においてよく用いられるが，臨床試験の結末（たとえば，救命率，発作回避率，潰瘍治癒率）に用いられることもある．図 34 は，これを簡単に描いた図である．

たとえば：
- Zhu らは，抗うつ薬であるセルトラリンの 2 種類の錠剤を健康成人男性志願者に単回投与して生物学的同等性をみるクロスオーバー試験を実施した
- Weins と Iglewicz は，3 種類の治療法に関する同等性試験のデザインと統計解析について報告した
- Schnitzer らは，骨粗鬆症の治療におけるアレンドロン酸 70 mg 週 1 回投与と，アレンドロン酸 10 mg 1 日 1 回投与の治療効果の同等性につき報告した
- Stewart らは，ベントリンに対する後発（ジェネリック）医薬品アルブテロールの定量吸入器製剤の *in vivo* における生物学的同等性の証明について報告した．

次に示したような多くの理由から，試験を同等性試験として事前に定義することが必要である：
- 適切な仮説を立てるため（帰無仮説は差があるとすべきである）
- 比較する治療，投与量，対象患者集団やエンドポイントが適切であることを裏づけるため
- 適切な検出力を算出できるようにするため
- 同等性の基準を事前に定義できるようにするため
- 試験プロトコルに記載するにあたって，適切な臨床試験計画と統計解析計画を立てるため
- 試験がその目的に合致していることを保証するため．

考慮すべき重要な点には次のようなものがある．
- なぜ同等性試験でなければならないのか．
- どのような方法で結果を検定するのか．
- 比較する相手は何か（対照薬は目的にふさわしいか）．
- 同等性とはどういうことを意味しているのか（たとえば，同等性を示しているとして受け入れられる範囲が存在するのか，あるいはそれは一つの数値であるのか）．
- 結果的にある治療法が他の治療法よりも優れていることがわかった．これが

試験の統計量と結果の解釈に対して，何を示唆しているのか．
　同等であったとしても，結局のところ，それぞれの治療法がともに無効であるかもしれず，また，必ずしも入手できる最良の治療法を示していないかもしれないので，注意しなければならない．
⇨ 仮説，経済分析と臨床試験，主要な質問，データさらい，データの種類，データフィッシング，統計的検定：統計的検定でだます10通りの方法，統計的検定の流れ図，非劣性試験，プロトコル，優越性試験，臨床試験

○ Corey AE, Agnew JR, Valentine SN et al. (2000) Comparative oral bioavailability of azimilide dihydrochloride in the fed and fasted states. *Br J Clin Pharmacol.* **49**: 279-82.
○ European Agency for the Evaluation of Medicinal Products (1999) *Committee for Proprietary Medical Products (CPMP) Points to Consider on Biostatistical/Methodological Issues Arising from Recent CPMP Discussions on Licensing Applications : superiority, non-inferiority and equivalence.* EMEA, London.
○ Schnitzer T, Bone HG, Crepaldi G et al. (2000) Therapeutic equivalence of alendronate 70 mg once weekly and alendronate 10 mg daily in the treatment of osteoporosis. *Aging (Milano).* **12**: 1-12.
○ Stewart BA, Ahems RC, Carrier S et al. (2000) Demonstration of *in-vivo* bioequivalence of a generic albuterol metered-dose inhaler to ventolin. *Chest.* **117**: 714-21.
○ Weins BL and Iglewicz B (2000) Design and analysis of three treatment equivalence trials. *Control Clin Trials.* **21**: 127-37.
○ Zhu CJ, Wu JF, Qu ZW et al. (1999) Bioequivalence evaluation of two sertraline tablet formulations in healthy male volunteers after a single-dose administration. *Int J Pharmacol Ther.* **37**: 120-4.

道徳性　[morality]

　道徳性とは，何が正しいか，間違っているか，何がよいか，悪いかについての主観的な考え方である．
⇨ 倫理的問題

投票のパラドクス　[paradox of voting]

　多数決において，個人の好みが全体の好みによって十分に反映されない状態のことである．もし薬物プログラムの好ましい順としてグリーンさんがA, B, C, ブラウンさんがB, C, A, レッドさんがC, A, Bという順で投票をしたら，多数決ではこれら3人すべての好ましさをまったく反映できない．
⇨ 解析的見通し

透明性 [transparency]

透明性は，妨げがないこと，目にみえる状態であること，公開されていることと同義である．透明性にかかわる事例を以下に示す．
- ある臨床試験において，治療法の割り付け方法についてどれほど透明性が確保されているか．
- 論文の著者は，なぜ特定の患者が試験から脱落したかを報告しているか．
- 論文の著者は，患者がおのおのの結果変数に関してどのように反応したかにかかわらず，その臨床試験で測定されたすべての結末を報告しているか．
- 臨床試験のプロトコルが誰でも閲覧可能なようにインターネット上で公表されていなかったのはなぜか．
- 倫理委員会が特定の試験を進めることの許可を行わなかったのはなぜか．

⇨ NHS の研究管理，MREC，系統的レビュー，説明責任，データモニタリング委員会，臨床試験にかかわる前に質問すべきこと

投与された治療による解析 [analysis by administered treatment]

実際に患者が受けた治療に基づいた臨床試験の結果の分析は，投与された治療による解析と呼ばれる．この治療は，患者が受けるようにと割り当てられた治療でないかもしれない．試験によけいなバイアスが起こるかどうか（たとえば，最初はどちらのグループにも同じようにランダム化したにもかかわらず，選択や実施計画のため試験の一方のグループに他方よりも多くの患者がいく場合）が今後の課題である．たとえば，在宅治療と外来治療の比較試験ではより多くの患者が在宅治療を好むと，困ったことになる．

⇨ NNT，監査，クロスオーバー試験，CONSORT，最終観察値の再利用，選好試験，治療意図による解析，透明性，倫理的問題，割り付けた治療による解析

同僚による審査 ➔ ピアレビュー

特異度 [specificity]

特異度とは検査の精度を評価する際に用いられる 2 つの標準的な尺度の 1 つである（もう一方は感度である）．

特異度とは，疾病を有していない患者のうち検査も陰性であるものがどれくらいいるかを示す尺度である．

表 45　特異度

検査の結果	検査を受ける人の真の状態		合　計
	問題がある	問題がない	
陽性	a (100)	b (200)	$a+b$ (300)
陰性	c (300)	d (400)	$c+d$ (700)
合計	$a+c$ (400)	$b+d$ (600)	$a+b+c+d$ (1000)

たとえば，Quandli らは急性肺塞栓が疑われる患者に対して，デュアルスライスらせん CT の選択的肺動脈造影法に対する診断精度を報告している．

血液検体を採取し，検査のために検査機関に送ったと想定してみよう．どのような検査も100％正確であることはない．2日後，検査機関から次のデータがメールで医院に送付される（表45参照）．

特異度（Sp）は，

$$Sp=\frac{d}{b+d}$$

で計算される．表45から，

$$Sp=\frac{400}{200+400}=0.67$$

この計算から，67％の患者はここで問題としている疾病に罹患していないことが正しく特定されることがわかる．

文献検索を行う場合には，目的にかなわない文献を除外できる度合いのことを指すという意味で特異度という用語が使われてきた．当然，文献検索を行う場合には，みな可能なかぎり不適切な文献を除外したいと思うだろう（たとえば，系統的レビューを行う際など）．

特異度は真陰性率（true-negative rate）と呼ばれることもある．

⇒ 感度，系統的レビュー

○ Qanadli SD, Hajjam EL, Mesurolle B *et al.* (2000) Pulmonary embolism detection: prospective evaluation of dual-section helical computed tomography versus selective pulmonary arteriography in 157 patients. *Radiology.* **217**: 447-55.

独立　[independence]

あるイベントの値を知っていることが別のイベントの値に関して何も教えてくれないならば，2つのイベントは独立である．

⇒ 因果関係，関連

特例 [derogation]

特例とは人もしくは組織が，自分たちに影響を及ぼす規約や規制にしたがわないということを合法的に押し通す場合に生じる．
⇒ NHSの研究管理，ケアパス，自由裁量，プロトコル，ヘルシンキ宣言

閉じた質問 [closed question]

臨床試験での閉じた質問とは，回答があらかじめ設定したリストの中にある質問である．
たとえば：
- （患者に対して）あなたの健康状態は大変よいか，よいか，普通か，あまりよくないか，よくないか
- （医師に対して）ヘルシンキ宣言を理解しているか．はいですか，いいえですか
- （試験のスポンサーから予定されている試験管理者に対して）「英国の国民保健サービス（NHS）における研究管理」という報告書を読んだか．はいですか，いいえですか
- （興味をもっている医師から試験のスポンサーへ）この試験は倫理面で承認を得ているか．はいですか，いいえですか
- （患者から医師へ）私があなたが提唱しているこの試験に参加しない場合，そのことが私たちの関係に影響するか．はいですか，いいえですか

閉じた質問の利点を下記に示す．
- 良好な計画であることが必要である．
- 答えをカテゴリー化することの助けになるかもしれない．
- 答えによりよい動機づけを与えることができるかもしれない．
- 答えは相対的に分析しやすい．
- 迅速な分析を可能にする．
- 実施は相対的に安価である．
- 回答が一連のより詳細な質問を誘導できるかもしれない．

閉じた質問の欠点を下記に示す．
- 誤った選択を引き起こすかもしれない．
- 十分な選択肢を準備できない場合，バイアスを引き起こすかもしれない．

・質問に答える際の, 自発性の欠如を引き起こすかもしれない.
⇨ 研究質問の種類, 主要な質問

閉じた逐次試験 [closed sequential trial]

逐次試験に組み入れる患者数に制限があるとき, それは閉じた逐次試験と呼ばれる.
⇨ 逐次試験, 開いた逐次試験, 臨床試験

賭博師の誤解 [gambler's fallacy]

これは, 偶然の事象がまだ生じていないときに, 間もなく起きるはずであると考えることである.

トライアンギュレーション [triangulation]

この方法の基礎となる考え方は, 1つの情報源から情報を得て, それが他の情報源あるいは他の情報入手方法から得られた情報で裏づけられるか否かを確認しようというものである. さまざまな情報源からの同様の知見が得られる場合は, たかだか結果に確証あるいは再保証を与えてくれるにすぎない.

データはさまざまな領域 (たとえば, 臨床試験, コホート研究, 症例対照研究, 観察研究, インタビューの記録, 診療記録, コンピュータ化されたデータベース) から得られる. たとえば, MMR (はしか, 風疹, おたふくかぜ) 3種混合ワクチン接種に関する研究をする際に, データベース解析, 症例研究, 診療記録, インタビューの記録から情報を得ることができる. もちろん, 臨床試験結果があれば, そこからも情報を得ることができるだろう.

トライアンギュレーションは, 質的研究においてよく用いられている. もちろん量的研究への適用も増えてきており, また, 病院外の臨床試験や日常診療でもしばしば用いられている (たとえば, 法廷において).

トライアンギュレーションを用いる際に重要となるポイントとして次のような事項が挙げられる:
・答えを得たい研究質問
・情報を検索する際の情報源は何か
・研究に含めるべき情報は何か
・情報の質をどのように評価するか
・異なる情報源からの情報に異なる重みを付けるべきか否か

・情報のポートフォリオ（異なる情報源からの情報の組み合わせ）をどのように統合するか．

　HammersleyとAtkinsonは「異なる情報源から得られた情報が何の問題もなしにより完全な像を作りあげるという素直で楽観的なものの見方を採用すべきでない」と警告している．また，Fieldingらは次のように主張している「データに対して正しくない方法を追加しても，他の方法の精度を高めることはめったにない」．

⇨ 系統的レビュー，質的解析，メタアナリシス

- Barbour RS (2001) Checklists for improving rigour in qualitative research : a case of the tail wagging the dog ? *BMJ*. **322** : 1115-17.
- Fielding N and Fielding J (1986) *Linking Data : qualitative research methods*. Sage Publishing, London.
- Jick T (1979) Mixing qualitative and quantitative methods : triangulation in action. *Admin Sci Quart*. **24** : 602-11.
- Pope C and Mays N (2000) *Qualitative Research in Health Care* (2e). BMJ Books, London.

取り組み割合（捕捉率，受給率）[take-up rate]

　取り組み（取り込み）割合とは，あるサービスを受ける資格のある人のうち，実際にそのサービスを受けた人の割合のことをいう．たとえばある臨床試験において，1000人の閉経後の女性が癌の新たなスクリーニング方法に関して選択基準を満たしているとして，さまざまな理由からそのうち750人のみが実際にスクリーニングを受けたという状況を想定してみよう．ここでは取り組み割合は0.75（750/1000）になる．

　別の例として，Todらは，冠動脈性心疾患患者を対象に医療の理解に対する障壁の質的研究を報告した．

　取り組み割合の推定値は臨床試験，実際の臨床いずれにおいても，次に挙げるような理由から重要である：

- 臨床試験の計画
- 臨床試験の運営
- 要求される資源
- 費用
- 解析．

⇨ NHSの研究管理，LREC，試験が開始されないことについて研究者が示し

た理由，試験中止・中断について研究者が示した理由，実行可能性を調べる研究，多施設共同試験，統計的検定：統計的検定でだます10通りの方法，メガトライアル，臨床研究の流れ，臨床試験が遅れたり完了できない原因，倫理的問題
- Tod AM, Read C, Lacey A and Abbott J (2001) Barriers to uptake of services for coronary heart disease: qualitative study. *BMJ*. **323**: 214.

トレードオフ（二律背反）[trade-off]

明らかに同時には実現できない2つの選択肢がある場合に，両者の間にトレードオフの関係があるという．たとえば：
- ヘルスケアの量と質
- 厳格な組み入れ・除外基準を設けた臨床試験の実行可能性と，興味のある医薬品の投与を受ける可能性があるより広い範囲の患者集団．

心血管疾患で心電図のST部分の上昇あるいは脚ブロックがみられる患者において，血栓溶解療法によって救命される患者の絶対数と，症状の発現から治療が開始されるまでの時間の間にもトレードオフの関係がみられる．図35は，症状の発現から治療の開始までの時間が長くなればなるほど，救命され生存する患者の数が減ることを示している．逆に，すみやかに治療が施されれば，より多くの患者が救命されうるということである．

⇨ 主要評価項目，対価表，プロトコル
- NHS Centre for Reviews and Dissemination (1995) *Relationship Between Volume and Quality of Health Care: a review of the literature*. NHS Centre for Reviews and Dissemination, York.

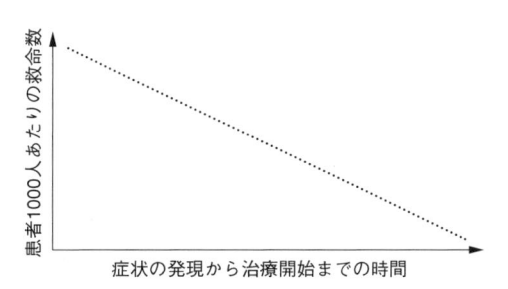

図35 治療開始までの時間と救命される患者の数のトレードオフ

ドロップアウト ⇨ 脱落

な行

二重盲検試験 [double-blind trial]

　二重盲検試験とは，一般に，試験にかかわる2つのグループが，特定の患者が何を飲んでいるか，あるいは何を飲んだかがわからないように目かくしされている試験のことである．目かくしされる2つのグループは，通常患者と医師であるが，時には2つのグループが，患者とデータ解析者のこともある．

　患者を盲検化する理由の1つは，評価バイアス（performance bias）を小さくするためである．たとえば，患者は自分たちが新しい治療を受けていることを知れば，「新しいこと」はよい治療法であると考え，このことが試験結果に影響を及ぼすことがある．

　医師を盲検化する理由の1つは，割り付けバイアスを小さくするためである（すなわち，盲検化をしなければ，彼らが患者に対して最良であると考える特定の治療法を特定の患者に割り当てることになる）．

　「盲検」とは，関与している特定の治療について何も知らないということを意味しているので，二重盲検試験では注意深く患者を観察する必要がある．
⇨ 三重盲検試験，単盲検試験，バイアス，ブラインディング，ブラインド，四重盲検試験

二段抽出 [two-stage sampling]

　二段抽出とは，いったん標本を選択し，その標本の中からさらに標本を選択する方法である．

　この方法は次のような場合に用いられる：
・医薬品の製造過程での品質保証
・ある医薬品を投与されている患者を選択し，その集団から臨床試験の対象となる被験者を選択する
・ある疾患に罹患している患者を選択し，その集団から特定の年齢の患者を選

択する．

これを図36に図示する．

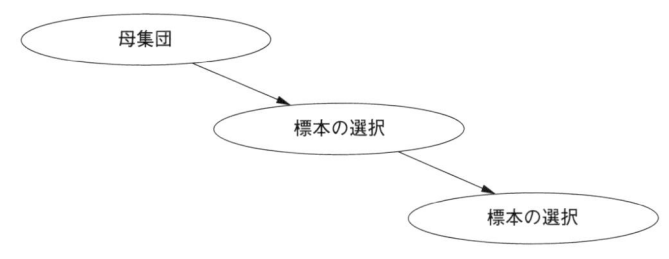

図36　二段階抽出

二本腕スロットマシン割り付け　[two-armed bandit allocation]

　二本腕スロットマシン割り付けとは，臨床試験における介入に対して患者を割り付ける方法の1つである．その臨床試験で，個々の被験者が試験のいずれか一方の群に割り付けられる確率は，すでに試験に参加している被験者の結末で観察された差の関数である（図37参照）．

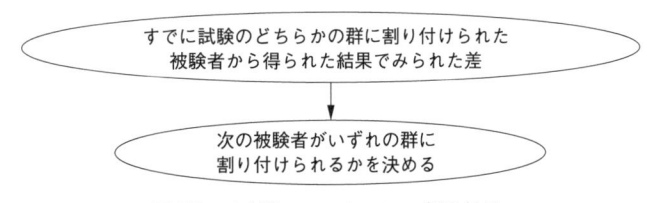

図37　二本腕スロットマシン割り付け

　この方法を用いる目的は，望ましくない結果を与える群へ割り付けられる症例の数を最小化することである．

　この方法の主な問題点は，（割り付け確率を得るために必要な）関連する結末を得てその結末を確認するまでに時間がかかることである．

　⇨　勝ち馬に賭ける規則，代替エンドポイント，統計的検定の流れ図，プロトコル，ランダム割り付け，臨床試験，割り付け

二律背反　➡　トレードオフ

は行

バイアス（偏り）[bias]

バイアス（偏り）とは真実からの系統的なずれ，もしくは，真実からの系統的なずれに導く過程のことである．

バイアスは臨床試験や臨床の現場のいろいろなところで起きる（表46参照）．

同僚を集め，1つの薬のエビデンスを調べてみよう．文献や自分自身の経験から，どのようなバイアスが存在するか，どのようなバイアスが存在すると思うか，それらがどのくらい重要か，それらについて何をすべきかを確認しよう．すべてではないが多くのバイアスやさらなる議論がAlejandro Jadadのすばらしい本にある．

⇒ 誤り，ウィリアムの一致度指標，NHSの研究管理，エビデンスの階層体系，系統的レビュー，説明責任，適正手続き，透明性，ピアレビュー，併合解析，メタアナリシス，ランダム化，臨床試験，臨床試験によるエビデンスの利点

○ Jadad A (1998) *Randomised Controlled Trials*. BMJ Books, London.
○ McCormack J and Greenhalgh T (2000) Seeing what you want to see in randomised controlled trials. Versions and perversions of UKPDS data. *BMJ.* **320**: 1720-3.

[追補]
○ Alejandro Jadad（舟喜光一，津谷喜一郎訳）(2004) ランダム化比較試験—100の具体的な質問から読み解く—，じほう．**6**.

バイアスドコイン法 → 偏コイン法

灰色文献 [grey literature]

灰色文献とは，次に示したもの以外の資料である：
・広く入手できる
・大量に流布している

表46 バイアスの種類と意味

バイアスの種類	意　味
割り付けバイアス	患者を試験群に割り付ける方法によって生じるデータの系統的な歪み
選択バイアス	試験に組み入れられる患者が抽出される大きな母集団からランダムサンプリングされていないために生じる．もしこの選択が臨床の現場で起こることに似ているならば，それはそれほど問題ではないかもしれないと主張できる
確認バイアス	どの介入を受けているかを知っていること知識によって系統的に結果が歪むときに起こる
脱落，中止，プロトコル違反の不適切な取り扱いによるバイアス	試験を続けることができなくなった人が，結果の解析において適切に取り扱われなかったときに起こる
出版（公表）バイアス	利用可能な出版物だけを調べ，臨床試験に関連する文書のすべてを調べないときに生じる
言語バイアス	2通りの場合がある－それが外国語（母国語でない言語）の場合に，臨床試験をより低く評価するとき，もしくは，たとえば英語でそれが公表されている場合に，より高く評価するとき
試験の出所や国によるバイアス	発表者の母国で行われていない場合に試験をより低く評価するとき，もしくは，発表者の母国で行われている場合に高く評価するときに起こる
もしかすると大発見かもしれないという見込みによるバイアス	特定の結果の意義についてあまりに楽観的なときに起きる
財政支援によるバイアス	試験を後援する団体によって試験結果を一層重視するとき，もしくは，「そういいたいんだよね」という簡単な批判を思いつくときに起こる
既得権によるバイアス	たとえば，「そういいたいんだよね」という主張や無効の結果は公表されないという主張を含む，種々雑多なバイアスのごちゃ混ぜ
日常診療バイアス	試験結果があなたや同僚の現在の日常診療を脅かすときに起こる
変化バイアス	試験結果が考えに沿うように働く場合にそれをふくらませ，沿わないように働く場合にそれをしぼませてしまうときに起こる
専門家の尊重や進展によるバイアス	試験結果が特定の専門家グループの重要性を示したり，これらの専門家がその考えを過大評価するときに起こる
専門家の脅迫によるバイアス	試験結果が特定の専門家グループを脅かすときに起こる．これらの専門家の何人かは意識的にその結果を誤

	って解釈したり，エビデンスに重要でない制限を見つけたりするだろう
ジャーナルバイアス	掲載されたジャーナルによって試験結果を評価するときに起こる．より名声のあるジャーナルはより結果が重要視される（たぶん）
経験論-ナルシシズムによるバイアス	試験結果が単に数であり，臨床のより広い実体を反映していないと批判されることから，結果をしぼませてしまうときに起こる
有名人，有名研究所によるバイアス	試験結果が有名な人や研究所からのものであるゆえにその結果をふくらませてしまうときに起こる
無名人，無名研究所によるバイアス	試験結果があまり知られていない人や研究所からのものであるゆえにその結果をしぼませてしまうときに起こる
競争バイアス	試験がライバル（専門家，論文の著者，組織やスポンサー）によって実施されているために，その試験の強みを控えめにいい，弱みを誇張するようなときに起こる
借りができてしまったことによるバイアス	いろいろな形で起こる．たとえば論文の著者，研究所，スポンサーがあなたの仕事の一部と同じものを宣伝したのであなたも結果や論文を宣伝するときや，論文の著者，研究所，スポンサーがあなたの仕事の一部と同じものをしぼませたのであなたも結果や論文をしぼませるときに起こる
落胆-喜びバイアス	上述の例より一般的であるが，論文や発表（たとえば，学会で）の否定的なレビューや判定を出していることを後悔しているといっているが，一方でチャンス（奇妙なことであるがあなたのバイアスが示される）をもつことを実際に喜んだり楽しんだりしているときに起こる．これは，あなたが何をしたとしても，あなたよりよいことを成したと誰かがいうときに特に起こる
年齢差別によるバイアス	除外についての強い理由がないにもかかわらず，ある年齢グループ（たとえば，子供，高齢者）が試験に組み入れられないときに起こる
民族バイアス	除外についての強い理由がないにもかかわらず，ある民族グループが試験に組み入れられないときに起こる
道徳バイアス	どんな道徳であろうと研究が道徳に影響を与えるときに起こる（たとえば，多発性硬化症患者と大麻の使用に関する臨床試験，人工中絶に用いられる手法に関する試験，10歳代の性教育に関する試験，動物の臓器を人間に移植する試験）
何かすることによるバイアス	時々前述のことに関連するのであるが，しばしば政治

	的な要請によって引き起こされる（役に立つという確かなエビデンスはないけれど，何かしよう!!）
何もしないことによるバイアス	何かをすべきであると提案した研究を過小評価する，または，あまり起きそうもないが，何もすることができないといっている研究を過大評価するときに起こる
メソッドアップバイアス（好きなデザインによるバイアス）	自分が好む手法を用いているので，研究やその結果を過大評価するときに起こる（たとえば，6か月のフォローアップを行うプラセボを対照に用いた二重盲検ランダム化多施設比較試験）
メソッドダウンバイアス（好きではないデザインによるバイアス）	自分が好きではない手法を用いているので，研究やその結果を過小評価するときに起こる
多施設試験バイアス	多施設の試験を好み，その結果を過大評価する，もしくは，多施設の試験を好まず，その結果を過小評価するときに起こる
国際的な試験によるバイアス	国際的な試験を好み，その結果を過大評価する，もしくは，国際的な試験を好まず，その結果を過小評価するときに起こる
大規模試験バイアス	大規模試験が好きな場合にその結果の重要性を増大したり，嫌いな場合にその結果の重要性を過小評価したりして，試験が大規模であることが原因で真実がゆがめられるときに起こる
小規模試験バイアス	小規模試験が好きな場合にその結果の重要性を増大したり，嫌いな場合にその結果の重要性を過小評価したりして，試験が小規模であることが原因で真実がゆがめられるときに起こる
好みの資源配分によるバイアス	自分が好むヘルスケア分野により多くの資源を投入すべきと提案する場合に，その試験の意義を過大評価するときに起こる
好みでない資源配分によるバイアス	好みの資源配分によるバイアスの逆
論文執筆者が有名なことによるバイアス	著者リストに有名な名前があるので，試験の結果を過大評価してしまうときに起こる
論文執筆者が無名なことによるバイアス	著者の名を聞いたことがないので，論文の弱点を考えてしまうときに起こる
魅力的なタイトルによるバイアス	魅力的なタイトルのついた論文や発表を好むとき，もしくは，そのようなタイトルの論文や発表を好まないときに起こる（たとえば，それを，非科学的，平凡，低級，俗悪，新聞口調，人民主義などと考えるので）
派手なタイトルによるバイアス	前述と同様であるが，派手なタイトルに関連している（すべてが魅力的ではない）

疑問を置き換えることによるバイアス	論文が取り組んでいる疑問から自分が取り組むべきと考えている疑問に焦点を変えるときに起こる
教え子バイアス	自分の現在,もしくは,以前の生徒の1人が書いた論文なので,それを過大評価するときに起こる
師匠バイアス	自分の現在,もしくは,以前の師匠が書いた論文なので,それを過大評価するときに起こる
自分の活動分野でないことによるバイアス	自分の特定の興味,もしくは,作業環境と関連していないので,試験の重要性を過小評価するときにしばしば起こる
好戦性バイアス	目的をもたずに戦ったり難しくしたりすることを含む
仕事が欲しいことによるバイアス	研究所に就職したいとか,論文の著者やスポンサーと一緒に仕事をしたいとかの理由で,試験の重要性を過大評価するときに起こる
お金持ちバイアス	論文が,潤沢な資金源から出ている,裕福な執筆者によって書かれている,資金の豊富な組織の支援を受けている,自分に資金を提供してくれているといった理由で,もしくは外見上富裕な人にすり寄りたいという理由で,論文の結果の重要性を過大評価するときに起こる

- 容易に配布される
- 公的な参照システムに掲載されている
- 査続を受けている.

たとえば,次のようなものが含まれる:

- 企業報告
- 委員会報告
- 政治的論文
- 行政機関の報告,特殊法人報告
- 非政府組織の報告
- カンファレンス,ワークショップあるいはシンポジウムの抄録
- カンファレンス,ワークショップあるいはシンポジウムで発表された口頭またはポスター情報
- 財務会議あるいは臨床ミーティングで提示された資料
- 販売許可を得る際に提出された報告書(たとえば,医薬品に関していうと,多くの製薬企業は彼らが通常「社内資料」と称している大量の灰色文献を所有している).

灰色文献中のエビデンスの質はまだ正式に定着させられていない．著者の経験では，もし，読者が正確になぜ自分がそれを欲しいのか，それで何ができるのかを述べるならば，灰色文献をもっていたり，作ったりしている人の多くはそれを読者と共有することを望むであろう．
⇨ 系統的レビュー

パイロット試験 [pilot trial]

パイロット試験とは以下を検討するために計画される，比較的小規模の臨床試験である：
- 募集できそうな患者数の見積もり
- 患者を探したり募集することに関する問題
- 医療専門家（たとえば，医師，顧問医，看護師，助産師）を探したり募集することに関する問題
- データを得ることの実行可能性
- 質問紙の設計と適用に関する実用性
- プロトコルの遵守
- 調べるべき重要な臨床的結末
- 主要な研究質問．

⇨ 仮説，実行可能性試験，メガトライアル，臨床試験

○ Ross-McGill H, Hewison J, Hirst J *et al.* (1999) Antenatal home blood pressure monitoring: a pilot randomised controlled trial. *Br J Obstet Gynacol.* **107**: 217-21.

暴露する [expose]

暴露するとは，危険にさらすことを意味している．臨床試験は実験であり，実験には危険が伴うので，当然，あらゆる臨床試験において暴露は存在する．あらゆる意思決定は患者をある種の危険にさらすことになるので，患者は日常診療においても危険にさらされている．

⇨ ヘルシンキ宣言，臨床試験

バスカービル試験 [Baskerville trial]

バスカービル試験では，患者が試験のいずれかの治療群にどのくらい長くとどまっているかを決める．

バスカービル試験は次のように行う．

- 試験で現在受けている治療を続けることを好む人は一般にそのまま続ける．
- 試験で受けている治療を続けることを好まず，他を試したがっている人には，別の治療を割り付ける（どのように再割り付けするかは試験の仕様に依存する）．
- 臨床試験を中止したい人は，どんな理由であれ，中止を許す．

図 38 にこれを示す．

　自己決定権の倫理原理とヘルシンキ宣言の両者によれば，すべての患者は試験でどの群に入ったまま治療を続けることを望むかどうかを決めることができる．

　バスカービル試験の優れた特徴は次のとおりである．
- 患者が続けることを望んでいるかどうかを尋ねられる．
- 試験の治療群を変えたい患者はそうすることを許される．

　この方法は治療法における患者の好みを見つけるための第 4 相臨床試験で用

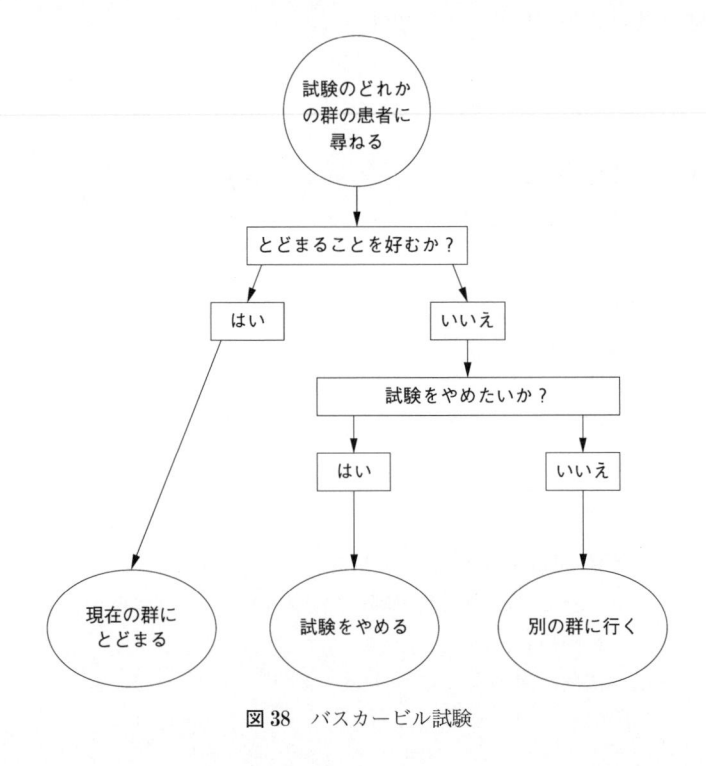

図 38　バスカービル試験

いられている．バスカービル試験は日常診療をかなり妥当に反映しているかもしれない．
⇨ 試験結果の一般化可能性，自己決定，ジーレンの単純同意割り付け，選好試験，同意，投与された治療による解析，フォローアップ，ヘルシンキ宣言，ベルヌーイ試行，ベルモントレポート，倫理的問題，割り付けた治療による解析

外れ値（アウトライアー）[outlier]

外れ値とは，臨床試験において他の結果に比べて著しく逸脱しているようにみえる結果である．

たとえば，収縮期血圧を測定したとき，126，129，134，121，181，130，132 mmHg という値を得たとする．181 mmHg という結果は外れ値とみなすことができる．これは測定や記録の誤りから生じたのかもしれないし，本当の値かもしれない．
⇨ 打ち切りデータ，センサリング，データクリーニング，データさらい，統計的検定：統計的検定でだます10通りの方法

発生数 ➡ 罹患数

発生率 ➡ 罹患率

パラダイム [paradigm]

パラダイムとは1つの問題に関する1組の考えである．

この概念は1960年代の初期にKuhnによって普及された．Kuhnは，「通常の科学」（すなわち，正統的な理論的枠組のもとでの問題解決の行動）を規準としてみなし，「革命的な科学」（すなわち，反駁の繰り返しと増加する例外の結果として，別の枠組による1つの枠組の打倒）を科学史における例外とみなしている．

Kuhnにとって，科学史は，互いに概念の結びつきがない1つのパラダイムから他のパラダイムへの不連続的なジャンプによってときどき中断されながら，現体制が保持されるという長い期間として特徴づけられている．つまり，科学革命は一般的な現体制からの鋭い切目である．エビデンスに基づく医療は「革命的な科学」の一例である．

「パラダイム」という用語はまだ定義されないままである．実際，Kuhnは

彼の初めての本でこの用語に20以上の定義を用いていることが指摘されている．時間がたち，この用語は「知の枠組」（"知"とは学問分野の実践者の共通の財産であり，"枠組"とは要素の順序，階層，連結により構成されているものであるが，それぞれはさらに特定化が要求される）として再認識されている．

パラダイムや研究の方法論について，さらに深く広い分析を望むのであれば，今見つけるのは困難だが探す価値のあるMark Blaugの本が優れた台本であり，一読すべきであろう．

⇨ 解析的見通し，系統的レビュー，デュエムの反証不能理論，パラダイムシフト，反証主義，ベイズ流の解析，ラカトス研究綱領

○ Blaug M (1980) *The Methodology of Economics*. Cambridge Surveys on Economic Literature. Cambridge University Press, Cambridge.

パラダイムシフト ［paradigm shift］

パラダイムシフトとは，1組の考え（現代の用語で知の枠組（disciplinary matrix））が新しいエビデンス，討論，知識の観点から変化させられるときに起こる．

近年のパラダイムシフトは以下のものを含む：
- エビデンスに基づく医療の企画と哲学
- ベイズ流解析．

⇨ NICE，エビデンスに基づく医療，パラダイム，ベイズ流の解析

バラームの計画 ［Balaam's design］

3人の子供をもつ52歳の働く母親であるMaryさんは乳癌であると診断されている．その地区の病院で行われる「介入の順序が5年生存率において有意な違いをもたらすかどうか」を判定するための臨床試験に，彼女は参加する資格があり，また参加に同意している．介入は積極的な化学療法（A）と放射線療法（B）である．

臨床的な理論とエビデンスはともに，同じ治療法を2期にわたって行うのは2つの治療法を1期ずつ行うのと同じ効果があると示唆しているとしよう．したがって，試験ではMaryさんは1期目も2期目もA，1期目も2期目もB，1期目はAで2期目はB，1期目はBで2期目はAのいずれかに割り当てられる（図39参照）．

図 39　バラームの計画

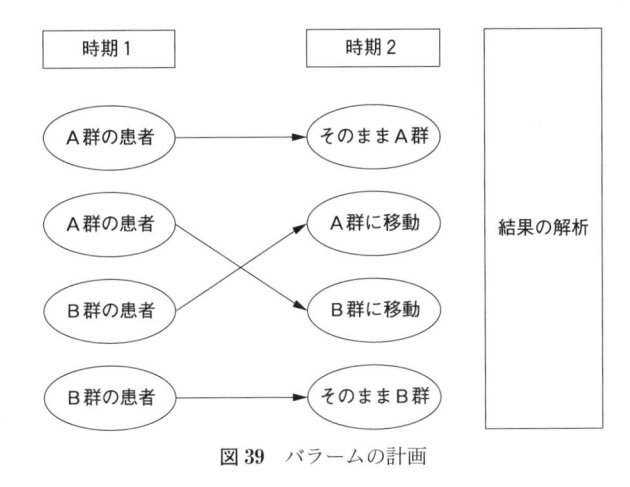

よって，バラームの計画による臨床試験では次の条件が必要である：
・少なくとも 2 つの時期
・何人かの患者ははじめに割り当てられた治療群にとどまる
・何人かの患者は試験中に他の治療群にクロスオーバーする．

主張されている長所は，何人かの患者は治療が変えられ，他の患者はそのままであり，解析に 4 つの群をもたらすことにある．この手順はまた治療が変えられた患者のクロスオーバー効果に対する考察を与えることができる．主な短所の 1 つは患者の数が多く必要となるかもしれないことである．
⇒　洗い流し期，クロスオーバー試験，順序効果，並行試験，臨床試験

ハロー・グッバイ効果　[hello-goodbye effect]

これはある種の人における精神力学の一面で，最初は治療対象となるよう自分自身を最悪の状態にみせ，治療後は病状が相当回復したことを知らせるために最良の状態にみせようとする．このことをもし補正しないのなら，患者の健康上の利益は過大に推定されるであろう．ハロー・グッバイ効果は，臨床研究，メタアナリシス，政策立案の妥当性を著しく脅かすものである．
⇒　監査，結末ピラミッド，健康上の利益，後光作用，バイアス，ベースライン，メタアナリシス

反証主義　[falsificationism]

反証主義とは，理論の正当性は経験的なエビデンスによって理論が反証されるのか，されないのかによって決まるという信念である．
- 単的反証では，ただ1回の経験的な検証によって反証されるだけでその理論は否定される．
- 一貫的反証では，複数回の経験的な検証によって反証される場合にその理論は否定される．

理論は，反証されるまでは暫定的に受け入れられる．反証主義は系統的レビュー，エビデンスに基づいた意思決定，日常診療，臨床試験，メタアナリシスのような領域で用いられている．
⇒ 仮説，デュエムの反証不能理論，ラカトスのハードコア，保護帯

PI → 総括研究者

ピアレビュー（同僚による審査，査読）[peer review]

どのような職業であっても，必ず同業者がいる．あなたがいったこと，したこと，書いたことをこれらの何人かが吟味するとき，これをピアレビューという．

ピアレビューは以下のようであるかもしれないし，そうでないかもしれない：
- 系統的である
- 代表的である
- 建設的である
- 隠された動機がある
- かなり主観的である．

⇒ ウィリアムの一致度指標，NHSの研究管理，査読者のためのチェックリスト（BMJ推奨），説明責任，適正手続き

○ Godlee F and Jefferson T (1999) *Peer Review in Health Sciences*. BMJ Books, London.

被患率 → 有病率

比較試験 [controlled trial]

比較試験とは1群あるいはそれ以上の患者を対象に，1種あるいはそれ以上の介入を比較する実験的な研究である．試験の「比較する」という特性は実験群がいま1つの群である対照群と比較されるということである．

対照群はいわゆる「通常のケア」，標準的ケア，プラセボ，経過観察，それともまったく何もしないかを受ける．しかしながら，いわゆる「通常のケア」は一般的でもなく，日常の医療に適合するものでないかもしれない．標準的ケアも読者の標準でないかもしれないので，同じような議論が標準的ケアにも当てはまる．

たとえば，ある比較試験で，在宅ケアを受けている高齢者のうつ病からの回復が検討された．患者の1群（試験群）は老年精神医学チームによって処方された個人に合わせた管理計画を受けた．その計画は身体的および精神的介入を含んでいた．別の患者群（対照群）は開業医の通常のケアを受けた．この試験は在宅ケアを受けていた虚弱高齢患者の中では，老年精神医学的管理計画を受けた患者が，担当医から通常のケアを受けた患者よりも，うつ病からの回復がよいことを示した．

ランダム化試験はすべて比較試験であるが，比較試験すべてがランダム化試験ではないということを覚えておくべきである．

⇨ 対照群，ベースライン，ランダム化比較試験，臨床試験

○ Banerjee S, Shamash K, Macdonald AJ and Mann AH (1996) Randomised controlled trial of effect of intervention by psychogeriatric team on depression in frail elderly people at home. *BMJ*. **313**: 1058-61.
○ Stevens A, Abrams K, Brazier J, Fitzpatrick R and Lilford R (eds) (2001) *The Advanced Handbook of Methods in Evidence-Based Healthcare*. Sage Publishing, London.

被験者 → 対象

被験者（協力者，参加者）［participants］

被験者とは，臨床試験で規定された処方を受ける個人（健康成人もしくは患者）である．

彼らには，以下のいずれかの処置が施される：
・研究中の新薬
・通常の治療と呼ばれているもの
・プラセボ
・他の治療法．

被験者は：
・必ずしも病人ではない（たとえば，第1相，第2相臨床試験における健常成

人）
- 必ずしも日常臨床でその介入を受けるだろう患者の特徴を十分に反映していない．

⇨ エビデンスを臨床で活かす際の問題点，均衡状態，第 1 相臨床試験，対象，第 2 相臨床試験，同意，臨床試験にかかわる前に質問すべきこと，臨床試験によるエビデンスの利点，臨床試験の相

非実験的研究 [non-experimental study]

非実験的研究とは実験を含まない介入の解析をいう（たとえば，現在行っているケアの解析）．

一般に，臨床試験は実験であるとして定義されるため，これに該当しない．
⇨ コホート研究，臨床試験

P 値 [P-value]

P 値とはある結果が偶然に起こる確率である．臨床試験のデータ解析担当者が 5% の P 値を見いだしたとしよう．これは，その結果が偶然起こったかもしれない確率が 5% であることを意味する．別のいい方をすれば，その結果が偶然起こったのではない確率は 95% であるといえる．
⇨ 仮説，検出力，サンプルサイズ，信頼区間，統計的有意性，同等性試験，非劣性試験，優越性試験

ピートウの方法 [Peto's method]

ピートウの方法とはメタアナリシスにおいて，オッズ比を結合する統計的方法である．サンプルサイズがほとんど同じである臨床試験で使われてきた．しかしながら，ピートウの方法はオッズ比が 1 に近いとバイアスをもたらす．
⇨ オッズ比，メガトライアル，メタアナリシス

○ Pereira-Maxwell F (1998) *A-Z of Medical Statistics : a companion for critical appraisal*. Edward Arnold, London.
○ Petrie A and Sabin C (2000) *Medical Statistics at a Glance*. Blackwell Science, Oxford.

ヒトに対して使用する医薬品の臨床試験に関する欧州連合指令 [European Union Directive on clinical trials of medical products for humans]

長い期間（ある人たちにとってはあまりにも長すぎる期間），欧州連合加盟国における臨床試験の実施に特別に関連する欧州水準での法律が存在しなかっ

た．もちろん，それぞれの国は，各国独自の品質保証や規制システムを有しており，医薬品規制調和国際会議（ICH）活動も行っている．

欧州議会・評議会は 2001 年 4 月 4 日にこの指令を採択した．この指令は，医薬品にかかわる臨床試験の実施に関する一連の規定について言及している．2001 年 5 月に "Official Journal of the European Community" に公表されているので，すでに「発効」されているともいえる．

一般に，自治体の法令によって定められている規定よりも，欧州連合指令のほうがより包括的である場合には，臨床試験の被験者の保護に関する加盟国の既得権を侵害することなくこの指令が適用される．欧州連合指令では，文書による同意を与えることができない個人を保護するための詳細な規則を加盟国がまだ定めていない場合には，これを採用することを加盟国に求めている．

現時点までの経過は次のような状況である．
- 1996 年 5 月：欧州委員会（European Commission）は，指令に関して第一次案を提示した．第一次案は，ヒトに使用する医薬品の臨床試験の実施に関する基準の施行に関連する法律，規制あるいは行政活動によって策定されたおおまかな提示（approximation of provision）についての欧州議会（European Parliament）と，閣僚会議（Council of Ministers）の指令である．
- 1997 年 2 月：コメントを求めるために第二次案が公表された．
- 1997 年 9 月：欧州委員会から最終案（COM (97) 369）が提示された．
- 1998 年 1 月：経済・社会委員会（Economic and Social Committee）が提案に対して意見を提示した．
- 1998 年 11 月：欧州議会は数か所を修正提示した．
- 1999 年 4 月：欧州委員会は修正案（COM (1999) 193）を公表した．
- 1999 年 11 月：欧州理事会（European Council）は修正案を検討したが，理事会は合意に至らなかった．
- 2001 年 5～6 月：指令が公表された．

加盟国は，承認することを前提として 2003 年 5 月 1 日以前に，これを超える場合は 2004 年 5 月 1 日を超えない日までに，指令を了承する法律を制定することを求められた．

現在のところでは，指令は，以下の事項に対してしたがうべき手順を提示している：
- インフォームドコンセント（説明と同意）を与える能力のない成人に対する

臨床試験
- 臨床試験を開始する前に見解を作成する倫理委員会
- 倫理委員会の見解を求めるために提出すべき依頼書と書類に関する詳細なガイダンス
- 加盟国一国の地域だけに限定される多施設臨床試験に対する当該加盟国の意見の受け入れ
- 臨床試験の開始
- 情報の交換
- 臨床試験の差し止めあるいは違反行為
- 有害事象の報告
- 重篤な有害事象の報告
- 報告に関するガイダンス
- 科学的および技術的進歩に対する適応
- 治験薬の製造と輸入
- 治験薬GCPおよびGMPを遵守していることの確認
- ラベリング
- 委員会の手順．

　欧州連合指令の正確な本文に関する詳細は"Official Journal"を参照すること．

　欧州連合指令は以下の事項に関しては対応していない：

- 非介入試験
- 医薬品ではない介入にかかわる何百という試験（たとえば，ヘルスケア技術の試験，手術，カウンセリング，ヘルスケア組織，物理療法，精神療法，鍼治療，患者教育，専門家育成試験，情報提供試験（薬剤師が患者に助言する異なる方法の試験））
- 欧州連合以外での試験．

指令については重大な懸念が提起されている．これらには以下のようなものがある：

- 2000年12月にオランダが提起した懸念，高齢者のような弱者集団に対して保護が不十分であること，このことにはまだ十分にあるいは適切に対処されていない
- 指令であって規制ではないので，その有効性は個々の加盟国における実際の

適用に大きく依存している－すべての加盟国が共同して準備し，実際に正確に同様の手順で業務を行わないかぎり，単一の調和のとれたシステムとはならない
- バイオテクノロジーに関連する試験の開始に対して重大な遅れを生じさせる危険がある
- 幹細胞，遺伝子およびヒト組織試験が除外されているか．されているとするとなぜか
- 指令はある新しい製品を市場に出すまでの期間に遅れを生じさせているか．
- いずれの職業が試験責任者になることができるのか
- 試験依頼者の透明性，試験全般にわたる依頼者の関与の程度と倫理的活動
- 学術研究者が，指令により研究が社会の進歩から取り残されることに対して懸念を表明している
- 試験の計画と宣伝に患者を参加させないことを懸念している患者の代表がいる
- 試験依頼者と倫理委員会に対して，指令を受け入れることの利点があいまいである
- 指令にしたがうことで発生する費用負担を被るものに関して，表現があいまいである
- 試験を中止する前にコンサルテーションが必要とされる
- どの臨床試験が指令の対象となるか
- 予測できない副作用について直ちに入力がなされなければならない新欧州データベースの合法性，実用性，透明性，データ保護，アクセス可能性
- 加盟国が 2004 年 5 月までに加盟国のシステムを変更するつもりである場合に，最近計画が立てられている 3 年間を超える試験をどう進めるべきか
- 試験の実施計画書あるいは結果を公表させることに対する効果的な要求がない
- 指令と指令を採択するための加盟国の動きを他の GCP 規則や要求と調和させるのかどうか，調和させる場合にはどのようにするのか
- 多数存在する国際的な臨床試験（EU 国と非 EU 国の両者がかかわっている試験，たとえば米国，日本）に指令をどのように適用させるのか
- ヒトが使用する医薬品だけに指令を適用する理由
- 指令を支持しているエビデンスはどこにあるのか．

これらの懸念やこれ以外のものは，個々の加盟国がそのシステムを指令に沿うように変更するにつれてより大きくなり，具体化されることは疑いがなく，また，多くの人々が深く掘り下げれば掘り下げるほど，指令の現実的な影響がより明らかにみえてくる．

⇨ NHSの研究管理，MREC，LREC，経済分析と臨床試験，研究質問と研究方法，説明責任，適正手続き，透明性，臨床試験

- Earl-Slater A (2001) The European Union's Clinical Trials Directive. *J Roy Soc Med*. **94**: 557-8.
- EC Directive (2001/20) On the approximation of the laws, regulations and administrative provisions of the Member States relating to the Implementation of Good Clinical Practice in the Conduct of Clinical Trials on Medicinal Products for Human Use. *Official J Euro Comm*. **May**: 0034-0044.
- European Science Foundation (2001) *Co-ordination of Public Funding for European Clinical Trials*. European Science Foundation Policy Briefing.
- European Science Foundation (2001) *Harmonisation of Clinical Trials : administrative constraints*. European Science Foundation Policy Briefing.
- Joint Pharmaceutical Analysis Group (2001) Implications of the new clinical trials directive. *Pharma J*. **267**: 26-7.
- Strobl J, Cave E and Walley T (2000) Data protection legislation : interpretation and barriers to research. *BMJ*. **321**: 890-2.
- Watson R (2001) New EU rules might hinder research. *BMJ*. **322**: 385.

1人の患者の試験 [individual patient trial]

これはたった1人の患者が参加する臨床試験である（N-of-1試験あるいはN1試験とも呼ばれる）．

このような試験の長所は，試験遂行が比較的早いことや解析の容易さである．短所は対照がないことや一般化が難しいことである．

⇨ N-of-1試験，試験結果の一般化可能性，臨床試験

批判的評価 [critical appraisal]

批判的評価の手法とはエビデンスを組織的，慎重かつ明確に分析するために用いられる方法である．

エビデンスを批判的に評価するために利用できるテンプレートは多数あるけれども，ある状況下でどのテンプレートが望ましいかという合意は得られていない．

エビデンスの1つに出くわすとき，知りたい最も重要な一般的な疑問はおそ

らく，下記のようなものであろう．
1. 研究質問は明確に述べられているか．
2. その質問はあなたにとって，重要か．
3. 試験中の問題についてすでにわかっているものは何か．
4. 研究質問に答えるために，いかなる方法が用いられるか．
5. 患者，介入および試験で設定している特性は何か．
6. 結果はどうか．
7. 結果は実際，もっともらしく思われるか．
8. 結果はどこに公表されたか．
9. 試験は誰が後援したのか，またなぜか．
10. 日常臨床でいま欲しいエビデンスは何か？
⇒ エビデンスを臨床に活かす際の問題点，MREC，LREC，系統的レビュー，結果指標，結果の提示法，コクラン総説データベース，データ表示形式，バイアス，メタアナリシス，臨床試験にかかわる前に質問すべきこと，臨床試験によるエビデンスの欠点，臨床試験によるエビデンスの利点

○ Earl-Slater A (1999) Advantages and disadvantages of evidence from clinical trials. *Evidence-Based Healthcare*. **3**: 53-4.
○ Earl-Slater A (2001) Critical appraisal of clinical trials: barriers to putting trial evidence into clinical practice. *J Clin Govern*. **6**: 279-82.
○ Stevens A, Abrams K, Brazier J, Fitzpatrick R and Lilford R (eds) (2001) *The Advanced Handbook of Methods in Evidence-Based Healthcare*. Sage Publishing, London.
○ Rosser WM (1999) Application of evidence from randomised controlled trials to general practice. *Lancet*. **353**: 661-4.

非復元抽出 [sampling without replacement]

非復元抽出とは，対象となる症例を抽出し，その抽出した症例を対象集団に戻さずに，次の症例を抽出する方法をいう．この方法の問題点は，症例を抽出するたびに対象となる集団に含まれる症例数が減っていくことである．
⇒ サンプリング法，サンプルサイズ，統計的検定の流れ図，復元抽出

非盲検臨床試験 [unblinded clinical trial]

患者，医師，結果の評価者および統計学者が個々の患者に対してどの治療が行われているかあるいは行われたかを知っている試験のことを指す．たとえば，Simonらはうつの患者を対象としてデシプラミンやイミプラミンに比べ

てフルオキセチンによる治療が臨床効果，QOL，経済的な転帰を改善することを確認するため，24か月の追跡期間の非盲検ランダム化試験を実施した．

非盲検の試験に遭遇したときには，なぜ盲検ではなく非盲検で実施されたのか，理由を見いだすようにすべきである．

⇨ オープンラベル試験，単盲検試験，三重盲検試験，四重盲検試験，ブラインド

○ Simon GE, Heiligensein J, Revecki D *et al*. (1999) Long-term outcomes of initial antidepressant drug choice in a 'real world' randomized trial. *Arch Fam Med*. 8: 319-25.

費目変更 [virement]

費目変更とは，基金をある予算項目から他の予算項目に移動させることをいう．たとえば，次のような基金の移動がある：

- ある試験から別の試験への変更
- 臨床試験から教育への変更
- 営業活動から試験への変更
- 病院の外来患者病棟の改装からより多くの患者を受け入れることへの変更
- プライマリヘルスケアへの支出から，病院から退院したばかりの高齢患者の社会的なケアによる支援への変更
- プライマリケアから病院診療への変更．

⇨ NHSの研究管理，説明責任，対価表

評価者 [raters]

評価者とは以下の点から臨床試験を評価する人たちである：

- プロトコルの遵守
- ケアパス
- 結末
- 因果関係．

「評価者」という用語は「査定者」に代わる用語としてしばしば用いられる．評価者は結末の審査員，プロトコルの監査人，試験の評価者の役割を併せもつ．評価者が何を評価するか，なぜ評価するかを明確にするように努めよ．

⇨ NHSの研究管理，監査，査定者，スポンサー，データモニタリング委員会，被験者，評価者間信頼性，プロトコル，臨床試験運営委員会

評価者 → 査定者

評価者間信頼性 [inter-rater reliability]
　観察者間一致性に対する別の用語．
⇨ 観察者間一致性

開いた逐次試験 [open sequential trial]
　逐次試験で登録される患者の数に制限がないとき，開いた逐次試験という．
⇨ 逐次試験，中間解析，中止規約，閉じた逐次試験

非ランダム化研究 [non-randomised studies]
　非ランダム研究とは患者を処置に割り付けるにあたって，偶然性が役割を果たさない研究をいう．
　非ランダム化研究は，たとえば，観察的研究や，適応型試験で使用される．
⇨ 勝ち馬に賭ける規則，観察研究，コホート研究，質的解析，症例対照研究，適応型試験，非ランダム化臨床試験，ランダム化

非ランダム化臨床試験 [non-randomised clinical trial]
　非ランダム化臨床試験とは，ランダム化を行わずに，患者に介入を割り付ける臨床試験である．
　たとえば，以下のような方法で割り付けられる：
・生年月日
・病院を訪れた日
・健康保険証番号の下1桁
・先行する患者が加わった介入．
⇨ 勝ち馬に賭ける規則，適応型試験，非ランダム研究，ベルヌーイ試行，ランダム化，ランダム化比較試験，ランダムな

非劣性試験 [non-inferiority trial]
　非劣性試験とは，ある治療法が他の治療法に比べて劣ってはいないという仮説を検定することを主な目的とした臨床試験である．帰無仮説は「比較したい治療法は劣っていない」である．
　非劣性試験として事前に定義するためには，以下に示すようなかなりの数の理由が必要である：

- 適切な仮説の正しい設定
- 比較の基準となる治療法，用量，患者集団，エンドポイントが適切であると保証する
- 妥当な統計的検定の設定
- 適切な検出力計算が実施できる可能性があること
- 非劣性の基準が事前に設定されていることを保証すること
- 適切な解析計画を試験プロトコルに事前に記載することができること
- 試験の質が目的に見合っていることを保証すること．

考慮すべきいくつかの事柄を以下に示す．
- なぜ同等性試験ではなく，非劣性として試験を計画したのか．
- 研究結果はどんな特性について調べられるのか．
- 比較をされる治療法は何か（比較の基準は高感度か）．
- 「非劣性」という用語が意味するものは何か（たとえば，非劣性として認められるものはある範囲なのか，それとも1つの値か）．
- 一方の治療法が他方よりもよいということがわかるかもしれない．これは試験の統計と結果の受容性に対して何を意味するのか．

⇒ 仮説，データさらい，データフィッシング，統計的検定の流れ図，同等性試験，優越性試験，臨床試験

○ European Agency for Evaluation of Medicinal Products (1999) *Committee for Proprietary Medical Products (CPMP) point to consider on biostatical/methodological issues arising from recent CPMP discussions on licensing applications : superiority, non-inferiority, and equivalence.* EMEA, London.

ファンネルプロット ➡ 漏斗プロット

フィードバック試験 [feedback trial]

　フィードバック試験とは，臨床試験において予備的な所見が解析されたすぐ後に，それらのすべてを引き継いで行われる臨床試験である．多くの製薬企業は業務の進行具合を示すために，化学物質のフィードバック試験を行っている．この情報は，投資をどのように行うのか，もしくは研究を促進するためのさらなる投資を奨励するためにしばしば財務会議に伝えられる．情報が公になるかどうかは，はっきりしないままである．実際には，試験結果が公になるか否かは，誰が試験のスポンサーであり，彼らの試験への動機が何で，試験の結

果がどうであったかに依存している．
⇨ NHSの研究管理，実行可能性を調べる研究，説明責任，中間解析，適正手続き，透明性，パイロット試験，臨床試験

フィールド試験（野外試験）[field trial]
　フィールド試験とは，通常の診療の場以外で行われる臨床試験である．
⇨ 有効性試験

フォーカスグループ [focus group]
　小グループで互いに話し合いながらある特定の問題について考えてもらい，その結果をインタビューしてまとめる調査法をいう．
　フォーカスグループは次のような場合に使うことができる：
・グループの行動力を高め議論を活発にするため
・見識を深めるため
・仮説を検定するためのアイデアと情報を見いだすため
・検討中のトピックに対する将来の影響について，専門家の考えを探るため．
　フォーカスグループでの討論は，了承を得てからテープに記録することができる（また，議論によっては記録すべきである）．その後，テープから文章を起こし，より細部にわたって分析し，考察される．
　フォーカスグループの利点として次のようなことがある：
・微妙なあるいは個人的なトピックについて自由な討議を進める
・人々が考えていることを探る
・人々がどのように考えを述べるのかを確認する
・人々が考えていることのよりどころを明らかにする
・考え方や知識の幅を確認する
・共通の立場と意見の相違の範囲を示す
・サブグループの主題を明らかにする
・読み書きができる人に限定されない．
フォーカスグループの制約として次のようなことが考えられる：
・さまざまな分野の人々が混在するため，検討中のトピックを学習するのに時間を要する
・グループメンバーの位置づけ
・優先順位

- 議論から離脱した人の取り扱い．
⇨ エビデンスを臨床で活かす際の問題点，研究質問と研究方法，質的研究のチェックリスト（BMJ 版），デルファイ法
  ○ Barbour RS (2001) Checklists for improving rigour in qualitative research : a case of the tail wagging the dog? *BMJ*. **322** : 1115-17.
  ○ Giacomini MK (2001) The rocky road : qualitative research as evidence. *Evidence-Based Med*. **6** : 406.
  ○ Greenhalgh T and Taylor R (1997) Papers that go beyond numbers (qualitative research). *BMJ*. **315** : 740-3.
  ○ Kitzinger J (1995) Introducing focus groups. *BMJ*. **311** : 299-302.
  ○ Pope C and Mays N (eds) (2000) *Qualitative Research in Health Care*. BMJ Books, London.

フォローアップ [follow-up]

フォローアップとは，1 人の患者あるいは患者グループに対するある時点以降の評価である．

例としては次のようなものが挙げられる．

- 非浸潤性乳管癌患者における乳腺腫瘤摘出術と放射線治療に対するタモキシフェン追加投与試験において，Fisher らは中央値 74 か月のフォローアップを行った．
- 滅菌水の皮下注射が陣痛へ与える影響を調べる臨床試験において，陣痛の第 1 期にある女性が注射 10, 45, 90 分後に調査された．
- 心筋梗塞発症直後の患者についての GISSI-Prevenzione Investigators 試験では 42 か月のフォローアップを行った．
- Beral らは，経口避妊薬に関する Royal College of General Practitioners 試験に参加した 46000 名の女性からなるコホートについて，25 年間フォローアップした結果を公表した．
- Jolly らは，開業医がフォローアップし治療を行った心筋梗塞と狭心症患者のランダム化比較試験の結果を公表した．
- Talley らは，12 か月間フォローアップするランダム化二重盲検プラセボ対照比較試験を使用して機能性消化不良における *Helicobacter pylori* 菌の根絶について研究した．
- Hart らは，スコットランド人男性のコホートを対象に，アルコールの消費量と，冠動脈疾患による死亡率，脳卒中による死亡率および全死亡率につい

て21年間のフォローアップを行った．

　フォローアップ期間が短すぎると介入の影響が現れないことがあり，逆にフォローアップ期間が長すぎると患者を追跡することが困難になり，他の要因が状況を変化させる役割を果たすことがある．
⇨ 長期
○ Fisher B, Gignam J, Wolmark N *et al.* (1999) Tamoxifen in treatment of intraductal breast cancer: National Surgical Adijuvant Breast and Bowel Project B-24 randomined controlled trial. *Lancet.* **353**: 1993-2000.
○ GISSI-Prevenzione Investigators (1999) Dietary supplementation with n-3 polyunsaturated fatty acids and vitamin E after myocardial infarction: results of the GISSI-Prevenzione trial. *Lancet.* **354**: 447-55.
○ Martensen L and Wallin G (1999) Labour pain treated with cutaneous injections of sterile water: a randomised controlled trial. *Br J Obstet Gynaecol.* **106**: 633-7.

不活性の [inactive]
　不活性のものは薬理作用を示さず，治療効果を生じることができない．
⇨ プラセボ

付加療法 [adjunctive therapy]
　付加療法とは，別の介入に付け加えて与えられる介入である．たとえば，臨床試験では：
- アルコール中毒からの回復中に行われる禁酒持続のための患者カウンセリングの付加薬としてのアカンプロセート
- 肥満の管理における中等度の低カロリー食に対する付加薬としてのオーリスタット
- 透析用シャント不全の患者の付加的治療法としての外部照射．

　付加療法は，結合効果が別々の介入によって与えられる効果よりも一般には大きくなることを期待して通常与えられる．付加療法は補助療法と呼ばれることもある．
⇨ 結末ピラミッド，交絡因子，相加効果，相乗効果，同時介入，併用試験，補助療法，要因試験
○ Cohen GS, Freeman H, Ringold MA *et al.* (2000) External beam irradiation as an adjunctive treatment in failing dialysis shunts. *J Vasc Interv Radiol.* **11**: 321-6.
○ Spitler LE, Grossbard ML, Ernstoff MS *et al.* (2000) Adjuvant therapy of stage III and IV malignant melanoma using granulocyte-macrophage colony-stimulating factor. *J*

Clin Oncol. **18**: 1614-21.

不完備型治療選択デザイン [incomplete treatment option design]

放射線と麻酔の併用治療，すなわち2つの放射線治療AとBおよび2つの麻酔薬XとYが関係する臨床試験を考える．もし試験でAX，AY，BXの併用治療が報告されるなら，試験から選択肢BYが欠落しているので，不完備型治療選択デザインである（図40参照）．

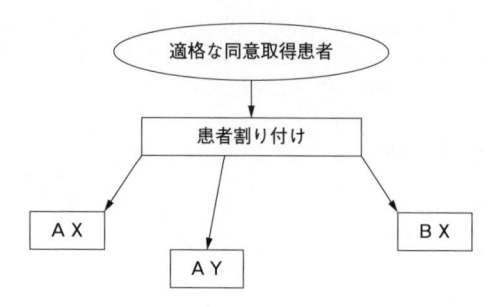

図40 不完備型治療デザイン

図40では，試験から何かが欠落していることが明らかにわかる（BYがない）．

しかしながら，臨床試験の報告や論文は複雑であり，何が欠落しているのかが明確でないことが少なくない．何が起きているかをわかるようにする最も簡単な方法は，関心のある試験のダイアグラムを書くことである．

介入の組み合わせを眺めるときは，次のことをする必要がある：
・組み合わせに関する説明が報告にあるかどうか探し出す
・何か可能な組み合わせが欠落しているかを常にみる
・欠落している組み合わせに関する説明があるかどうかチェックする
・介入の順序が重要かどうか尋ねる．
⇨ NHSの研究管理，MREC，順序効果，適正手続き，統計的検定：統計的検定でだます10通りの方法，透明性

復元抽出 [sampling with replacement]

復元抽出とは，ある症例を選び出した後，選んだ症例を元の集団に戻し，その上で改めて次の症例を選ぶという標本抽出法を指す．この方法の主な問題点

は，同じ症例が2回以上選択される可能性があることである．
⇒ サンプリング法，サンプルサイズ，統計的検定の流れ図，非復元抽出

複合エンドポイント [composite endpoint]

複合エンドポイントとは2つ以上のエンドポイントあるいはアウトカムの組み合わせである．いくつかの例を下記に示す．

- Brown らは，高血圧治療試験で持続性のカルシウム拮抗薬あるいは利尿薬のランダム化試験を報告した．心血管系イベント，脳血管死，非致死的心筋梗塞，脳卒中および心不全の複合エンドポイントが主要な結果指標であった．
- Hansson らは高血圧患者の心臓血管死と死亡率について，カルシウム拮抗薬の効果を利尿薬とβブロッカーと比較するランダム化試験を報告した．その試験で，彼らは主な結果指標として，拡張期血圧と致死的および非致死的脳卒中，致死的および非致死的心筋梗塞とその他の心臓血管死を含む複合エンドポイントを使用した．
- Rubins らは複合エンドポイントに非致死的心筋梗塞あるいは冠動脈疾患死の頻度をまとめて用いた．

複合エンドポイントの構成要素は重要性において等価ではない（たとえば，死亡と心筋梗塞）．そこで，下記の質問をする必要がある．

- なぜ複合エンドポイントが用いられたか．
- どのような組み合わせであるか．
- 真に最も重要な結末は何か．
- 試験は単独のエンドポイントについても報告したか（もし報告していなかったならばなぜか）．

⇒ 結末ピラミッド，主要な質問，主要評価項目，相加効果，多重エンドポイント，複合仮説

- ○ Brown MJ, Palmer CR, Castaigne A *et al.* (2000) Morbidity and mortality in patients randomised to double-blind treatment with a long-acting calcium-channel blocker or diuretic in the International Nifedipine GITS Study: Intervention as a Goal in Hypertension Treatment (INSIGHT). *Lancet.* **356**: 366-72.
- ○ European Agency for the Evaluation of Medicinal Products (1999) *Concept paper on the development of a Committee for Proprietary Medical Products (CPMP). Points to consider on biostatistical/methodological issues arising from recent CPMP discussions on licensing applications: adjustment for multiplicity and related topics.* EMEA,

London.
○ Hansson L, Hedner T, Lund-Johanson P *et al*. for the NORDIL study group (2000) Randomised trial of effects of calcium antagonists with diuretics and beta-blockers on cardiovascular morbidity and mortality in hypertension: the Nordic Diltiazem (NORDIL) study. *Lancet*. **356**: 359-65.
○ Rubins HB, Robins SJ, Collins D *et al*. (1999) Gemfibrozil for the secondary prevention of coronary heart disease in men with low levels of high-density-lipoprotein cholesterol. *NEJM*. **341**: 410-18.

複合仮説 [composite hypothesis]

一般に複合仮説とは下記のいずれかである：
・1つあるいはそれ以上の確率変数の分布を完全には指定しない．たとえば $H_0: z>2$，あるいは
・仮説の組み合わせを設定する．たとえば $H_0: A=B$ と $C=D$．

前者の定義は医学統計で最もよく用いられる．しかし，後者の定義も，たとえ，一部の統計家がその定義に理屈をつけ，その定義がより正確には「結合仮説」（$A=B$，$C=D$ の2つの命題を結合する）であるとしても，特定の分野では流行している．

ある新薬が患者のコレステロールレベルを低下させると仮定する．新しい試験において，正確にどれくらいコレステロールが低下するかを知ることは望んでいないが，最低値は知りたいとしよう．

そこで，たとえば，

$$H_0: x>1.5 \text{ mmol}/\ell$$

のような複合仮説が設定できる．最初の定義を用いることにより，それは複合仮説と解釈することができる．なぜならば，結果が $x=1.6, 1.7, 1.8$ あるいは 1.9，…のとき，それらはすべて $x>1.5$ とみなされるからである．

いま1つの例はアルツハイマー型認知症に対するヨーロッパの臨床試験ガイドラインからのものである．このガイドラインは，対象薬物の適切な検定の1つは，その薬物がアルツハイマー病評価尺度-認識サブスコア（*ADAS-cog*）を少なくとも4単位減少しなければならないことを示している．この場合の複合仮説は

$$H_0: ADAS\text{-}cog > 4$$

のようになる．いいかえれば，この新しい介入が *ADAS-cog* を5単位以上減少するということである．

もし，仮説の中に2つ以上の調整可能なパラメータがあると，人によっては，この仮説を複合仮説であるとみなす．たとえば：
$$H_0: A=B \text{ と } C=D$$
である．最近の複合仮説の一例では，帰無仮説は「禁酒中のアルコール中毒患者をアルコールから遠ざけておくためのカウンセリング法Aはカウンセリング法Bと同じ効果をもち，またC法で測定された患者の満足度はD法によって測定された結果と同じである」であった．

われわれは帰無仮説を設定し，それが誤りであることを証明したいのだということを思い起こそう．この試験ではAはBと等しくなく，CはDと等しくないことを証明したいことになる．種々の問題が生じる．帰無仮説の半分のみが成立する場合，すなわちAはBと等しいがCはDと等しくないということを見いだした場合，この証拠から何がいえるか．いま$ADAS$-cogやコレステロール値でもみられるようにデータを中途打ち切り（censored）したり，切り捨てた（truncate）場合，複合仮説において1つの問題が起こる．

たしかに複合仮説は何であるかということは適切な統計的検定を決めるのに役立っている．複合仮説をみたときには，なぜ2つの別個の検定が設定されなかったかを尋ねてみることである．同様に，単純な標準的仮説をみたときには，もし複合仮説が用いられたならば日常診療がさらに明らかにされるかを尋ねることである．
⇨ 仮説，結末ピラミッド，主要評価項目，相加効果，相乗効果，統計的検定：統計的検定でだます10通りの方法，統計的検定の流れ図，複合エンドポイント

副作用 [side-effect]

副作用とは，興味の対象とした第一義的な効果でない介入の結果をいう．有益な事象の場合もあれば，そうでない場合もある．
⇨ 主要評価項目，有害事象，有害薬物反応，予期しない有利な作用，予期しない有害作用

ブラインド（盲検）[blind]

ブラインドとはみることができない状態を意味する．
⇨ バイアス，ブラインディング

ブラインディング（盲検化）[blinding]

　ブラインディングとは隠匿や遮へいの手順である．試験において一定の人々を，患者が受けている治療に関して無知の状態にしておくことが目的である．

　一定の人々というのは，たとえば：
- 患者
- 臨床医
- 結果を評価する人
- 統計家．

たとえば，次のことが望まれるかもしれない：
- 試験においてどのように患者が治療に割り付けられているかを隠す
- 患者の誰が何の介入を受けているかを隠す
- 試験において特定の患者が受けているものを介護者に隠す
- 試験において特定の患者が受けているものを解析者に隠す．

　ブラインディングはバイアスを減らすために用いられる．臨床試験によく採用されるが，日常診療では採用されない．

　次の理由から，この用語を用いるときは注意が必要である．
- 単盲検試験は一般に患者のブラインディングを指す．しかし，ブラインドされているのが臨床家であったり，ブラインドされているのが統計家である単盲検試験を時々見かける．
- 二重盲検試験は一般に患者と臨床家/介護者のブラインディングを指す．しかし，臨床家と統計家をブラインドしたときにも用いられてきた．
- 三重盲検試験は一般に患者と臨床家と統計家のブラインディングを指す．

　もし試験においてブラインディングを必要とする場合，次の疑問に答える必要がある．
- 誰をブラインドするか．
- 実際にどのようにブラインドするか．
- なぜブラインドするか．

⇨ 系統的レビュー，三重盲検試験，単盲検試験，二重盲検試験，非盲検臨床試験，ブラインド，メタアナリシス，有効性，四重盲検試験

○ Colditz GA, Miller JN and Mosteller F (1989) How study design affects outcomes in comparisons of therapy. *Stat Med.* 8 : 441-54.
○ Jadad AR, Moore RA, Carroll D *et al.* (1996) Assessing the quality of reports on

randomised controlled trials: is blinding really necessary? *Control Clin Trials.* **12**: 195-208.

プラセボ [placebo]

プラセボとは，包装，味，におい，感触，形，色および大きさについて薬と識別不能なものである．プラセボと薬の唯一の違いはプラセボは薬理活性のある成分を含まないことである．

プラセボを人を騙すものであるとみなす人もいる．もっと啓蒙的な解釈をすれば，プラセボは：

- 良質な介護の重要性とヘルスケアの介入への心理的な側面を強調することができる
- 介入を詳しく評価する際の基準を提供することができる．

臨床試験におけるプラセボの使用については昔からたくさんの議論があり，これからも続くであろう．

⇨ NHS の研究管理，MREC，実薬対照，対照群，ハロー・グッバイ効果，プラセボ効果，プラセボ比較試験，ベンチマーキング，ホーソン効果，倫理的問題

- Barlar JC III (2001) The powerful placebo and the wizard of Oz. *NEJM*. **344**: 1630-2.
- Hrobjartsson A and Gotzsche PC (2001) Is the placebo powerless? An analysis of clinical trials comparing placebo to no treatment. *NEJM*. **344**: 1594-602.
- Rothman KJ (1996) Placebo mania. *BMJ*. **313**: 3-4.
- Vickers AJ and de Craen AJ (2000) Why use placebos in clinical trials? A narrative review of the methodological literature. *J Clin Epidemiol*. **53**: 157-61.
- Welton AJ, Vickers MR, Cooper JA, Meade TW and Marteau TM (1999) Is recruitment more difficult with a placebo arm in a randomised controlled trial? *BMJ*. **318**: 1114-17.

プラセボ効果 [placebo effect]

新薬の安全性，品質，有効性を患者で試験をすると想定しよう．患者は 2 群のいずれかに割り付けられるであろう．群 1 は興味の対象となる薬を，群 2 はプラセボを投与される．プラセボを投与された群 2 から測定された結果をプラセボ効果と呼ぶ．

Hrobjartsson と Gotzsche は患者をプラセボか無治療かに無作為に割り当てた臨床試験について，系統的な解析を報告している．彼らは 114 の試験について報告し，プラセボが強力な臨床的効果をもつとのエビデンスはほとんどな

いことを見いだした．しかしながら，彼らは非臨床的な効果の可能性を十分には報告していない．
⇨ プラセボ，ホーソン効果
- Barlar JC III (2001) The powerful placebo and the wizard of Oz. *NEJM*. **344**: 1630-2.
- Collier J (1995) Confusion over the use of placebos in clinical trials. *BMJ*. **311**: 821-2.
- Hrobjartsson A and Gotzsche PC (2001) Is the placebo powerless ? An analysis of clinical trials comparing placebo to no treatment. *NEJM*. **344**: 1594-602.
- Rothman KJ (1996) Placebo mania. *BMJ*. **313**: 3-4 (There is a series of papers following this article, *see* BMJ dated 19 October 1996).
- Vickers AJ and de Craen AJ (2000) Why use placebos in clinical trials ? A narrative review of the methodological literature. *J Clin Epidemiol*. **53**: 157-61.
- Welton AJ, Vickers MR, Cooper JA, Meade TW and Marteau TM (1999) Is recruitment more difficult with a placebo arm in a randomised controlled trial ? *BMJ*. **318**: 1114-17.

プラセボ比較試験 [placebo-controlled trial]

　プラセボ比較試験とは対照群がプラセボの投与を受ける臨床試験である．通常，プラセボ比較試験の主たる目的は，実験群での変化が，投与された実験物質によるものかどうかの決定を助けることである．
⇨ 対照群，プラセボ，プラセボ効果，ベースライン，ベンチマーキング，ランダム化比較試験，臨床試験

ブロッキング [blocking]

　ブロッキング技術は臨床試験の結果の統計的な検出力を上げることを目指している．ブロッキングは，とりあげている試験に対して効果に興味がない要因を解析から排除することによって検出力の上昇を達成する．ブロッキングは，研究に対して興味がない要因をはぎとるので，より正確には，ストリッピングアウトと呼ばれている．
　ブロッキングはデータセットからとりあげている研究に対して興味がない変数を削除することで達成される．可能であるなら，ブロッキングすなわちストリッピングアウトを行う前に，統計的なアドバイスを受けるべきである．
⇨ 因果関係，因子分析，関連，倹約原理，主要な質問，データさらい，データフィッシング，統計的検定：統計的検定でだます10通りの方法，同等性試験，非劣性試験，優越性試験

ブロック [block]

ブロックとは均質な対象からなるグループである．
⇨ 同質な製品，ブロックランダム化

ブロックランダム化 [block randomisation]

ブロックランダム化とは，どの時点でも試験の各群において患者の数をほぼ同じにすることを保証しようとする手続きである．

たとえば，4人1組のグループ（または，ブロック）に患者を配置することにする．試験に2つの治療群があり，それをA，Bとする．そのとき，4人の患者からなるどのグループに対しても，おのおの試験群A，Bに2人ずつが割り付けられる．このデザインにしたがうと，試験の2つの治療群における数は3人以上違うことはない．

ブロック内の数に極端な違いを起こしたくないとき，ブロックランダム化は役に立つ．この方法は時に，ランダム置換ブロックとか制限付きランダム化とも呼ばれる．

⇨ クラスターランダム化，グループランダム化，層別ランダム化，バイアス，
　 ブロッキング，ランダム化

○ Altman DG and Bland JM (1999) How to randomise. *BMJ.* **319**: 703-4.

プロトコル（臨床試験実施計画書）[protocol]

プロトコルとは臨床試験の内容や実施を記述する詳細な計画書である．
プロトコルは，一般に以下の項目を含む：
・試験の主要な目的と副次的な目的
・試験を実施する意義
・試験のデザイン
・組み入れ基準と除外基準
・統計的な問題（たとえば，何検定を実施するか）
・試験実施の場所
・試験の研究者の詳細
・データ収集とモニタリング
・各患者の試験継続期間
・中間解析に関する規則
・中止基準

・プロトコル違反の管理の問題．

　臨床試験のプロトコルは倫理委員会の承認が必要である．試験に参加する実施者（試験センターや介護者）がプロトコル開発に関与すれば，試験がより実現可能でかつ一般化可能となるとの議論がなされてきた．すべてのプロトコルは，時として文字どおりに履行しなくてもよいように，逃げ道を用意しておくべきである．

⇒ IRB，アルゴリズム，NHS の研究管理，組み入れ基準，クリニカルパス，
　ケアパス，除外基準，中間解析，中止規約，データモニタリング委員会，
　プロトコル：研究申請書の監査，プロトコル改訂

○ Medical Research Council (MRC) (1998) *MRC Guidelines for Good Clinical Practice in Clinical Trials*. Medical Research Council, London.
○ Wise P and Drury M (1996) Pharmaceutical trials in general practice: the first 100 protocols. An audit by the clinical research ethics committee of the Royal College of General Practitioners. *BMJ*. 313: 1245-8.

プロトコル：研究申請書の監査 [protocol: audit of research applications]

　研究倫理委員会の決定の監査結果をみることはあまり頻繁にはなく，研究申請の最終結果を示す研究はほとんどない．

　当時，英国王立一般医協会の臨床研究倫理委員会のそれぞれ副議長と議長であった Peter Wise と Michael Drury は，製薬会社やその代理人が英国王立一般医協会の臨床研究倫理委員会に提出した 100 の一般医主体の多施設研究プロジェクトの監査結果を報告した．申請は 1984〜1989 年の間になされた．彼らは記述された目的，試験デザインと結末についてプロトコルを分析した．彼らは英国王立一般医協会の委員会の議事録と試験の改訂と承認にかかわるやりとりを論評した．試験の終了時に提出された最終報告書の評価も行った．

　全体の中で，46 の試験が二重盲検比較試験で，9 試験が単盲検試験，22 試験がプラセボ比較試験で 38 試験がオープンデザインか市販後調査試験であり，7 試験では不思議なことに解釈のための臨床的エンドポイントが必要とは思えなかった．

　合計 82 の申請が結果的に承認され，45 のプロトコルが改訂と再提出を要求され，プロトコルあたり平均 1.5 項目の改訂であった．改訂の理由を表 47 に示す．

　論文の著者らは監査に共通する特徴として，研究者と被験者の不足があるこ

表47 提出されたプロトコルの改訂を要求した理由

提出されたプロトコルの改訂を要求した理由： 45プロトコル中66改訂項目	試験数
安全面または不適切な薬物用量	18
報酬の配慮	14
病理検査の手配と費用	9
不適切な情報シート	8
統計的な説明ないしは修正	4
不正確な診断基準	4
年齢制限の考慮	3
妊娠の安全性	2
研究導入期間なし	1
その他	3

とを見いだした．彼らはまた，情報の提供と現在受けている治療の一時中止に関して患者の福利に一層の配慮が必要であると提案した．

少なくとも6年間追跡した後，WiseとDruryは承認された82試験のうち71試験が完了したことを見いだした．

表48は開始された試験の最終結果についての洞察である．

⇨ NHSの研究管理，オープンラベル試験，監査，試験が開始されないことについて研究者が示した理由，試験中止・中断について研究者が示した理

表48 開始された試験の最終結果

詳　細	試験数
実際に開始された試験数	74
6年後，完了した試験数	71
完了した試験のうち，結果が見つけられた試験数	68
完了した試験の結果	
ライセンス申請に用いられた試験数	31
本や雑誌に公表された試験数	19
科学的な会合で発表された試験数	11
公表されずライセンス申請にも用いられなかった試験数	21*
オープン試験や市販後試験が公表や発表される確率	低い**

*いくつかの試験は複数の項目で集計されているため，合計数は68にはならない．
**これらの試験は完了したプロジェクトの30%を占めるが，公表や発表された中の15%しか相当しなかった．

由，市販後調査，説明責任，適正手続き，透明性，臨床試験が遅れたり完了できない原因，臨床研究の流れ

- Altman DG (1994) The scandal of poor medical research. *BMJ*. **308**: 283-4.
- Thomas P (2000) The research needs of primary care: trials must be relevant to patients. *BMJ*. **321**: 2-3.
- Tognini G, Alli C, Avanzini F *et al*. (1991) Randomised clinical trials in general practice: lessons from a failure. *BMJ*. **303**: 969-71.
- Ward E, King M, Lloyd M *et al*. (1999) Conducting randomised trials in general practice: methodological and practical issues. *Br J Gen Pract*. **49**: 919-22.
- Wilson S, Delaney BC, Roalfe A *et al*. (2000) Randomised controlled trials in primary care: case study. *BMJ*. **321**: 24-7.
- Wise P and Drury M (1996) Pharmaceutical trials in general practice: the first 100 protocols. An audit by the clinical research ethics committee of the Royal College of General Practitioners. *BMJ*. **313**: 1245-8.

プロトコル改訂 [protocol amendment]

臨床試験のプロトコルのあらゆる変更をプロトコル改訂と呼ぶ．プロトコル改訂は倫理委員会からの事前の承認が必要となるかもしれない．一般に，プロトコル改訂は臨床試験の運営委員会と倫理審査委員会の同意を得て，試験のスポンサーに知らされるべきである．

すべてのプロトコル改訂は，以下の項目を文書で示す必要がある：
・改訂の理由
・改訂内容
・誰が改訂を決定し，どのようにその決定に至ったか
・誰が改訂の責任者であるか
・その改訂を試験においてどのように取り扱うか
・その改訂のもつ統計的，臨床的，実際的かつ患者に対する意味合い．

⇒ プロトコル，プロトコル：研究申請書の監査

PROBE法 [PROBE]

PROBE は pragmatic, randomised open blinded entry の頭字語である．文献でよく用いられるようになってきた用語である．実際には，実践的で，非盲検のランダム化であるが，患者の割り付けは目かくしされている（blind entry）広い範囲の試験をとらえようとしている．

⇒ オープンラベル試験，実用的試験，ブラインド，有効性試験，ランダム化

【訳注】：わが国では prospective, randomized, open-labeled, blinded endpoint（前向きランダム化オープンラベル（非盲検）試験）の頭字語として使われることが多い．被験者と介入実施者（医師）の二者は，経過中，治療群と対照群のどちらに割り付けられたかを知っているが，アウトカムの評価者はこれを知らずにアウトカムを評価する方法である．

文脈（状況）[context]

文脈は状態，時間，環境および臨床試験や日常診療の設定に関係する．

試験の文脈と診療の文脈の間には通常違いがある．重要な点はその違いが試験のエビデンスを診療に移す上で重要か否かを決定することである．

⇨ エビデンスを臨床に活かす際の問題点，解析的見通し，試験結果の一般化可能性，質的解析，臨床試験によるエビデンスの欠点，臨床試験によるエビデンスの利点

併合解析 [pooled analysis]

併合解析とは集積されたエビデンスの評価である．それは，以下のようであるかもしれないし，そうでないかもしれない：
・系統的である
・情報の検索場所を記述している
・どのように情報が集積されたかを明らかにする
・どのように併合するかを示す
・再現可能である．

併合解析を系統的レビューやメタアナリシスの内容と比べてみよう．

⇨ エビデンスに基づく医療，系統的レビュー，適正手続き，透明性，バイアス，ピアレビュー，メタアナリシス，ラベプロット

○ Cates C (1999) Pooling numbers needed to treat may not be reliable. *BMJ*. 318：1764.

並行試験 [parallel trial]

並行試験とは臨床試験の1つの形式であり，2つ以上の患者群で同時に，そして群を変えずに行われるものである．これは臨床試験の最も一般的なものである．このタイプの試験の利点は以下のとおりである：
・各患者に対するベースラインデータが必要とされる
・臨床的同等性が試験に患者が組み込まれる前に必要とされる
・患者が試験の他の群に変わることがない
・因果関係を調べるために使うことができる

- 各治療法の相対的なメリットを調べることができる
- バイアスの影響を小さくすることができる．

並行試験の欠点は以下のとおりである：
- 試験の開始時点で比較可能な患者が揃っている必要性
- 募集の時間
- 対象者を募集し，登録するための費用
- プロトコル遵守の設定とモニタリングの費用
- 試験から脱落し，割り付けられた群とは異なる群に入ることを望む患者もいる．

図 41 は 3 群からなる並行試験の例である．

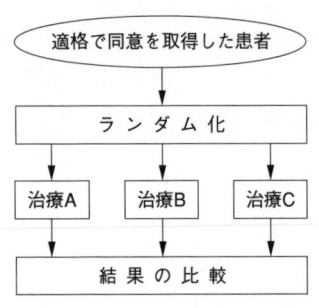

図41 ランダム化並行臨床試験

並行試験は，各治療群が時間の経過に伴い追跡されるため，並行群試験と呼ばれることもある．

⇒ 均衡状態，クロスオーバー試験，選好試験，逐次試験，適応型試験，同意，バラームの計画，臨床試験

米国食品医薬品局 （FDA）［Food and Drug Administration］

FDA は米国の政府機関であり米国においてヒトに使用する医薬品の臨床試験を審査し，承認し，認可する．FDA は医薬品の市販後調査，医薬品の広告，医療機器，食品，食品添加物，化粧品，動物用薬に関しても規制権限を有している．FDA は個々の製品に対して臨床試験をさらに要求することができ，販売許可に対する許諾，取り消し，修正，拒絶あるいは撤回を行うことができる．製品，製造施設，製造工程，輸送，貯蔵，ラベリング，広告に対して査察

する職務も有している．FDA は，製品回収や製造施設の閉鎖を要求することができ，是正を要求でき，裁判によって，違反者に罰金を科したり，投獄することさえも可能である．
⇨ IRB，MCA，説明責任，適正手続き，透明性

ベイズの定理　[Bayes' theorem]

　ベイズの定理とは，18世紀の英国の牧師，Thomas Bayes にちなんで名づけられた理論で，新しいエビデンスに照らして，あるイベントの確率を更新する手続きを表している．
⇨ ベイズ流の解析

ベイズ流の解析　[Bayesian analysis]

　ベイズ流の解析は新しいエビデンス，経験，解釈を考慮に入れてイベントの確率を更新することを行う．Lilford と Braunholtz は，ベイズ流のテクニックを使って現在の知識のすべてを明白に説明し新しいデータと統合することができると示唆している．彼らはまた，健康問題が現在ますます複雑になり，信念に影響を与える異質のエビデンスが増加していることも示している．

　Spiegelhalter らは，健康科学技術評価へのベイズ流のアプローチを「健康科学技術評価研究のデザイン，モニタリング，解析，解釈，報告における外的エビデンスの系統立てられた定量的使用」として定義した．

　たとえば，あなたは専門医による診療を受けさせるために患者を送る前に，患者がアルツハイマー型認知症である事前確率をもっているだろう．あなたの事前確率は事前の客観的なエビデンス，経験や意見に基づいているだろう．そして検査結果を受け取り，ひとたびその結果の影響をあなたが受けると，テスト前に考えていたことを現在信じていることに一変させてしまう．そして，患者がアルツハイマー型認知症である見込みの事後確率分布と呼ばれるものをもつことになる．

　このことを図 42 に示す．

　このアプローチは，1人の経験や主観的な意見を当てにしており，またこれらは臨床家相互の間や，時がたつにつれて変化するので，議論の余地があると考えられている．
⇨ 系統的レビュー，ベイズの定理，メタアナリシス

○ Berry DA and Stangl DK (1996) *Bayesian biostatistics*. Dekker, New York.

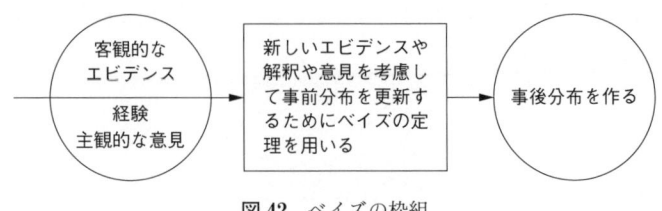

図42 ベイズの枠組

- Freedman L (1996) Bayesian statistical methods: a natural way to assess clinical evidence. *BMJ.* **313**: 569-70.
- Lilford RJ and Braunholtz D (1996) The statistical basis of public policy: a paradigm shift is overdue. *BMJ.* **313**: 603-7.
- Spiegelhalter DJ, Myles JP, Jones DR and Abrams KR (1999) An introduction to Bayesian methods in health technology assessment. *BMJ.* **319**: 508-12.
- Stevens A, Abrams K, Brazier J, Fitzpatrick R and Lilford R (eds) (2001) *The Advanced Handbook of Methods in Evidence-Based Healthcare.* Sage Publishing, London.

併用試験 [combination trial]

併用試験とは患者が組み合わせた介入を受ける臨床試験である．

最近，公表された例には以下のようなものがある：

- 心筋梗塞の血栓溶解（TIMI）14試験において，アブシキマブと低濃度の組織プラスミノーゲン活性化因子（tPA）を投与された患者がtPA単独投与の患者と比較された
- 進行性メラノーマ治療におけるダカルバジンとシスプラチン，タモキシフェン，カルムスチン（BCNU）の併用とダカルバジンとインターフェロンの併用の比較が行われた
- ジプラシドンと配合経口避妊薬の薬物動態
- 急性喘息患者の再発を減少させる吸入ブデソニドと経口プレドニゾロンの効果
- 成人急性喘息患者の緊急治療におけるβアゴニストとイプラトロピンブロマイドの併用効果
- 急性下痢の期間を短縮したり，ガスに関連した腹部不快感を寛解するためのロペラミドとシメチコン併用対ロペラミド単独，シメチコン単独とプラセボ

の効果
- 早期の医学的人工中絶のためのミソプロストールと併用したミソプリストンの2種類の投与量間の比較
- 冠動脈バイパス手術と併用した経心筋的レーザ血行再建術.

併用試験に関して検討すべき諸問題には下記のようなものがある.
- 併用の順序が重要であることがあるが,必ずしも十分に提示されているわけではない.
- 単一の介入の効果は明確でないかもしれない.
- 併用が提供される方法,いつ,誰によって行われたかは通常考えられているよりも重要かもしれない.

⇨ 相加効果,相乗効果,付加療法,臨床試験

○ Allen KB, Dowling RD, DelRossi AJ *et al.* (2000) Transmyocardial laser revascularization combined with coronary artery bypass grafting : a multicentre, blinded, prospective, randomised controlled trial. *J Thorac Cardiovasc Surg.* **119** : 540-9.
○ Comella P, Frasci G, Panza N *et al.* (2000) Randomized trial comparing cisplatin, gemcitabine and vinorelbine with either cisplatin and gemcitabine or cisplatin and vinorelbine in advanced non-small-cell lung cancer : interim analysis. *J Clin Oncol.* **18** : 1451-7.
○ de Lemos JA, Antman EM, Gibson CM *et al.* (2000) Abciximab improves both epicardial flow and myocardial reperfusion in ST-elevation myocardial infarction. Observations from the TIMI 14 Trial. *Circulation.* **101** : 239-43.
○ Middleton MR, Lorigan P, Owen J *et al.* (2000) A randomized phase III study comparing dacarbazine, BCNU, cisplatin and tamoxifen with dacarbazine and interferon in advanced melenoma. *Br J Cancer.* **82** : 1158-62.
○ Muirhead GJ, Harness J, Holt PR, Oliver S and Anziano RJ (2000) Ziprasidone and the pharmacokinetics of a combined oral contraceptive. *Br J Clin Pharmacol.* **49** (**Supplement 1**) : 49-56S.
○ WHO Task Force on Post-Ovulatory Methods of Fertility Regulation (2000) Comparison of two doses of misopristone in combination with misoprostol for early medical abortion. *Br J Obstet Gynaecol.* **107** : 524-30.

ベースライン [baseline]

ベースラインとは試験開始時の患者の状態のことである.ベースラインは次のようなさまざまな方法で決定される:
- インタビュー
- 質問票

- 身体検査
- 観察
- 臨床検査．

いつベースラインが実際に測定されたかを調べることは重要である．通常「試験開始時」というが，より特別に，いつベースラインが測定されたかを正確に調べるべきである．たとえば，患者がいつ試験に登録されたのか，患者がいつ試験群に割り付けられたのか，患者が最初に介入を受けたのはいつかである．

次の情報を調べておくことも有用である：
- ベースラインに何があるか
- ベースラインに何がないか
- 試験におけるその後の割り付けや解析においてベースラインの果たす役割は何か．
⇨ データさらい，データフィッシング，ベースラインの調整，ベースラインの特性，ベースラインのバランス
  ○ Altman DG and Dore CJ (1990) Randomisation and baseline comparisons in clinical trials. *Lancet.* **335**: 149-53.

ベースラインの調整 [adjusting for baseline]

臨床試験開始時には，それぞれの患者の詳細を記録する．これらをベースラインデータという．たとえば，肥満抑制の試験において，患者の体重，BMI，ヒップウエスト比，HDL，LDL，年齢，性別，民族性，食事摂取，エネルギー摂取，エネルギー消費，エネルギー蓄積，エクササイズ記録がベースラインデータになるかもしれない．

試験もしくはフォローアップ期間中の任意の時点における結果はベースラインデータを考慮に入れるべきである．これをベースラインの調整と呼んでいる（図43参照）．

以下に2つの例を挙げる．
- Barnabeiらは，ケース管理プログラムと医療・社会サービスの統合が，地域で暮らす虚弱高齢者の結末を改善したり，コストを減少したりするかどうかを決める研究において，性別，結婚の状態，生活状態，経済状態，身体的機能，認知機能，医療の状態，使用している薬物療法のベースライン値に関

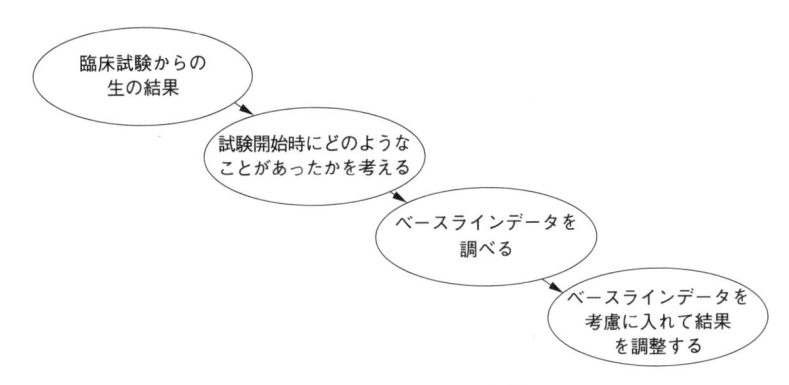

```
┌─────────────┐
│ 臨床試験からの │
│  生の結果    │
└─────────────┘
       ↓
   ┌─────────────────┐
   │ 試験開始時にどのような │
   │ ことがあったかを考える │
   └─────────────────┘
           ↓
       ┌─────────────┐
       │ ベースラインデータを │
       │    調べる     │
       └─────────────┘
               ↓
           ┌──────────────┐
           │ ベースラインデータを │
           │ 考慮に入れて結果 │
           │  を調整する    │
           └──────────────┘
```

図 43　ベースラインの調整

して調整した．
- Sullivan と Bybee は，専門職の補助員による介入が，虐待を減らし女性のニーズと目的を達成するのに役立つかどうかをみる 2 年間のフォローアップを行うランダム化比較試験を報告した．試験では，調整していない結果と調整した結果が与えられている．著者は肉体的暴力，精神的虐待，うつ，QOL，ソシアルサポートのベースラインレベルに関して調整した．

1 つの単純なアプローチは，正味の数値を得るために結果の測定値からベースラインの測定値を引くことである．どのようにして実際にデータを調整するかは，調査計画や統計上のアドバイスの仕様といった問題に依存する．
⇨ ベースライン，ベースラインのバランス

○ Barnabei R, Landi F, Gambassi G *et al*. (1988) Randomised controlled trial of impact of model of integrated care and case management for older people living in the community. *BMJ*. **316**: 1348-51.
○ Sullivan CM and Bybee DI (1999) Reducing violence using community-based advocacy for women with abusive partners. *J Consult Clin Psychol*. **67**: 43-53.

ベースラインの特性　[baseline characteristics]

ベースラインの特性は試験開始時における患者の特性の一覧からなる．
考慮すべき問題点を次に示す：
- ベースラインに何があるか（と，なぜその項目が選ばれたか）
- ベースラインに何がないか
- いつベースラインデータが集められたか．

たとえば，プライマリケアで Damoiseaux らが行った，2 歳以下の子供の急性中耳炎に対するアモキシシリンとプラセボのランダム化比較試験（RCT）では，240 人の子供について，次に示すベースラインの特性が報告されている：

- 平均年齢
- 性別
- 6 か月以上母乳で育てたかそうでないか
- 家族に 3 人以上の子供がいるかどうか
- 家族にタバコを吸う人がいるかどうか
- デイケアセンターへの参加
- 既往歴：再発性上気道感染症，再発性急性中耳炎，再発性急性中耳炎の家族歴，アレルギー
- 臨床症状（4 日以上の病訴，耳痛，発熱，穿孔，両側性の急性中耳炎，鼓膜の膨れ）．

⇨ 監査，組み入れ基準，症例報告書，症例報告用紙，プロトコル，ベースライン，ベースラインの調整，ベースラインのバランス

○ Assmann SF, Pocock SJ, Enos LE and Kasten LE (2000) Subgroup analysis and other (mis)uses of baseline data in clinical trials. *Lancet.* **355**: 1064-9.
○ Damoiseaux RAMJ, van Balen FAN, Hoes AW *et al.* (2000) Primary-care-based randomised, double-blind trial of amoxicillin versus placebo for acute otitis media in children aged under 2 years. *BMJ.* **320**: 350-4.
○ Vickers AJ and Altman DG (2001) Analysing controlled trials with baseline and follow up measurements. *BMJ.* **323**: 1123-4.

ベースラインのバランス [baseline balance]

ベースラインのバランスは，試験開始時における患者の比較可能性に関係する．

⇨ ベースライン，ベースラインの調整，ベースラインの特性

○ Senn S (1994) Testing for baseline balance in clinical trials. *Stat Med.* **13**: 1715-261.
○ Roberts C and Torgerson DJ (1999) Baseline imbalance in randomised controlled trials. *BMJ.* **319**: 185.
○ Vickers AJ and Altman DG (2001) Analysing controlled trials with baseline and follow up measurements. *BMJ.* **323**: 1123-4.

ヘルシンキ宣言 [Declaration of Helsinki]

ヘルシンキ宣言は，ヒトを対象とした生物医学研究に携わる医師の指針のための一連の勧告である．

宣言の開発に興味のある人々に対して，まず1964年6月にフィンランド，ヘルシンキの第18回世界医師会総会（WMA）で採択され，その後数回修正された（1975年10月，第29回WMA東京総会；1983年10月，第35回WMAイタリア，ベニス総会；1989年9月，第41回WMA香港，九龍総会；1996年10月，第48回WMA南アフリカ共和国，サマーセットウエスト総会；2000年10月，第52回WMA英国，エジンバラ総会）．

世界中で臨床試験に対する関心が高まってきているので，ヘルシンキ宣言の改訂版（エジンバラ版）をそのまま次に再掲する．

序言

1. 世界医師会は，ヒトを対象とする医学研究にかかわる医師，その他の関係者に対する指針を示す倫理的原則として，ヘルシンキ宣言を発展させてきた．ヒトを対象とする医学研究には，個人を特定できるヒト由来の材料および個人を特定できるデータに関する研究を含む．
2. 人類の健康を向上させ，守ることは，医師の責務である．医師の知識と良心は，この責務達成のために捧げられる．
3. 世界医師会のジュネーブ宣言は，「私の患者の健康を私の第一の関心事とする」ことを医師に義務づけ，また医の倫理の国際綱領は，「医師は患者の身体的および精神的な状態を弱める影響をもつ可能性のある医療に際しては，患者の利益のためにのみ行動すべきである」と宣言している．
4. 医学の進歩は，最終的にはヒトを対象とする試験に一部依存せざるをえない研究に基づく．
5. ヒトを対象とする医学研究においては，被験者の福利に対する配慮が科学的および社会的利益よりも優先されなければならない．
6. ヒトを対象とする医学研究の第一の目的は，予防，診断および治療方法の改善ならびに疾病原因および病理の理解の向上にある．最善であると証明された予防，診断および治療方法であっても，その有効性，効率性，利用しやすさおよび質に関する研究を通じて，絶えず再検証されな

ければならない．
7 現在行われている医療や医学研究においては，ほとんどの予防，診断および治療方法に危険および負担が伴う．
8 医学研究は，すべての人間に対する尊敬を深め，その健康および権利を擁護する倫理基準に従わなければならない．弱い立場にあり，特別な保護を必要とする研究対象集団もある．経済的および医学的に不利な立場の人々が有する特別のニーズを認識する必要がある．また，自ら同意することができないまたは拒否することができない人々，強制下で同意を求められるおそれのある人々，研究からは個人的に利益を得られない人々およびその研究が自分のケアと結びついている人々に対しても，特別な注意が必要である．
9 研究者は，適用される国際的規制はもとより，ヒトを対象とする研究に関する自国の倫理，法および規制上の要請も知らなければならない．いかなる自国の倫理，法および規制上の要請も，この宣言が示す被験者に対する保護を弱め，無視することが許されてはならない．

すべての医学研究のための基本原則

10 被験者の生命，健康，プライバシーおよび尊厳を守ることは，医学研究に携わる医師の責務である．
11 ヒトを対象とする医学研究は，一般的に受け入れられた科学的原則に従い，科学的文献の十分な知識，他の関連した情報源および十分な実験ならびに適切な場合には動物実験に基づかなければならない．
12 環境に影響を及ぼすおそれのある研究を実施する際には十分な配慮が必要であり，また研究に使用される動物の健康を維持し，または生育を助けるためにも配慮されなければならない．
13 すべてヒトを対象とする実験手続の計画および作業内容は，実験計画書の中に明示されていなければならない．この計画書は，考察，論評，助言および適切な場合には承認を得るために，特別に指名された倫理審査委員会に提出されなければならない．この委員会は，研究者，スポンサーおよびそれ以外の不適当な影響を及ぼすすべてのものから独立していることを要する．この独立した委員会は，研究が行われる国の法律および規制に適合していなければならない．委員会は進行中の実験をモニタ

ーする権利を有する．研究者は委員会に対し，モニターのための情報，特にすべての重篤な有害事象について情報を報告する義務がある．研究者は，資金提供，スポンサー，研究関連組織とのかかわり，その他起こりうる利害の衝突および被験者に対する報奨についても，審査のために委員会に報告しなければならない．

14 研究計画書は，必ず倫理的配慮に関する陳述を含み，またこの宣言が言明する諸原則にしたがっていることを明示しなければならない．

15 ヒトを対象とする医学研究は，科学的な資格のある人によって，臨床的に有能な医療担当者の監督下においてのみ行われなければならない．被験者に対する責任は，常に医学的に資格のある人に所在し，被験者が同意を与えた場合でも，決してその被験者にはない．

16 ヒトを対象とするすべての医学研究プロジェクトは，被験者または第三者に対する予想しうる危険および負担を，予見可能な利益と比較する注意深い評価が事前に行われていなければならない．このことは医学研究における健康なボランティアの参加を排除しない．すべての研究計画は一般に公開されていなければならない．

17 医師は，内在する危険が十分に評価され，しかもその危険を適切に管理できることが確信できない場合には，ヒトを対象とする医学研究に従事することを控えるべきである．医師は，利益よりも潜在する危険が高いと判断される場合，または有効かつ利益のある結果の決定的証拠が得られた場合には，すべての実験を中止しなければならない．

18 ヒトを対象とする医学研究は，その目的の重要性が研究に伴う被験者の危険と負担にまさる場合にのみ行われるべきである．これは，被験者が健康なボランティアである場合は特に重要である．

19 医学研究は，研究が行われる対象集団が，その研究の結果から利益を得られる相当な可能性がある場合にのみ正当とされる．

20 被験者はボランティアであり，かつ十分説明を受けたうえでその研究プロジェクトに参加するものであることを要する．

21 被験者の完全無欠性を守る権利は常に尊重されることを要する．被験者のプライバシー，患者情報の機密性に対する注意および被験者の身体的，精神的完全無欠性およびその人格に関する研究の影響を最小限にとどめるために，あらゆる予防手段が講じられなければならない．

22 ヒトを対象とする研究はすべて，それぞれの被験予定者に対して，目的，方法，資金源，起こりうる利害の衝突，研究者の関連組織とのかかわり，研究に参加することにより期待される利益および起こりうる危険ならびに必然的に伴う不快な状態について十分な説明がなされなければならない．対象者はいつでも不利益なしに，この研究への参加を取りやめ，または参加の同意を撤回する権利を有することを知らされなければならない．対象者がこの情報を理解したことを確認したうえで，医師は対象者の自由意志によるインフォームドコンセントを，望ましくは文書で得なければならない．文書による同意を得ることができない場合には，その同意は正式な文書に記録され，証人によって証明されることを要する．

23 医師は，研究プロジェクトに関してインフォームドコンセントを得る場合には，被験者が医師に依存した関係にあるか否か，または強制の下に同意するおそれがあるか否かについて，特に注意を払わなければならない．もしそのようなことがある場合には，インフォームドコンセントは，よく内容を知り，その研究に従事しておらず，かつそうした関係からまったく独立した医師によって取得されなければならない．

24 法的行為能力のない者，身体的もしくは精神的に同意ができない者，または法的行為能力のない未成年者を研究対象とするときには，研究者は適用法のもとで法的な資格のある代理人からインフォームドコンセントを取得することを要する．これらのグループは，研究がグループ全体の健康を増進させるのに必要であり，かつこの研究が法的能力者では代替して行うことが不可能である場合に限って，研究対象に含めることができる．

25 未成年者のように法的行為能力がないとみられる被験者が，研究参加についての決定に賛意を表することができる場合には，研究者は，法的な資格のある代理人からの同意のほかさらに未成年者の賛意を得ることを要する．

26 代理人の同意または事前の同意を含めて，同意を得ることができない個人被験者を対象とした研究は，インフォームドコンセントの取得を妨げる身体的/精神的情況がその対象集団の必然的な特徴であるとすれば，その場合に限って行わなければならない．実験計画書の中には，審査委

員会の検討と承認を得るために，インフォームドコンセントを与えることができない状態にある被験者を対象にする明確な理由が述べられていなければならない．その計画書には，本人あるいは法的な資格のある代理人から，引き続き研究に参加する同意をできるだけ早く得ることが明示されていなければならない．

27 著者および発行者は倫理的な義務を負っている．研究結果の刊行に際し，研究者は結果の正確さを保つよう義務づけられている．ネガティブな結果もポジティブな結果と同様に，刊行または他の方法で公表利用されなければならない．この刊行物中には，資金提供の財源，関連組織とのかかわりおよび可能性のあるすべての利害関係の衝突が明示されていなければならない．この宣言が策定した原則に沿わない実験報告書は，公刊のために受理されてはならない．

メディカルケアと結びついた医学研究のための追加原則

28 医師が医学研究をメディカルケアと結びつけることができるのは，その研究が予防，診断または治療上価値がありうるとして正当であるとされる範囲に限られる．医学研究がメディカルケアと結びつく場合には，被験者である患者を守るためにさらなる基準が適用される．

29 新しい方法の利益，危険性，負担および有効性は，現在最善とされている予防，診断および治療方法と比較考量されなければならない．ただし，証明された予防，診断および治療方法が存在しない場合の研究において，プラセボの使用または治療しないことの選択を排除するものではない．

30 研究終了後，研究に参加したすべての患者は，その研究によって最善と証明された予防，診断および治療方法を利用できることが保障されなければならない．

31 医師はケアのどの部分が研究に関連しているかを患者に十分説明しなければならない．患者の研究参加の拒否が，患者と医師の関係を断じて妨げるべきではない．

32 患者治療の際に，証明された予防，診断および治療方法が存在しないときまたは効果がないとされているときに，その患者からインフォームドコンセントを得た医師は，まだ証明されていないまたは新しい予防，診

断および治療方法が，生命を救い，健康を回復し，あるいは苦痛を緩和する望みがあると判断した場合には，それらの方法を利用する自由があるというべきである．可能であれば，これらの方法は，その安全性と有効性を評価するために計画された研究の対象とされるべきである．すべての例において，新しい情報は記録され，また適切な場合には，刊行されなければならない．この宣言の他の関連するガイドラインは，この項においても遵守されなければならない．　　　　（2000年日本医師会訳）

2002年10月，WMAワシントン総会で第29項目明確化のための注釈が追加
2004年10月，WMA東京総会で第30項目明確化のための注釈が追加

＊脚注：
WMAヘルシンキ宣言第29項目明確化のための注釈
　WMAはここに，プラセボ対照試験を行う際には最大限の注意が必要であり，また一般にこの方法は既存の証明された治療法がないときに限って利用するべきであるという立場を改めて表明する．しかしながら，プラセボ対照試験は，たとえ証明された治療法が存在するときであっても，以下の条件のもとでは倫理的に行ってよいとされる．
・やむを得ず，また科学的に正しいという方法論的理由により，それを行うことが予防，診断または治療方法の効率性もしくは安全性を決定するために必要である場合．
・予防，診断，または治療方法を軽い症状に対して調査しているときで，プラセボを受ける患者に深刻または非可逆的な損害という追加的リスクが決して生じないであろうと考えられる場合．
　ヘルシンキ宣言の他のすべての項目，特に適切な倫理，科学審査の必要性は遵守されなければならない．

WMAヘルシンキ宣言第30項目明確化のための注釈
　WMAはここに次の見解を再確認する．すなわち，研究参加者が研究によって有益と確認された予防，診断および治療方法，または他の適切なケアを試験終了後に利用できることは，研究の計画過程において明確にされていることが必要である．試験後の利用に関する取決めまたはその他のケアについては，倫理審査委員会が審査過程でその取決めを検討できるよう，実験計画書に記載されなければならない．

　詳細は世界医師会のウェブサイト（http://www.wma.net）で入手できる．
　過去の経験から，上記宣言のいくつかの項目を読みとばしたくなることがあるかもしれない．そのような場合でも，あなた自身，あるいはあなたの専門性

に賭けてそうすべきではない．ヘルシンキ宣言を再度読み，宣言に示されているそれぞれの問題点に対する実例を書き出してみるとよい．

これを一度行うだけでも，少なくとも医学研究を実施する際に認識するべき問題の重大さが明らかになる．何人かの同僚と，彼らの実例を分かち合うために話し合ってみることも価値があるだろう．

⇨ IRB，英国医学研究審議会（MRC）による臨床試験実施ガイドライン，NHS の研究管理，MREC，LREC，均衡状態，賛意，選好試験，同意，ベルモントレポート，倫理的問題

○ Altman DG (1994) The scandal of poor medical research. *BMJ*. **308**：283-4.
○ Anon. (1999) Declaration of Helsinki-nothing to declare？ *Lancet*. **353**：1285.
○ Christie B (2000) Doctors revise Declaration of Helsinki. *BMJ*. **321**：913.
○ Ferriman A (2001) WMA agree to refine changes to Declaration of Helsinki. *BMJ*. **322**：1142.

ベルヌーイ試行 ［Bernoulli trial］

ベルヌーイ試行とは 2 つの結末だけが考えられる試行である．

ベルヌーイ試行の例には次のようなものがある：
・手術後患者が死んだかどうか
・新しい薬物治療を受けた後患者が新たな発作を起こしたかどうか
・治療の後患者の失禁が続いたかどうか
・試験において，4 層圧縮包帯の使用後に静脈瘤が臨床的に悪化したかどうか
・試験において，6 か月間にパーキンソン病の患者の再発がみられたかどうか．

介入によって 3 つ以上の結末が起こるかもしれないが，ベルヌーイ型臨床試験の焦点は，2 つの可能な結末のみを調べることである．

もし臨床試験で報告された 2 つの結末（たとえば，生存/死亡，脳卒中発作が起きた/起きなかった，再発した/しなかった）だけがあるときは，次の問いかけをせよ．
・試験は最初からベルヌーイ試行として考えられていたか．
・その選択理由は何か．
・試験において報告されていないもしくは記録されていないが重要である結末には他にどんなものがあるのか．

⇨ 結末ピラミッド，主要評価項目，バスカービル試験，複合エンドポイント，

臨床試験

ベルモントレポート［Belmont Report］

ベルモントレポートは，生物医学的な研究や行動研究での被験者の保護に対する合衆国国家委員会の報告書であり，研究対象者の保護のための倫理原則とガイドラインである．1979年の4月に出され，3つの基本的な倫理原則を示している：

- 人格の尊重：個人は自律性のある主体として扱われるべきであり，自律性が弱い人には保護を与える
- 善行：「傷つけない」,「利益をできるだけ大きくする」,「危害を最小限にする」といった規則にしたがう厳しい責任を超える親切と慈善の行為
- 正義：分配の公平性や何がふさわしいかという意味で．これらの用語はいろいろと対比しながら定式化されている（たとえば，各人へ，個々の要求に応じて各人へ，個々の努力に応じて各人へ，社会貢献に応じて各人へ，もしくは，利益に応じて各人へ等しく分配すること）．

ベルモントレポートは近い内に改訂が検討されている．

⇒ ヘルシンキ宣言，ランダム化試験における倫理的問題，倫理的問題

○ US National Commission for the Protection of Human Subjects of Biomedical and Behavioral Research (1979) *The Belmont Report : Ethical Principles and Guidelines for the Protection of Human Subjects of Research,* 18 April 1979. The full report is available at http://www.fda.gov/.

[追補]

○ ベルモント・レポート 長官官房 研究における被検者保護のための倫理原則とガイドライン．生物医学・行動研究における被験者保護のための国家委員会，1979年4月18日．津谷喜一郎ほか (2001) 臨床評価. **28**：559-68.

偏コイン法（バイアスドコイン法）［biased coin method］

標準的なコインを放り投げた場合，半分は表が，半分は裏が出るだろう．偏ったコインとは，表の出る確率が裏の出る確率とは同じでないコインである．臨床試験の点からみると，偏コイン法は試験の各群に入る可能性が等しくないことを意味する．偏コイン法の選択理由は，試験プロトコル，倫理的な承認の申請書や報告書において明確にされるべきである．

⇒ 勝ち馬に賭ける規則，均衡状態，交互割り付け，釣り合い型計画，適応型試験，二本腕スロットマシン割り付け，バイアス，ランダム化，ランダム

な

ベン図 [Venn diagram]

ベン図とは2つあるいはそれ以上の集団が，相互にどの程度包含関係にあるか，相互にどの程度排他的な関係にあるか，その度合いを示す図である．図44に例を示す．

図44では患者がA，B，Cの3つの属性をもつとして，共通部分が1つあり，それが領域5である．たとえば，ABCは3つの治療法であってもよく，他の組み合わせと比較しても差し支えない（たとえば，AとB，AとC，BとC，A単独，B単独，C単独，いずれでもない）．
⇨ 相加効果，併用試験

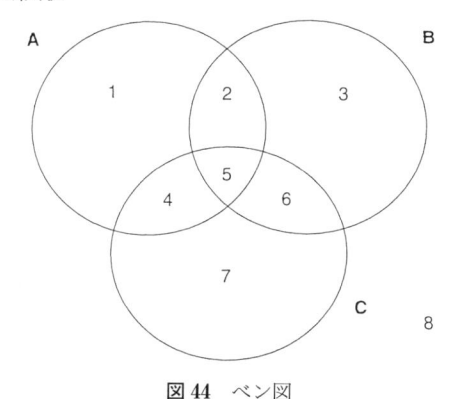

図44 ベン図

ベンチマーキング（作業達成評価）[benchmarking]

x，yが何であれ，毎日xとyの比較がなされている．ベンチマーキングは比較を表すいま1つの用語にすぎない．
- 臨床試験では，しばしば新薬とプラセボが比較されている．
- 異なる臨床試験の結果を比較できる．
- 臨床試験で起きることと日常診療で起きることを比較できる．
- 異なる臨床条件から得られた結果を比較できる．
⇨ 監査，クリティカルインシデントテクニック，ゴールドスタンダード，同等性試験，透明性，非劣性試験，優越性試験，ランダム化比較試験

○ Donovan MI, Evers K, Jacobs P and Mandleblatt S (1999) When there is no benchmark : designing a primary-care-based chronic pain management program from the

scientific basis up. *J Pain Symptom Manage.* **18**: 38-48.
○ Rippon TJ (2000) Aggression and violence in healthcare professions. *J Adv Nurs.* **32**: 452-60.
○ Weissman NW, Alison JJ, Kiefe CI *et al.* (1999) Achievable benchmarks of care: the ABCs of benchmarking. *J Eval Clin Pract.* **5**: 269-81.

変量効果モデル（変量モデル）[random-effects models]

　メタアナリシスの議論の中で使用される場合，変量効果モデルは異なった試験から推定値を統合するときに，異質性のいくつかの面を調整できる．

　試験施設を要因の1つとして含めた解析を考えてみよう．変量効果モデルでは，解析の際これら施設を試験に参加するかもしれないすべての施設からランダムに選択されたものと考える．それゆえ，変量効果モデルにおいては，メタアナリシスの結果は参加可能であった全施設に適用できると仮定する．

　変動の2種類の原因を考えてみよう．ある1つの試験内でみられる変動と1つのメタアナリシスの中の複数の試験間でみられる変動がある．変量効果モデルでは，どちらの変動も結果の不確実性（そして信頼区間にも）に影響する．追加の変動を組み入れた結果，変量効果モデルの信頼区間は固定効果モデルの信頼区間に比べより広く，より保守的となる．

　異質性の検定が変量効果モデルか固定効果モデルかを選択する手助けとして用いられる．研究の方法論における最近の革新や発展は混合効果モデルとベイズ流効果モデルというこれまでとは違った種類の2つのモデルを導入した．

⇨ 誤り，固定効果モデル，試験結果の一般化可能性，デュエムの反証不能理論，ベイズ流の解析，メタアナリシス，ラカトスのハードコア，保護帯，臨床試験の結果の外的妥当性

○ Cooper H and Hedges LV (1994) *The Handbook of Research Synthesis.* Russel Sage Foundation, New York.
○ Egger M, Davey Smith G and Phillips AN (1997) Meta-analysis: principles and procedures. *BMJ.* **315**: 1533-7.
○ Fleiss JL (1993) The statistical basis of meta-analysis. *Stat Meth Med Res.* **2**: 121-45.

変量モデル ➡ 変量効果モデル

包括的コホートデザイン [comprehensive cohort design]

　包括的コホートデザインは患者の好みを取り込んだ特別な臨床試験の型である．包括的コホートデザインは下記のように進められる．

```
          ┌─────────────────┐
          │ 同意した適格な患者 │
          └─────────────────┘
                   │
          ┌─────────────────┐
          │ ランダム化に同意するか？ │
          └─────────────────┘
            │             │
         ┌─────┐       ┌─────┐
         │いいえ│       │ はい │
         └─────┘       └─────┘
          │              │
                    ┌────────┐
                    │ランダム化│
                    └────────┘
    │       │        │      │
┌────────┐┌────────┐┌────┐┌────┐
│Aを好みAへ││Bを好みBへ││ Aへ ││ Bへ │
└────────┘└────────┘└────┘└────┘
    │       │        │      │
          ┌──────────────┐
          │   結果の比較   │
          └──────────────┘
```

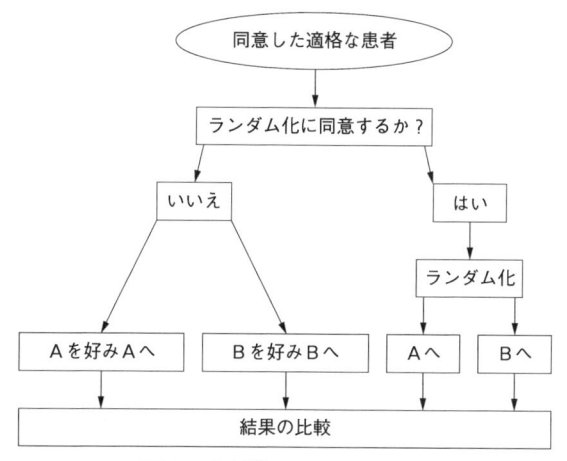

図 45 包括的コホートデザイン

・適格な患者はランダム化に同意するかどうか尋ねられる．
・もし患者が同意しないならば，患者が好む介入を受ける．
・もし患者が同意するならば，試験の治療群の1つにランダムに割り付けられる．
・すべての適格な患者は試験期間中，追跡される．
　図45に一例を示す．
　この方法はランダム化を受け入れた患者と受け入れなかった患者間の遵守状況と結末の違いを検定するために用いられている．この方法はまた好みを調べるためにも用いられる．しかしながら，1つの問題は不均衡な割り付け試験になる可能性である（たとえば，多数の患者が試験の一方の群に集まってしまう場合）．
⇒ ウェンバーグの計画，ジーレンの単純同意割り付け，選好試験

○ Schmoor C, Olschewski M and Schumacher M (1996) Randomised and non-randomised patients in clinical trials: experiences with comprehensive cohort studies. *Stat Med*. **15**: 236-71.
○ Olschewski M and Scheurlen H (1985) Comprehensive cohort study: an alternative to randomised consent design in breast preservation trial. *Methods Inf Med*. **24**: 131-4.
○ Torgerson DJ, Klaber-Moffett J and Russell IT (1996) Patient preferences in randomised trials: threat or opportunity? *J Health Serv Res Policy*. **1**: 194-7.

捕獲-再捕獲抽出法 [capture-recapture sampling]

多くの場合において，すべての人の完全な記録を得ることや，誰がどんな特徴をもっているのかを知ることは不可能もしくは費用がとてもかかることである．その結果，ある地域において興味ある特徴（たとえば，アルコール依存）をもつケースの数を推定するためのいろいろな技術が開発されてきている．捕獲-再捕獲抽出法はこれらの技術の1つである．

試みに次のいくつかの質問に答えてほしい．
- あなたの町にクラック-コカインの乱用者が何人いるか．
- あなたに最も近い工場で働いているアルコール依存症は何人いるか．
- あなたに最も近い学校でタバコを恒常的に吸っている子供が何人いるか．
- あなたのプライマリケアグループの50歳以上の人で歩行障害で苦しんでいる人が何人いるか．
- あなたのプライマリケアグループの女性患者で臨床的な肥満者は何人いるか．
- あなたが関係する健康活動区域プログラムで認知症の人が何人いるか．
- 高齢者のための地方公営住宅に握力障害をもつ高齢者が何人いるか．

いくつの質問に答えられたか．実際にどのようにして答えを見つけたか．

捕獲-再捕獲抽出法は次のように行われる．まず最初のサンプルを集団から捕獲し，（試験し）印をつけて，集団に戻す．2度目のサンプルを集団から再度捕獲し，この2度目のサンプル中の印がつけられた個体数をはっきりさせる．

単純な捕獲-再捕獲研究にはピーターソン法（Peterson system）がある．計算は次のように進められる．
- A を最初の捕獲でとられ，試験され，印をつけられ，戻された個体の数とする．
- B を2度目の捕獲でとられた個体の数とする．
- C を B の中で印がついていた個体の数とする．
- そのとき，属性をもった集団の捕獲-再捕獲推定値は：

$$P = \frac{A}{C} \times B$$

である．

5000人の患者から100人をランダムに選ぶとする．$A=100$ である．そして $B=20$，$C=5$ を得たとする．よって興味のある属性をもった人の推定数は：

$$P=\frac{100}{5}\times 20=400$$

である．これは，5000人中おおよそ400人が興味のある状態（たとえば，薬物中毒，臨床的肥満，歩行障害）にあることを示している．

　この種のいろいろなモデルがある（たとえば，SeberやBaileyによるもの）．これらのモデルは違った方法論とその結果不偏推定に対する違った影響をもつので，どのバージョンが用いられているかを調べることは重要である．

　より伝統的には，捕獲-再捕獲抽出法は野生動物の数や長い間の変化を推定するために用いられてきた．つい最近になって，捕獲-再捕獲技術は異なる文献データベースのカバー範囲を調べるために調整され，用いられている．

⇨ サンプリング法，二段抽出，非復元抽出，復元抽出

- EURODIAD ACE Study Group (2000) Variation and trends in incidence of childhood diabetes in Europe. *Lancet*. **355**: 873-6.
- Jarvis SN, Lowe PJ, Avery A *et al*. (2000) Children are not goldfish: mark-recapture techniques and their application to injury data. *Injury Prevent*. **6**: 46-50.
- La Porte R (1994) Assessing the human condition: capture-recapture techniques. *BMJ*. **308**: 5-6.
- Maxwell JC (2000) Methods for estimating the number of 'hardcore' drug users. *Subst Use Misuse*. **35**: 399-420.
- Spoor P, Airey M, Bennett C, Greensill J and Williams R (1996) Use of capture-recapture technique to evaluate the completeness of systematic literature searches. *BMJ*. **313**: 342-3.

補助療法 [adjuvant therapy]

　付加療法（adjunctive therapy）の別の表現．

⇨ 同時併用療法

母数効果モデル → 固定効果モデル

母数モデル → 固定効果モデル

捕捉率 → 取り組み割合

ホーソン効果 [Hawthorne effect]

　人々が試験，観察または調査下に置かれるとき，そのこと自体が被験者や試験の結果に影響を及ぼす可能性がある．これはホーソン効果として知られている．

臨床試験においてホーソン効果は正にも負にも両者の混合にもなりうる（したがって，必ずしも検出されるとはかぎらない）．

ホーソン効果は1920〜30年代に米国ホーソンにあるWestern Electric PlantでElton Mayoらが実施した試験結果の中で初めて示された．彼らは工場の一部では照明を改善し，別の一部では照明を変えないで，生産性への影響を研究した．その結果，工場の両方の場所で生産性が向上したことがわかった．照明を変更しなかった工場の一部でも生産性が向上したのは，現在ホーソン効果と呼ばれるもののためである．

その後，原データが再解析され，最初の結果が正しいかどうかはそれほど明らかではない．それにもかかわらず，人々が試験，観察または調査下に置かれるとき，そのこと自体が被験者や試験の結果に影響しうるという概念は確立されている．

⇨ 後光作用，ハロー・グッバイ効果，ベースライン

○ de Amici D, Klersy C, Ramajoli F, Brustia L and Politi P (2000) Impact of the Hawthorne effect in a longitudinal clinical study. The case of anesthesia. *Control Clin Trials.* **21**: 103-14.

ボランティア ➡ 志願者

ま行

前向き研究 [prospective study]
　前向き研究とは，対象を未来の時間にわたって追跡する試験である．すべての臨床試験は前向き研究である．
⇨ 後ろ向き研究，縦断研究，対象，臨床試験

マスク（盲検化）[mask]
　マスクするとは，覆うこと，外観を変えること，知られないようにすること，隠すことを意味する．臨床試験の種々の面をマスクすることができる．マスクは隠ぺいまたは盲検化の別名である．マスクはある環境のもとでは（たとえば，もし副作用や死亡率の懸念があるならば），解除する必要がある．
　例としては次のようなものがある：
・患者を試験の群に割り当てる方法をマスクする
・特定の介入を患者にマスクする
・患者が受ける特定の介入を医師にマスクする
・どの患者が試験でどの介入を受けたかをデータ解析担当者に知らせない．
　マスクすることによって臨床試験におけるバイアス発生の機会を少なくする．たとえば，患者は，どの介入を受けているかを知っていると（「新しい」が「よい」を意味すると信じているならば），違った反応をするかもしれない．
⇨ 中間解析，中止規約，データさらい，データモニタリング委員会，透明性，
　バイアス，ブラインディング，ブラインド

マッチドペア（釣り合った対）[matched pair]
　マッチドペアは，臨床試験において2人の対象者が彼らが受ける介入以外の特徴を共有しているときにみられる．釣り合いをとるために使われる要因は，年齢，性別，民族，開始時の健康状態，予後などである．解析は他の要因（たとえば，介入，服薬遵守，結末）について行われる．

⇨ サブグループ解析，症例と対照のマッチング，対計画，統計的研究の流れ図，ベースライン，ベースラインのバランス，マッチング

マッチング [matching]

マッチングとは何かの特徴が似ている群を選ぶことを意味する．たとえば次のような特徴のマッチングである：
・年齢
・性別
・既往歴
・試験開始時の病気の状態
・試験開始時の健康状態
・ライフスタイルの問題（たとえば，喫煙状態）
・診療所
・民族性．
⇨ 症例と対照のマッチング，対照，マッチドペア

慢性の [chronic]

慢性状態とは一般にある状態の緩やかな発症をいう．
⇨ 急性の，クロスオーバー試験，長期，並行試験，臨床試験

無回答 [non-response]

臨床試験における無回答とは，返答がない（absence of a response）というエビデンスである．

たとえば，患者反応の欠如は以下の理由により生じる：
・質問に対する患者の感受性のため
・質問が不適切または無関係であると解釈されたため
・質問が理解されていないため
・研究に関する関心，時間，補償，自覚の不足のため
・管理上の誤りのため
・返信の普通にみられるし忘れのため．

無回答は，反応なし（no response）と同じではない．
⇨ 監査，欠損値，結末，欠落，コンコーダンス，自由回答型質問，遵守，脱落，長期解析，治療意図による解析，閉じた質問，誘導的な質問，割り付

けた治療による解析

メガトライアル [mega-trial]
メガトライアルとは次のような性質をもつ臨床試験である：
- 一般に多数の患者が参加する
- いろいろな診療所が関係する
- 単純なデザインである．

メガトライアルと呼ぶためにはどれくらい大きくなければならないかは依然として議論が残っている．

メガトライアルでは次のようなことも行われる：
- 試験の症例数を最大にする
- 多数の患者を迅速に登録する
- 試験センターのスタッフの連携を改善する
- 他のタイプの試験より結果を早く提供する
- 結果をより多くの人々がより受け入れやすい形で示す．

メガトライアルに関連した主な問題点は，たとえば次のようなものである：
- 比較的高い費用
- 実用性の問題
- 管理の問題
- 適切な数の医師を集める困難さ
- 医療慣習の地域間変動
- 倫理委員会の要求事項の変動
- 介護プロトコルの簡略化の問題
- 比較の基準となる介入として何を含めるかの問題．

⇨ 決定的な臨床試験，試験結果の一般化可能性，透明性，メタアナリシス，臨床試験

○ Barer D (1999) Simple mega-trials are not sufficient. *BMJ.* **318**: 1138.
○ Davey Smith G and Egger M (1998) Meta-analysis: unresolved issues and future developments. *BMJ.* **316**: 221-5.
○ Ioannidis JP, Capapelleri JC and Lau J (1998) Issues in comparisons between meta-analysis and large trials. *JAMA.* **279**: 1089-93.
○ le Lorier G, Gregoire G, Benhaddad A, Lapierre J and Derderian F (1997) Discrepancies between meta-analysis and subsequent large-scale radomisation, controlled

trials. *NEJM.* **337**: 536-42.
- Lubsen J and Tijssen JGP (1989) Large trials with simple protocols: indications and contraindications. *Control Clin Trials.* **10**: 151-60S.
- Peto R and Baigent C (1998) Trials: the next 50 years. Large-scale randomised evidence of moderate benefits. *BMJ.* **317**: 1170-1.

メタアナリシス（メタ解析）[meta-analysis]

　メタアナリシスとは，2つ以上の試験のデータを合成し，要約統計量を生み出すための方法である．

　ある人たちがいっていたり，他の人たちが考えていたりするのとは違い，確かにメタアナリシスの背後にある基本的な考えは新しくない．天文学者は，1722年という早い時期に，異なる人々の測定に対して重要度による重みを付けるという精巧な数学を用いて異なる観測者の推定値を併合し，要約した測定値を得た．1930年代にコクランは農業実験の推定値を併合し，要約データを示した．

　メタアナリシスの目的は次のとおりである：
・エビデンスの方向と強さを確認するための要約統計量を使う
・利用可能なデータを合成する
・一致点や不一致点が存在するところを立証する
・エビデンスにギャップが存在するところを示す．

次に示すのはメタアナリシスに関して考慮すべき点である．
・どのように試験が確認されたか．
・試験は互いに独立であるか．
・設定，研究者，スポンサーに関して重複がないか．
・個々の試験は，方法，組み入れ基準，除外基準，期間，環境，盲検化，治療法，対照群，目的，結果指標，結果に関してどのように調和するか．
・データはどこから得られたか．
・データはどのように生成されたか．
・データはどのようにまとめられたか．
・どのデータが含められなかったか．
・どの時期に試験が行われたか．
・独立モニタリング委員会が設置されていたのはどの試験か．
・メタアナリシス実施者自身が試験に関与していたか．

- メタアナリシス実施者が仕事の経済的かつ専門的関心について正直に隠さず述べているか．
- データの一部の追加や削除に対して結果がどのように敏感であるか．

場合によっては特定のトピックについてほとんど何も知られていないことがある．そのような場合には，一緒にまとめるエビデンスがなかったのでメタアナリシスを行わなかったといえなければならない．しかしながら，非常に基本的，根本的な臨床試験は別として，研究しているトピックに関するエビデンスがまったく存在しない場合はほとんどない．したがって，「メタアナリシスは不可能であった/要求されなかった/行われなかった」と誰かがいったとしたら，なぜそうなのか尋ねてほしい．

もしあるタイプの試験のほうが他の試験よりよいと考えるなら（たとえば，ランダム化臨床試験が症例対照研究より優れていると考える人もいる），メタアナリシスにおいてはそのような試験の結果に大きな重みを与えることができる．別の場合には特定のタイプの試験だけがメタアナリシスに用いられている（たとえば，公表されたランダム化二重盲検プラセボ比較試験）．

⇒ 異質性，エビデンスに基づく医療，系統的レビュー，固定効果モデル，トライアンギュレーション，ピートウの方法，併合解析，変量効果モデル，ラベプロット

○ Ballier JC III (1997) The promise and problems of meta-analysis. *NEJM*. **337**: 559-60.
○ Capapelleri JC, Ioannidis JPA, Schmid CH *et al.* (1996) Large trials vs. meta-analysis of smaller trials: how do their results compare? *JAMA*. **276**: 1332-8.
○ Davey Smith G and Egger M (1998) Meta-analysis: unresolved issues and future developments. *BMJ*. **316**: 221-5.
○ Dersimonian R (1996) Meta-analysis in the design and monitoring of clinical trials. *Stat Med*. **15**: 1237-48.
○ Egger M, Davey Smith G and Phillips A (1997) Meta-analysis: principles and procedures. *BMJ*. **315**: 1533-7.
○ le Lorier G, Gregoire G, Benhaddad A, Lapierre J and Derderian F (1997) Discrepancies between meta-analysis and subsequent large-scale randomisation, controlled trials. *NEJM*. **337**: 536-42.
○ Lindbaek M and Hjortdahl P (1999) How do two meta-analyses of similar data reach opposite conclusions? *BMJ*. **318**: 873-4.

メタ解析 ➡ メタアナリシス

MeSH [Medical Subject Headings]

MeSHとはデータベース内の文献に索引を付けるためにある種の情報データベースにおいて使われている用語集である．データベースで情報を探すとき，索引中の関係する用語を探し，それを使うのが最もよいかもしれない．残念ながら，2つのデータベースが同じMeSH用語集を使っているとはかぎらない．
⇨ NRR，エビデンスに基づく医療，系統的レビュー，コクラン共同計画，批判的評価，メタアナリシス

面接の落とし穴 [pitfalls of interviewing]
われわれ医師の多くが毎週のように面接に関与している．
・医師が患者に接するとき，患者の印象や状態をよりよく理解するためにいくつかの質問をする．患者は医師の考えや助言，患者にとってどんな選択肢があるのかを理解するために医師と面接を行う．
・臨床試験結果の発表を聞く場合，医師は発表者に一連の質問をし，発表者は質問に答えられなくてはならない．
・医師が臨床試験への参加を考えるとき，通常面接を受ける（もし主任研究者が医師を面接しないとすると驚くべきことである）．
・医師が，臨床試験へ患者の組み入れを考えるとき，患者に面接をし，また患者にも医師に事実上面接をするよう奨励すべきである．
・臨床試験の経験や結果を評価するとき，面接はしばしば重要な情報を明らかにする助けとなる．

面接には多くの落とし穴がある．落とし穴がどこにでもあることを示す確固たるエビデンスはないが，可能性のある項目の一覧があれば，面接スケジュールの計画，面接の実施そして面接の結果の解釈に役立つであろう．表49は面接の際に経験する可能性がある20項目の落とし穴の一覧である．
⇨ 研究質問の種類，質的解析
○ Field PA and Morse JM (1989) *Nursing Research : the application of qualitative approaches*. Chapman and Hall, London.
○ Pope C and Mays M (eds) (2000) *Qualitative Research in Health Care*. BMJ Books, London.

盲検 ➡ ブラインド

盲検化 ➡ ブラインディング，マスク

表 49 面接における 20 の落とし穴

1. 面接の目的を明確にしない
2. 回答が何のために用いられ，それがどのように被面接者の助けになるかを明確にしない
3. 外部からの妨害（電話，訪問者など）
4. 外のことに気をとられる（他人がその部屋にいる，子供など）
5. 面接官の気後れ
6. 面接される側の気後れ
7. 話題を次々と変える
8. 質問の論理的な流れの欠如
9. 困惑するような，または，気まずい質問
10. 指導的な，または，負担をかけるような質問
11. 不正確な質問
12. 質問の余地のある質問
13. 複雑な質問
14. 教示（医学的な助言を与える，など）
15. カウンセリング（反応を早くにまとめすぎる，など）
16. 個人の見解を示し潜在的に面接される人に偏りを与える
17. 表面的な面接
18. 倫理的な問題―ある種の主張，矛盾する情報や秘密の情報を受け取ったらどうするか
19. 面接の主目的からの逸脱
20. 被面接者の話を翻訳し自身の言葉で解釈し直す

黙認反応 [acquiescence response]

　何かに賛成する傾向が強い人々は，黙認反応を示しているといわれる．すなわち，その人々は「はい」といいやすい傾向にある．

　これは時にわずかなものであるが，臨床試験にとって常に関心がある用語である．なぜなら，次のような点に影響を与えるからである：
- 試験に参加するように人々（患者や臨床医）を勧誘すること
- 結末を測定したり導き出すのに用いられる質問
- 日常診療への試験結果の適用可能性や便益を確立するのに用いられる質問

　黙認反応がどのくらい普及しているか，もしくはどれほど重要かを示す強固なエビデンスはない．

⇒ 後同意，結末ピラミッド，研究質問，研究質問の種類，質的解析，自由回答型質問，同意，閉じた質問，誘導的な質問

持ち越し効果 [carry-over effects]

　過去6週間薬物治療を受けていて，何らかの理由で，今日突然，薬物治療を中止するということを想定する．一般に，薬物の効果は中止時点で直ちに中断するわけではない．いったん薬物の服用を中止しても，薬物が持続して何らかの効果を有することを持ち越し効果と呼ぶ．

　臨床試験において，持ち越し効果は下記の理由により重要である：
・患者は試験を開始する前にそれまでの治療を中止すべきかもしれない
・それまでの投薬は試験の記録に影響するかもしれない
・患者は本試験において治療を変更するとき（たとえばAからBへ），前者の治療効果は新しい処方に持ち込まれるかもしれない．

　したがって，さらに一般的には，持ち越し効果というものは，介入を中止した後に，介入効果が持続するときに起こるものである．

⇒ 洗い流し期，クロスオーバー試験，研究導入期間，交絡因子，フォローアップ，ベースライン

や行

野外試験 ➡ フィールド試験

薬物動態学 [pharmacokinetics]

薬物動態学とは薬物とその代謝物の吸収，分布，排泄の特性の研究である．しばしば臨床試験の早期の相で行われている．

⇨ 洗い流し期，第1相臨床試験，第2相臨床試験，薬力学

○ Muirhead GJ, Harness J, Holt PR, Oliver S and Anziano RJ (2000) Ziprasidone and the pharmacokinetics of a combined oral contraceptive. *Br J Clin Pharmacol.* **49** (**Supplement 1**): 49-56S.

薬力学 [pharmacodynamics]

薬力学とは薬物の用量とその効果の関係の研究である．

⇨ 漸増法，第1相臨床試験，第2相臨床試験，薬物動態学

有意水準 [significance level]

有意水準とは，第1種の過誤（type 1 error）の確率すなわち，帰無仮説が実際には真であるときに帰無仮説を棄却してしまう確率をいう．5%水準が通常用いられるが，そのことについて理論的な確固たる理由はない．しかし，5％水準を選択することには，一般に受け入れられやすい，多くの学術誌が合理的な目安として受け入れているなど，実際的な理由がある．研究の結果得られた実際の有意確率（たとえば，4.6%，5.3%などといった値）を報告し，正確な値を引用するほうがより適切である．

数式で記すと，有意水準（Sig）は次のようになる．

$$Sig = P(第1種の過誤) = \alpha$$

⇨ 検出力，検定の検出力，第1種の過誤，デュエムの反証不能理論，統計的有意性，反証主義，P値，有意性，臨床的有意義性

○ Sterne JAC and Smith GD (2001) Sifting the evidence—what's wrong with significance tests ? *BMJ*. **322**: 226-31.

有意性 [significance]
有意性とは，重要であることをいう．
⇨ 解析的見通し，統計的検出力，統計的有意性，有意水準，臨床的有意義性

有意抽出 → 意図的抽出

優越性試験 [superiority trial]
優越性試験の主要な目的は，ある治療法が別の治療法に勝ることを示すことである．優越性試験は，差を検出できるようにデザインされる．

優越性試験で帰無仮説は，ある治療法が別の治療法と本質的に同等の効果をもつということであり，対立仮説はそうではないということである．優越性試験として臨床試験を事前に定義するには以下の条件が必要である：
- 適切な仮説を定義すること
- 優越性の基準が事前に定義され正しいとされていることを保証すること
- 対照治療，用量，対象集団，エンドポイントが適切であること
- 適切な統計的検定が用いられていること
- しかるべき検出力計算が行われるようにすること
- 試験の質が目的に合致していることを保証すること
- 試験への適切な参加要請が計画されていること．

優越性試験に関する重要事項として次のようなものが挙げられる．
- ある治療法が他の治療法に勝るという場合に，それはどのような観点から勝るのか．
- どのように勝るのか．
- 比較される治療法は何か．
- 優越性検定が有意水準に達することができなかった場合に何が起こるか．
- 優越性が臨床的に意味のあるものか．

⇨ NHS の研究管理，帰無仮説，主要評価項目，データさらい，データフィッシング，統計的検定の流れ図，統計的有意性，同等性試験，非劣性試験，用量比較試験，臨床試験，臨床的有意義性

○ European Agency for the Evaluation of Medicinal Products (1999) *Committee for Proprietary Medical Products (CPMP) points to consider on biostatistical/methodological issues arising from recent CPMP discussions on licensing applications : superiority,*

non-inferiority and equivalence. EMEA, London.
- The Symphony Investigators (2000) Comparison of sibrafiban with aspirin for prevention of cardiovascular events after acute coronary syndromes: a randomised trial. *Lancet.* **355**: 337-45.

有害事象 [adverse event]

有害事象とは，望んでいない臨床的な出来事であり，介入に関連づけられることもあるし，関連づけられないこともある．

有害事象の3つの特徴は：
- 期待に反する事象でなければならない
- 患者に関係しているか影響を与えるものでなければならない
- 因果関係の筋道が通っていなければならない．

これらの要因はそれぞれ説明責任を定めるのに用いることができるし，可能なら，有害事象の再発の見込みを減らすためにシステムや手順を定めるのに用いることができる．

有害事象の例を次に挙げる：
- 周術期の死亡
- 処置にかかわる死亡
- 潜在的な要治療状態に基づく死亡（例：糖尿病性ケトアシドーシス，硬膜外血腫）
- 予定していない器官の剔除
- 組織や器官への損傷
- 予定していない手術室への戻り
- 予定していない再入院
- 調剤のミス
- 床ずれの発生．

臨床試験では，常に，患者が有害事象を経験する可能性がある．もちろん同じことは日常診療でも起こる．

⇨ クリティカルインシデントテクニック，早期中止規約，中間解析，データモニタリング委員会，有害薬物反応

- Bjerre LM and LeLorier J (2000) Expressing the magnitude of adverse effects in case-control studies: the number of patients needed to be treated for one additional patient to be harmed. *BMJ.* **320**: 503-6.
- Laupacis A, Sackett DL and Roberts RS (1998) An assessment of clinically useful

measures of the consequences of treatment. *NEJM.* **318**: 1728-33.
○ Walshe K (2000) Adverse events in health care: issues in measurement. *Qual Health Care.* **9**: 47-52.

【訳注】：わが国の臨床試験では有害事象を介入後に起こったあらゆる好ましくないあるいは意図しない徴候、症状または病気と定義し、介入との因果関係は問わない。一方、副作用は有害事象の中で、介入との関連性が完全に否定できないものを指す。

有害薬物反応 [adverse drug reaction]

　薬物投与を伴ういずれの臨床試験においても，常に，患者が有害薬物反応を体験する可能性があり，日常診療でも同じである．有害薬物反応は，薬物使用の好ましくない結末である．吐き気，嘔吐，疲労，浮腫，鼻炎，頻脈，光過敏性，過敏症，臓器不全，死亡は有害薬物反応の例である．

　有害薬物反応はある程度**予測できる**こともある．たとえば：
・降圧薬を服用している患者の低血圧
・カルバマゼピンを服用している患者の鎮静．

いくつかの有害薬物反応は**一時的**である．たとえば：
・患者が薬を服用したときの吐き気，これはいったん投薬の日程が完了すれば消えるか治まるであろう．

いくつかの有害薬物反応はもっと**長く続く**．たとえば：
・1960年代の妊婦につわりの薬として処方されたサリドマイドの処方は全世界で12000人の新生児の奇形に関連しているといわれている
・スティルベストロールは伝えられるところでは，その薬物を服用した女性の娘の膣腺癌と関連づけられた．

いくつかの有害事象は，当初は薬物の**使用と関連づけられなかった**．たとえば：
・ペルヘキシレンは，アルコール中毒によって引き起こされる肝の組織学的変化とほとんど区別がつかない肝の組織学的変化を引き起こしたといわれている
・ACE阻害薬を服用している患者の中には，空咳を発現させたものもいたが，当初は該当薬物と関連づけられなかった．

いくつかの有害薬物反応は，同じ治療分類に属する別の薬物の使用の結果として記録されたことがないので，**予期できない**だろう．たとえば：
・ベネゾプロフェンは患者の肝障害や光過敏症を引き起こしたといわれている

が，この有害事象は，別の非ステロイド抗炎症薬（NSAID）の使用の結果としては予想もされていないし，観察もされていなかった．

薬物依存のリスクは，いくつかの薬種で有害薬物反応とみなすことができる．たとえば：
- 使用年数が長くなくても，何人かの患者はベンゾジアゼピン依存の兆候をみせることがわかった．

臨床試験において，すべての有害薬物反応は試験管理者，試験を承認する倫理委員会，試験運営委員会，試験統制者に報告されるべきである．
⇨ イエローカード制度，MREC，MCA，監査，CSM，市販後調査，中止規約，データモニタリング委員会，プロトコル，有害事象

○ Lagnaoui R, Moore N, Fach J *et al.* (2000) Adverse drug reactions in a department of systemic diseases-orientated internal medicine : prevalence, incidence, direct costs and avoidability. *Eur J Clin Pharmacol.* **56** : 181-6.

有効性 [efficacy]

有効性とは，介入が理想的な条件のもとで実行しようとしたことをどこまで実行しているかその程度である．
⇨ 実用的効果試験，有効性試験，ランダム化比較試験

有効性試験 [efficacy trial]

有効性試験とは，理想的な条件（対照，モニタリング，評価という点で）のもとで実施されたと考えられる臨床試験である．この用語は，時に，日常診療の実態とはほど遠い，型にはまった臨床試験すべてを指すために用いられることがある．
⇨ ゴールドスタンダード，実用的効果試験，実践的試験，有効性，ランダム化比較試験，臨床試験，臨床試験によるエビデンスの利点

尤度 [likelihood]

尤度とは一般的には「可能であること」を意味する．
⇨ 尤度比

○ Hill G, Forbes W, Kazak J and MacNeill I (2000) Likelihood and clinical trials. *J Clin Epidemiol.* **53** : 223-7.

誘導期間 [induction period]

誘導期間とは，リスクへ暴露してから疾患が発生するまでの期間である．
誘導期間をもつ状態の例には次のようなものがある：
・心血管疾患
・癌
・潰瘍
・中枢神経系疾患．
⇨ 潜伏期間

誘導的質問 [loaded question]
　誘導的質問とは，結果をほのめかすような方法で表現されている質問である．もし何かに合意して先に進む場合にはよくなり，もし合意せずかかわらない場合には状況が悪化する．
　次に示すのは，臨床試験へ参加するように患者を勧誘するときにみられた例である：
　〔呼吸器外来の患者へ〕あなたの胸の痛みは強い不快感と不安感をもたらしますか．あなたはこの外来に登録している男性で，45歳以上60歳以下ですか．あなたの不快感と不安感を軽減することを目指した新しい製品の試験に入りたくありませんか．
　この誘導的な面は，もし試験に参加すればこの薬が不快感と不安感を軽減するだろうと信じるように患者が誘い込まれていることである．このことは，研究，主要な問題，帰無仮説，患者選択，ボランティアバイアス，患者の期待，試験のタイプ，試験がどのように倫理委員会の承認を得たのか，誰が被験者募集をモニターするのか，についての疑問を提起する．
⇨ 同等性試験，誘導的な質問

誘導的な質問 [leading question]
　誘導的な質問は，ある特定の答えが要求されていると回答者に思わせるような方法で表現されている．回答者は通常質問表を否定することには気乗りしない．
　最近みられた例は次のようなものである：
・（患者へ）「病院の医師はあなたを助ける最善の人であることに同意しますか」
・（介護者へ）「臨床試験のために患者を集めることに困難はないですね」

- （潜在的な購買者へ）「これはできたばかりの方法で，最新の先進技術を取り入れており，使いやすく，大いに推薦できます．これをあなたの診療所で6か月間無料で試してみたいですか」．
⇒ 研究質問の種類，黙認反応

尤度比 [likelihood ratio]

尤度比とは，ある患者グループにおける結果の尤度を他の患者グループにおける結果の尤度と比較する尺度である．

臨床試験において，患者が新しい介護処方群か，いわゆる「通常介護」群に割り当てられたとする．表50にはその結果が示されている．

$+LR$ はイベント発現の尤度比である．$+LR$ は，通常介護群においてイベントが起こる尤度に比べて，新しい介護群においてイベントがどれくらい起こりやすいかを表している．表50の記号を用いると次のようになる．

表50 尤度比

	イベント発現	イベント非発現	計
新しい介護	a (100)	b (200)	$a+b=300$
通常介護	c (300)	d (400)	$c+d=700$
計	$a+c=400$	$b+d=600$	$a+b+c+d=1000$

$$+LR = a/(a+b)/c/(c+d)$$

例として表50の値を用いると次のようになる．

$$+LR = a/(a+b)/c/(c+d)$$
$$= (100/300)/(300/700)$$
$$= 0.78$$

このことは新しい介護群の患者のほうが通常介護群の患者よりもイベント（たとえば，心臓発作）が発現しにくいことを示している．

一般的には $+LR$ をどのように解釈できるだろうか．
- もし $+LR > 1$ であれば，新しい介護群がよりイベントを発現しやすいことを意味する．
- もし $+LR = 1$ であれば，2つの群が同等にイベントを発現することを意味する．

- もし $+LR<1$ であれば，新しい介護処方群が通常介護群よりもイベントを発現しにくいことを意味する．

 $-LR$ はイベントが起きない尤度比である．$-LR$ は，通常介護群においてイベントが起きない尤度に比べて，新しい介護群においてイベントがどれくらい起きにくいかを表している．表50の記号を用いると次のようになる．

$$-LR=b/(a+b)/d/(c+d)$$

例として表50の値を用いると次のようになる．
$$-LR=b/(a+b)/d/(c+d)$$
$$=(200/300)/(400/700)=1.17$$

このことは新しい介護群の患者のほうが通常介護群の患者よりもイベントを発現しにくい（たとえば，心臓発作がない）ことを示している．

一般的には $-LR$ をどのように解釈できるだろうか．

- もし $-LR>1$ であれば，新しい介護群が通常介護群よりもイベントを発現しにくいことを意味する．
- もし $-LR=1$ であれば，2つの群が同等にイベントを発現しにくいことを意味する．
- もし $-LR<1$ であれば，新しい介護群が通常介護群よりもイベントを発現しやすいことを意味する．

尤度比は患者において特定の検査結果がどの程度得られやすいかを表すのにも用いられる．

尤度比は次のように主張されている：
- 疾患の有病率の変化に影響を受けない
- 検査結果が3つ以上のカテゴリーに分けられるときも使うことができる
- 検査前確率と尤度比がわかると検査後確率へ変換できる．

⇨ オッズ，オッズ比，絶対リスク，絶対リスク減少率，相対リスク，相対リスク低下率，罹患数

○ Pereira-Maxwell F (1988) *A-Z of Medical Statistics : a comparison for critical appraisal*. Edward Arnold, London.

【訳注】：原著者の了解を得て，原文を修正した．

有病者数（有病数）[prevalence]

ある人口集団である時刻に，ある病気にかかっている人の数．prevalence は prevalence rate と同様に有病率を表すことも少なくない．どちらを指して

有病数 → 有病者数

有病率（被患率）[prevalence rate, prevalence]
　有病率とはある地域のある一定の期間において，ある種の特徴をもつ人の割合を示す指標である．
　有病率（Prev）は通常，次式で計算される：
$$Prev = \frac{ある期間中に，ある集団内にみられる症例数}{同じ期間中にリスクに暴露された個体数} \times 1000$$
　たとえば：
- あなたの地域での再燃寛解型多発性硬化症の女性の有病率
- その都市での60歳以上のアルツハイマー型認知症の有病率
- あなたの町でのコカイン使用のティーンエイジャーの有病率
- あなたの大学の学生のクラミジアの有病率
- 高齢者の一時休養ホームでの失禁をもつ入居者の有病率．

　最近公表された例では，英国の地域住民を対象とした前向き研究における神経障害の有病率の調査がある．
⇒ 罹患数

○ MacDonald BK, Coekerell OC, Sander JW and Shorvon SD (2000) The incidence and lifetime prevelance of neurological disorders in a prospective community-based study in the UK. *Brain*. **123**: 665-76.

要因試験[factorial trial]
　一般に要因試験とは，いくつかの治療が相互に，併用の形で，また対照と比較される臨床試験の一形式である．図46にこれを示した．
　たとえば：
- ニコチン代替薬（A）とカウンセリング（B）の要因試験では，患者はニコチン代替薬単独か（A），カウンセリング単独か（B），ニコチン代替薬を服薬した上でカウンセリングを受けるか（AとB），どちらも受けないか（プラセボ/対照）のいずれかに割り当てられる
- Collaborative Group of the Primary Prevention Projectは，複数の心血管危険因子を有しているが心血管疾患の既往がない患者に対して，アスピリンとビタミンEによる治療が心血管系イベントをどの程度予防するかをみる

336 ようい

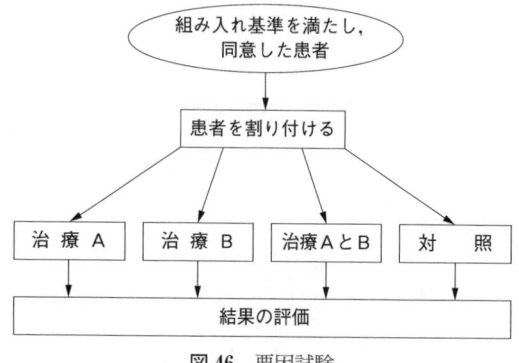

```
          ┌─────────────────┐
          │ 組み入れ基準を満たし，│
          │   同意した患者    │
          └────────┬────────┘
                   │
          ┌────────┴────────┐
          │  患者を割り付ける  │
          └────────┬────────┘
        ┌─────┬────┼────┬─────┐
     ┌──┴─┐ ┌─┴──┐┌┴────┐┌─┴──┐
     │治療A││治療B││治療AとB││対 照│
     └──┬─┘ └─┬──┘└┬────┘└─┬──┘
        └─────┴────┼────┴─────┘
          ┌────────┴────────┐
          │     結果の評価    │
          └─────────────────┘
```

図 46　要因試験

ために平均3.6年間追跡したランダム化非盲検2×2要因試験を報告した
- Greenらは健康成人に対して日焼け防止薬またはβカロチンサプリメントの連続服用が皮膚癌を予防するかどうかをみるランダム化単盲検2×2要因試験について報告した
- Heart Outcomes Prevention Evaluation Studyは，心血管系イベントに対するハイリスク成人において，ラミプリルまたはビタミンEが心血管系イベントを減らすかどうかを評価するためにランダム化三重盲検比較2×2要因試験を使用した（興味深いことに，試験について異なる2つの報告を出している）．

この形式の試験の主な利点は，それぞれの治療の効果を併用治療に対して比較したり，対照もしくはプラセボと比較できることである．

⇒ クラスターランダム化試験，交絡因子，実薬対照臨床試験，対価表，対照，多重エンドポイント，逐次試験，適応型試験，プラセボ，プラセボ比較試験，併合試験，ランダム化比較試験，臨床試験

○ Collaborative Group of the Primary Prevention Project (2001) Low-dose aspirin and vitamin E in people at cardiovascular risk : a randomised trial in general practice. *Lancet.* **357** : 89-95.
○ Green A, Williams G, Neale R *et al*. (1999) Daily sunscreen application and beta-carotene supplementation in prevention of basal-cell and squamous-cell carcinomas of the skin : a randomised controlled trial. *Lancet.* **354** : 723-9.
○ Heart Outcomes Prevention Evaluation Study Investigators (2000) Effects of an angiotensin-converting-enzyme inhibitor, ramipril, on death from cardiovascular causes, myocardial infarction and stroke in high-risk patients. *NEJM.* **342** : 145-53.

○ Heart Outcomes Prevention Evaluation Study Investigators (2000) Vitamin E supplementation and cardiovascular events in high-risk patients. *NEJM*. **342**: 154-60.

用量漸増 [dose escalation]

　用量漸増とは，臨床試験で与えられた投与量を増やすときにみられる．たとえば，ある薬物の投与量を増やした場合に毒性や安全性がどのように変化するのかを調べたいことがある．

　これは，たとえば第1相において薬物の適正用量を評価している場合に特に重要である．

⇨ 漸増法，第1相臨床試験，用量反応，用量比較試験

用量反応 [dose response]

　用量反応とは，投与量を変化させたとき，結果にみられる変化量である．

　薬物によっては特定の用量以上では反応が継続しない．投与量を増加しても結果が変わらないという天井が通常存在する．

　Johnson らは，一過性の虚血発作（TIA）または脳卒中の既往歴をもつ患者において，用量反応関係がアスピリンに対して存在するかどうかを証明しようとした．

⇨ J型分布，用量漸増，用量比較試験

○ Johnson ES, Lanes SF, Wentworth CE *et al*. (1999) A metaregression analysis of the dose-response effect of aspirin on stroke. *Arch Intern Med*. **159**: 1248-53.

用量比較試験 [dose comparison trial]

　用量比較試験とは，医薬品の異なる投与量を比較する試験である．

　用量比較試験の一般的な形式は，医薬品の異なった用量を，異なった患者のグループに同時に投与するものである（下記の Black らによる例を参照）．

　同じグループの患者に対して，異なる時期に異なる用量を投与する場合であっても，時にこの用語が用いられていることがある（この場合，より正確には漸増試験と呼ばれる）．

　用量比較試験の最近の事例として次のものがある：
・Black らによって報告された試験，すなわち全身性硬化症に続発したレイノー現象を有する患者にイロプロストを経口投与した多施設プラセボ対照用量比較試験
・うっ血性心不全患者を対象に，死亡数と心血管イベントの減少に関してリジ

ノプリルの低用量と高用量を比較した Packer らによる試験
・冠動脈疾患患者に経口抗凝固薬の高用量と中等量を投与したランダム化試験の Anand と Yusuf によるメタアナリシス．

用量比較試験（しばしば用量範囲探索試験とも呼ばれる）は，特別な患者に対する医薬品の至適用量を確立するために行われる．たとえば，Stevenson らは中等度ないし高度のドライアイの治療における，シクロスポリン A 点眼用懸濁剤の有効性と安全性を調べるためにランダム化，用量範囲探索試験を行っている．

⇨ サブグループ解析，漸増法，用量漸増，用量反応

○ Anand SS and Yusuf S (1999) Oral anticoagulation therapy in patients with coronary artery disease: a meta-analysis. *JAMA.* **282**: 2058-67.
○ Black CM, Halkier-Sorensen L, Belch JJ *et al.* (1998) Oral iloprost in Raynaud's phenomenon secondary to systemic sclerosis: a multicentre placebo-controlled dose comparison study. *Br J Rheumatol.* **37**: 952-60.
○ Packer M, Poole-Wilson PA, Armstrong PW *et al.* on behalf of the ATLAS Study Group (1999) Comparative effects of low and high doses of the angiotensin-converting-enzyme inhibitor lisinopril on morbidity and mortality in chronic heart failure. *Circulation.* **100**: 2312-18.
○ Stevenson D, Tauber J and Reis BL (2000) Efficacy and safety of cyclosporin A ophthalmic emulsion in the treatment of moderate to severe dry eye disease: a dose-ranging randomized trial. The Cyclosporin A Phase 2 Study Group. *Ophthalmology.* **107**: 967-74.

予後予測 [prognosis]

予後予測とは，患者の未来の健康状態の予測である．
⇨ 代替エンドポイント

予想される有害作用 [anticipated adverse effects]

予想される有害作用とは，介入によって引き起こされることが知られている望ましくない介入の効果である．
⇨ 結末，結末ピラミッド，主要評価項目，有害薬物反応，予想しない有利な作用，予想しない有害作用，予想される有利な作用

予想される有利な作用 [anticipated beneficial effects]

予想される有利な作用とは，介入によって引き起こされることが知られている望ましい介入の効果である．

⇒ 因果関係，関連，結末，結末ピラミッド，主要評価項目，予想しない有利な作用，予想しない有害作用，予想される有害作用

予想しない有害作用 [unanticipated adverse effect]

　予想しない有害作用とは，事前の知識，経験，理解からは予測されていなかったにもかかわらず臨床試験において生じた望ましくない効果のことをいう．
⇒ イエローカード制度，有害事象，予想しない有利な作用，予想される有利な作用，予想される有害作用，臨床試験の相

予想しない有利な作用 [unanticipated beneficial effect]

　予想しない有利な作用とは，臨床試験における介入の結果生じた，望ましい作用で，事前の知識，経験，理解からは予測されえなかったものをいう．
　有名な例を次に挙げる．シルデナフィルの初期臨床試験において，狭心症に対する効果が調べられていた．そこで一部の被験者の勃起機能を高めるという副作用が出た．この薬品はその後，男性の勃起不全の治療として正式な試験が行われ，今ではその効能で市場に出ている．
⇒ イエローカード制度，結末ピラミッド，副作用，予想しない有害作用，予想される有利な作用，予想される有害作用，臨床試験の相

予防試験 [prevention trial]

　予防試験とは，疾患，障害や死亡に関連する予防的な問題を研究する臨床試験である．
　最近公表された予防に関係する例には次のようなものがある：
・地域社会居住の高齢者での，老人ホーム入所のリスクの高い人と低い人の在宅の障害予防に関するランダム化試験
・急性冠症候群後の心血管系イベントの予防について，シブラフィバンをアスピリンと比較するランダム化試験．
⇒ 結末ピラミッド，代替エンドポイント，臨床試験

○ Bouchet C, Guillemin F, Paul-Dauphin A and Briancon S (2000) Selection of quality-of-life measures for a prevention trial. A psychometric analysis. *Control Clin Trials*. **21**: 30-43.
○ Stuck AE, Minder CE, Peter-Wuest I *et al*. (2000) A randomized trial of in-home prevention for disability prevention in community-dwelling older people at low and high risk for nursing home admission. *Arch Intern Med*. **160**: 977-86.
○ The Symphony Investigators (2000) Comparison of sibrafiban with aspirin for preven-

tion of cardiovascular events after acute coronary syndromes: a randomised trial. *Lancet*. **355**: 337-45.

四重盲検試験 [quadruple-blind trial]

四重盲検試験とは次に挙げる4者すべてが，患者が受けている治療が何かを目隠しされている試験である．

その4者とは：
- 患者
- 医師あるいは介護者
- 結末の評価者
- 統計家．

たとえば：
- Baldwinらは，対人恐怖症/社会不安障害に対するパロキセチンの12週間追跡のランダム化プラセボ比較試験についての報告を行った．彼らはこれを二重盲検試験と呼んだが，"Evidence-Based Medicine"(2000; **5**: 86; http://www.evidence-basedmedicine.com) では，(患者，医師，結末の評価者および統計家の) 4者すべてが盲検下に置かれていたと報告している．
- Salazar-Lindoらは，小児の急性水様性下痢の治療におけるラカセドトリルのランダム化プラセボ比較試験についての報告を行った．患者，医師，結末の評価者および統計家は盲検下に置かれていた．

どのような試験についても同様であるが，盲検化に関してチェックすべき重要な点は，誰が盲検下にあり，なぜそしてどのようにして盲検化されているかである．

⇨ 三重盲検試験，単盲検試験，二重盲検試験，非盲検臨床試験，ブラインド

○ Baldwin D, Bobes J, Stein DJ *et al*. on behalf of the Paroxetine Study Group (1999) Paroxetine in social phobia/social anxiety disorder. Randomised double-blind placebo-controlled study. *Br J Psychiatry*. **175**: 120-6.
○ Salazar-Lindo E, Santisteban-Ponce J, Chea-Woo E and Gutierrez M (2000) Racecadotril in the treatment of acute watery diarrhea in children. *NEJM*. **343**: 463-7.

ら行

ライセンス [licence]
　ライセンスとは，何かを所有する，あるいは行うための公的な許認可である．
　ライセンスを得るのに必要なことは：
・実験室や製造設備の査察を喜んで受ける気持ち
・特殊な申請書（たとえば，エビデンスの提出）
・公的な市場規則や規制の受け入れ．
　英国の医薬品に関しては，ライセンス官庁は次のものに対してライセンスを与えることができる：
・臨床試験の実施（臨床試験認可証 CTC：clinical trial certificate）
・全臨床試験規制の一部の免除（臨床試験免除認可証 CTC-X：clinical trial exemption certificate）
・製造（製造業認可）
・卸し売り（卸し売り業認可）
・複数の製品認可（1つの製品認可）．
　たとえば，人が使用するすべての医薬品は市場に出される前に製品認可が必要である．
　製品認可をもつことは必ずしも次のことを意味しない：
・ライセンス所有者に製品を市場に出すことを強要する
・ライセンス所有者に知的財産権を与える
・さらなる詳細な研究を製品に対して実施する必要がないこと
・人々が期待される量の製品を買うこと
・人々がライセンス所有者が希望する価格を支払うこと
⇨ NHS の研究管理，FDA，MCA，臨床試験の相

ラカトス研究綱領 [Lakatosian research programme]

　ラカトス研究綱領(ラカトシュの研究プログラムともいう)とは,ラカトスのハードコアからの互いに連結した理論の集まりである.前進的ラカトス研究綱領は,他の研究綱領によって予想されるすべての事実をとらえ,新しい事実を提供する.一方,退行的ラカトス研究綱領は,他の研究綱領によって予想されるすべての事実をとらえないし,新しい事実も提供しない.
⇨ 仮説検定,デュエムの反証不能理論,反証主義,ラカトスのハードコア,保護帯

ラカトスのハードコア,保護帯 [Lakatosian's hard-core, protective belt]

　ラカトスのハードコア,保護帯とは,研究綱領の信奉者を一体化する形而上学的な信念の集合である.ハードコア信念を検証することはできない.ハードコアの周りには,検証することのできる理論の「保護帯」が存在すると主張される.
⇨ デュエムの反証不能理論,反証主義,ベイズ流の解析,ラカトス研究綱領

ラグ(遅れ)[lag]

　ラグは,ある期間の後に起きる何かである.
⇨ 洗い流し期,時期効果,潜伏期間,誘導期間

ラテン方格 [Latin square]

　ラテン方格とは,異なった介入の効果を異なったグループで検討する方法を提供する有用な概念である.これを使うとたとえば,異なったホルモン補充療法(HRT)を異なった医療施設における異なった年齢層で比較することができる.表51は4つのプライマリケアグループ,4つのHRT,A,B,C,D,4つの患者年齢層に適用した例である.

　表の例は異なるHRT薬の4×4ラテン方格を用いた.どのような大きさのラテン方格を使うこともできるが,最も多いのは2×2である.

　多数の薬が異なる人の集団を対象に異なる場所で試験されるときにラテン方格はしばしば使われる.研究に使う「介入」が,異なった管理の仕方,異なった介護方法,異なった技術,異なった利点,用量,治療法などであってはならないという理由はない.

　ラテン方格法の1つの魅力は,4つの介入のそれぞれが,それぞれのプライ

表51 4つのプライマリケアグループと4つの患者年齢層におけるHRTのラテン方格

患者年齢層（歳）	プライマリケアグループ			
	1	2	3	4
35～44	A 1	B 2	C 3	D 4
45～54	D 5	A 6	B 7	C 8
55～64	C 9	D 10	A 11	B 12
≧65	B 13	C 14	D 15	A 16

マリケアグループ，それぞれの患者年齢層で使われるということである．上記の表51に示されるように，それぞれの介入は各列（プライマリケアグループ）に一度，各行（年齢層）に一度現れる．

　もう1つの魅力は，ラテン方格法が一般に効率的であると考えられることである．これは何を意味するのだろうか．上記のHRTの実験計画ではわずか16個のセルまたはクラスから結果が生み出される．もし他の方法を用い，4つの異なる患者年齢層に分けて4つの異なるプライマリケアグループで4つのHRT薬の効果をみたいとすると，4×4×4＝64クラスが必要になるであろう．したがって，ラテン方格法を使えば比較的少ない数の患者で試験を進めることができるであろう．これは，患者募集，試験の実行可能性，試験管理，試験費用，試験解析の点で重要である．
⇒ クラスターランダム化，クロスオーバー試験，並行試験，臨床試験

ラベプロット　[L'Abbe plot]

　ラベプロットとは，いくつかの研究から得られた解析結果を相対的に表示する方法である．図47は，新しい麻酔薬と病院で現時点で最もよく使われている麻酔薬との比較に関して7つの報告が示唆するものを表している．Aは新薬であり，Bは専門医が現在使われている薬品の中で最もよいと考えているものとする．

　地区病院の新しい病院長が最近エビデンスに基づく意思決定の熱心な信奉者になった．彼女は，1年間に5万ポンド以上必要な元金なしの病院の新しい計

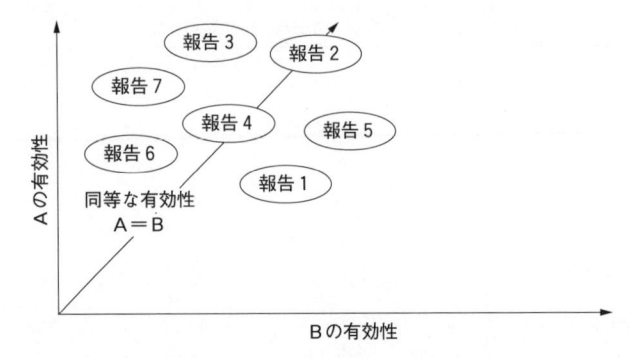

図47 現治療法と比較した新しい麻酔薬の有効性に関するラベプロット

画はすべて最善のエビデンスの十分なレビューに基づいて行うと宣言した．

臨床試験の結果は，新しい麻酔薬が手術後疾患の発現を減少することを示している．外科医，手術室のスタッフ，回復室の看護師はこの薬を使いたがった．病院長は，現在病院で使用されているものと比較したこの新薬のエビデンスの要約を経営委員会に提出するよう外科医長に要求した．

外科医長は彼のチームに説明した後，エビデンスを見つけ，整理し，要約する仕事を研修医（senior house officer, SHO）に委任した．SHOは系統的レビューの経験のある情報薬剤師と働いた．病院長の着任と大望にもかかわらず，経営委員会はエビデンスに基づく介護の複雑さに精通できていなかった．SHOと司書は彼らの考えを外科医長と議論し，彼らが見つけた事実の一部を図を使って経営委員会に示すことを決めた．彼らはラベプロットを用いた．

図からは次のことをみることができる：
- 3つの報告はAがBよりよいことを支持している（報告3，6，7）
- 2つの報告は同等であることを示している（報告2，4）
- 2つの報告はBがAよりよいことを支持している（報告1，5）．

ラベプロットの主な特徴は次の点である．
- エビデンスのバランスを視覚的に要約する．
- 複雑な論点を簡略化するのに使うことができる．
- 異なるタイプの報告を混ぜることができる．
- どの報告がどの介入を支持しているかを示す．
- いくつの報告が分析に用いられたかを示す．

ラベプロットの主な短所は次の点である．
- どのようなタイプの報告が図中にあるかを示していない（たとえば，報告1はランダム化比較試験，報告2は系統的レビュー，報告3は症例対照研究，報告4はメタアナリシスかもしれない）．
- どのように報告を確認し，篩（ふるい）にかけ，要約したのかを示していない．
- ある介入が他のものよりどの程度よいのか示していない．
- 2つの治療（AまたはB）のみしか扱うことができない．

ラベプロットに加えてSHOは注意事項を委員会に伝えるべきである．どのような図式の表現においても，その利点，それができること，明らかにできないことに関する議論がある．
⇒ エビデンスの階層体系，系統的レビュー，結果の提示法，適正手続き，データ表示形式，透明性，メタアナリシス

ランイン期間 → 研究導入期間

乱数表 [random number table]

乱数表とは表形式で示された乱数の集合である．表52に一例を示す．

表52は乱数を含む多くの表の一例にすぎない．したがって，乱数表を用いたと報告している試験を目にしたときは，実際に用いられた表をみせてもらうようにする．

乱数表は系統だった方法で以下のことを実施する際に用いられる：
- 試験に参加可能者のリストから患者を選ぶ

表52 乱数

29	32	95	99	57	98	08	36	97	08
12	11	80	16	17	01	03	97	59	73
87	58	22	25	55	35	72	79	28	15
02	92	42	87	57	53	53	34	55	75
69	28	63	73	98	45	61	10	43	20
11	95	68	77	86	91	76	11	63	34
06	43	41	02	13	65	23	94	48	88
68	55	98	08	39	59	85	46	66	13
41	01	06	65	10	29	29	91	86	24
46	75	71	76	88	04	42	94	41	42

- 患者を異なった試験群に割り当てる
- データ品質保証のため試験から症例を抽出する．

たとえば，表の左上端から横にみていくと，最初の5個29，32，95，99と57を選ぶことができる．

もしこの表を患者の試験群への割り付けに用いるならば，偶数を群Aに奇数を群Bに割り付けることができる．したがって，表の左上端から列方向に下に読み進み，群Aには12，02，06，68，46の番号の症例を割り付け，群Bには29，87，69，11，41の番号の症例を割り付ける．

もし，データモニタリング委員会が品質管理の保証の一部として，試験中の5例を選び出したいときには，委員会は5個の数字を得るために表中の任意の個所から始めて行とか列に沿って動けばよい．

以下の点にふれておく：
- いかなる数字も表中に再三現れる可能性がある（表中の任意の箇所でそれぞれの数値は同じ出現確率をもつ）
- 表を任意の方法で読める（上記例で示したように）
- 表示するのに数字を2個ずつ組にして用いているが，任意の組み合わせが可能である．

⇨ ランダム化，ランダム選択，ランダム置換ブロック，ランダム標本

ランダム化 [randomisation]

確率を用いて個体を割り付けたり選択したりする行為である．

たとえば，以下のように利用できる：
- 臨床試験の異なった群に対する個々の患者のランダムな選択
- 患者のランダム化したクラスターの作成．

⇨ クラスターランダム化，ブロックランダム化，ランダムな，乱数表，ランダム割り付け

ランダム化後同意 [post-randomisation consent]

ランダム化後同意は，患者がランダムに割り付けられた後にその治療に同意する場合に見られる（広義に後同意と呼ばれる場合もある）．近年，これは非倫理的，不道徳的，非専門的，かつおそらく非合法的なやり方であるとの批判がなされている．

⇨ 後同意，ウェンバーグの計画，NHSの研究管理，ジーレンの単純同意割

り付け，選好試験，同意，包括的コホートデザイン，ランダム化前の同意，倫理的問題

ランダム化試験における倫理的問題 [ethical considerations in a randomised clinical trial]

30 年以上も前に Bradford Hill は，ランダム化試験に関する小さいが重要かつ説得力のある倫理的考察を手がけている．

これらの倫理的問題は今日でも通用するものであり，いまだに取り組む必要がある．試験に参加する前に，あるいは患者を試験に組み入れる前のどちらかでこれらの倫理的問題に対応すべきである．試験で得られたエビデンスを臨床に移す場合にも，これらの問題点について考慮すべきである．

表 53 は，Bradford Hill の倫理的問題を改作したものである．

表 53　倫理的問題

1. 提示されている治療は患者に対して安全（すなわち，患者に危害を及ぼしそうにない）であるか
2. どのような患者を比較試験に参加させるのか
3. 試験のいずれの群にどのような患者をランダムに割り付けるのか
4. 倫理的観点から試験中に患者の治療を中止することができるか
5. プラセボを使用することは倫理的か
6. 試験を盲検化することは倫理的か

表 53 の内容を掘り下げて考えるための最良の方法は，おそらく次のようなことである．ある薬物について公表されたエビデンスを見つけて，丹念に資料を読み，上記のそれぞれの倫理的問題に対して満足に答えられているかどうかを調べることである（たとえば，臨床試験におけるプラセボの使用を著者が正当化しているかなど）．

きちんとした試験を実施しないということ（たとえば，デザインに欠陥がある，エンドポイントが適切でない，患者の選択が不適切である）は，資源や，患者，医師の善意を無にし，不必要な危険に患者をさらし，有効な治療を受ける機会を患者から奪うことになるので，非倫理的であるとする強い主張がある．

試験への患者の参加に関連して生じる倫理的な問題もある．医薬品の販売許可が得られたとき，ある患者にとっては次のような問題が生じることがある：

- その医薬品を継続して使用することができない
- 現地ではその医薬品を入手できない
- 必要とする医薬品に対して金を払えない，あるいは第三者支払い制度を利用できない．

⇒ NHSの研究管理，MREC，LREC，均衡状態，ヘルシンキ宣言，ベルモントレポート，ランダム化，臨床試験，倫理的問題

- Altman DG (1994) The scandal of poor medical research. *BMJ*. **308**: 283-4.
- Boyd KM, Higgs R and Pinching AJ (1997) *The New Dictionary of Medical Ethics*. BMA Books, London.
- Hill AB (1951) The clinical trial. *Br Med Bull*. **7**: 278-82.
- Hill AB (1977) *A Short Textbook of Medical Statistics* (10e). JP Lippincott Co., Philadelphia, PA.
- Singer PA (2000) Recent advances: medical ethics. *BMJ*. **321**: 282-5.
- Strobl J, Cave E and Walley T (2000) Data protection legislation: interpretation and barriers to research. *BMJ*. **321**: 890-92.

ランダム化比較試験 [randomised controlled trial]

ランダム化比較試験とは次のような臨床試験である：
- 患者は試験の中で異なった治療群にランダムに割り付けられる
- ある患者は主要な関心のある治療を受ける（たとえば，新薬）
- 残りの患者（対照）は別の治療を受ける（たとえば，通常の治療またはプラセボ）．

このデザインはイベント発生率や結末を比較することによって，異なった治療法の相対的な有効性の評価を可能にする．

このような試験は，医薬品，手術，技術，運動，食事，組織のシステム，スタッフの技量や教育努力などの評価を含むことができる．ランダム化比較試験の適用できる分野は，ほとんど無限である．

最近公表されたランダム化比較試験の計画の一例として，Freemantleらによる一般開業医へ連絡事項を伝達する際の，訓練を受けた薬剤師による訪問の効果と効率の評価がある．薬剤師は特別の訓練を受け，連絡事項は4つのエビデンスに基づく臨床実施ガイドラインから得られた．

Montgomeryらはコンピュータ介助臨床決定支援システムとプライマリケアにおける高血圧管理のリスク図を評価するためにランダム化比較試験を実施した．この用語事典の参考文献には他の多数の例が示されている．

一般に，ランダム化比較試験は異なった治療法の利点を決定するための最もよい方法であると考えられている．ランダム化比較試験は，介入の相対的利点についての情報を提供する最も標準的な方法であると主張する人もいる．
　この種の試験の質と妥当性には十分な注意を要する．
⇨ NRR，エビデンスの階層体系，均衡状態，組み入れ基準，コクラン共同計画，ゴールドスタンダード，除外基準，第1相臨床試験，第3相臨床試験，第2相臨床試験，第4相臨床試験，バイアス，比較試験，ブラインディング，ベースライン，ランダム化，ランダムな，臨床試験

○ Freemantle N, Eccles M, Wood J *et al.* (1999) A randomised trial of evidence-based outreach (EBOR). Rational and design. *Control Clin Trials*. **20**: 479-92.
○ Jadad N (1998) *Randomised Controlled Trials*. BMJ Books, London.
○ Mathews J (2000) *Introduction to Randomised Controlled Clinical Trials*. Edward Arnold, London.
○ Montgomery AA, Fahey T, Peters TJ *et al.* (2000) Evaluation of computer-based clinical decision support systems and risk chart for management of hypertension in primary care. *BMJ*. **320**: 686-90.
○ Pringle M (1995) Randomised controlled trials in general practice. *BMJ*. **311**: 1382.
○ Sacks H, Chalmers T and Smith H (1982) Randomised versus historical controls for clinical trials. *Am J Med*. **72**: 233-40.
○ Sibbald B and Ronald M (1998) Why are randomised controlled trials important? *BMJ*. **316**: 201.

ランダム化比較試験の計画，実施，解釈への消費者の関与 [involving consumers in designing, conducting and interpreting randomised controlled trials]

　何百万ポンドも費やし，非常に多くの人を巻き込む何千もの臨床試験があらゆる瞬間に行われている．
　そのうちのいくつの試験で計画，実施，解釈にあたって，消費者が関与しているだろうか．臨床試験のそのような局面で，消費者が関与することの代価と利益は何だろうか．より根本的には，消費者が臨床試験にともかく関与すべきなのだろうか．彼らはどのように積極的に関与することができるだろうか．誰が関与すべきであろうか．臨床試験への消費者の関与による倫理，ロジスティクス（総合管理），実際的な問題点は何だろうか．現在のところ，これらの質問はまだ答えられていない．
　「消費者(consumer)」という言葉を使うときは「NHSの研究における消費

者」(Consumers in NHS Research) の次の定義にしたがう．すなわち：
> 患者または潜在的な患者，介護者，消費者の利益を代表する組織，健康推進プログラムの対象となっている一般大衆のメンバー，そして潜在的に有害な環境，製品，サービスに暴露されていると信じているために研究を要求しているグループという定義である．

「関与(involvement)」という言葉を使うときも，「NHS の研究における消費者」の次の定義にしたがう．すなわち：
> 「研究の対象」として消費者を使うのではなく，研究の過程における消費者の積極的な関与という定義である．

おそらく，ランダム化比較試験の計画，実施，解釈へ消費者を参加させることに初めて光が少しだけ注がれてきた．2001年3月に Hanley らは，臨床試験コーディネートセンターの業務に消費者が関与する程度や，このようなセンターによって推進されるランダム化試験への消費者の関与の特質を評価するために，英国における臨床試験コーディネートセンターの全国的な研究に関する報告を行った．

表54に研究者の肯定的なコメントが記載されている．

表55には，研究者から得られた試験への消費者の関与についての別のコメントが記載されている．Hanley らはこれらを否定的コメントと呼んでいるが，著者はランダム化比較試験の計画，実施，解釈への消費者の関与を高めるために追加すべき洞察や学ぶべき点であると考える．

Hanley らのエビデンスは消費者が関与した試験から得られた研究者のコメントに関係しているけれども，消費者の関与がどのようなタイプの研究（臨床試験や他のもの）にも有益でないと考える理由はない．実際，納税者の金を使っている政府，その代行者，慈善団体，研究財団，利益を投資している健康関連業種および製薬企業，これら研究のスポンサー達はすべて合わせて臨床研究に対して現在英国で1年間に15億ポンド以上費やしている．このような研究のスポンサー達が今後資金を提供するすべての研究において消費者の関与を必須とすべきかが問われる必要がある．もしそうであるならば，どのようにして？　そうでなければ，なぜそうでないのか？

⇒ NHSの研究管理，エビデンスを臨床で活かす際の問題点，解析的見通し，監査，試験が開始されないことについて研究者が示した理由，試験中止・中断について研究者が示した理由，市販後調査，説明責任，適正手続き，

表54 試験への消費者の関与について，研究者からの肯定的なコメント

場面の設定
　質問に磨きをかけるのを助けるのに重要であった
　より妥当で明確な質問が尋ねられた
　試験のために熱心に後押しした
　消費者は研究が可能で倫理的であることを研究者や資金提供者に納得させるのを手伝った
　患者中心の評価指標を開発するのに有用であった
　試験をどのように動かすのかに対する重要な洞察を与えた

参加者への情報提供
　情報に磨きをかけるのを助けるのに重要であった
　複雑な試験をほとんどの患者に理解できるようにするのを手伝った
　幅広い消費者グループの支持と入力が潜在的な参加者に与えられる情報の質を疑いなく改善した
　消費者は試験についての情報のタイプに強い影響を与えた．ちらしが治療に関連する危険性を患者に完全に伝えるために作られた
　消費者は試験を行う論理的根拠に関する知識を高めることができた

参加者募集
　社会や患者にとって重要な論点に対する洞察を提供した
　消費者の参加が参加者募集の改善につながった
　試験が開発，実施されている間にどのように受け取られていたかについての「最前線」の情報を提供するのに中心的な役割を果たした

試験の擁護
　同様な米国の試験が期限前に早期に停止されたが，われわれ英国の研究者は試験を継続することが重要であると考えた

情報の普及
　試験の公表を助ける消費者ネットワークへのつながりを提供した

試験の所有
　試験の構想と計画が，試験に関与し，影響を及ぼされるすべての人のものであるという意識をもつようになった
　ある研究に続いて行われた試験において，より積極的な消費者の関与を可能にする関係を築くのを手伝った

透明性，臨床研究の流れ，臨床試験が遅れたり完了できない原因

○ Altman DG (1994) The scandal of poor medical research. *BMJ*. 308: 283-4.
○ Chalmers I (2000) A guide to patient-led good controlled trials. *Lancet*. 356: 774.
○ Edwards SJL, Lilford RJ and Hewison J (1998) The ethics of randomised controlled trials from the perspectives of patients, the public and healthcare professionals. *BMJ*. 317: 1209-12.
○ Hanley B (1999) *Involvement Works*. Department of Health, London.

表55 試験への消費者の関与について，研究者からの他のコメント

期待が失望にならないよう消費者グループの権限に関する明確なガイドラインが必要である
問題は「消費者の代表者」のようなものが存在しないことである．消費者はしばしばまったく相反する観点に立つ個人の集まりである．試験の知識や理解も非常にさまざまである
現在のところ明らかなインパクトはない
プロジェクトにおいて消費者の役割は重要なものではなかった
全体のプロセスが長くなりすぎた
地域健康協議会の関与がデータの有用性をいくぶん危うくした．患者へ催促状を送るべきでないという彼らの主張の結果，返答率が低くなり，サンプルの代表性が乏しくなった

○ Goodare H and Smith R (1995) The rights of patients in research. *BMJ.* **310**: 1277-8.
○ Hanley B, Trusdale A, King A, Elbourne D and Chalmers I (2001) Involving consumers in designing, conducting and interpreting randomised controlled trials: questionnaire survey. *BMJ.* **322**: 519-23.
○ NHS Executive (1998) *Research: what's in it for consumer*? NHS Executive, Department of Health, London.
○ Tallon D, Chard J and Dieppe P (2000) Relation between agendas of the research community and the research consumer. *Lancet.* **355**: 2037-40.
○ Thomas P (2000) The research needs of primary care: trials must be relevant to patients. *BMJ.* **321**: 2-3.

ランダム化比較試験（RCT）へ患者が参加するのを妨げる障壁 [barriers to patient participation in randomised controlled trials]

ランダム化比較試験（RCT）へ患者が参加するのを妨げる障壁をまとめて表56に示す．これらの障壁の中で，どれがどの試験に当てはまっているかは，これから決められるべきである．

これらの障壁は文献のシステマティックレビューで確認されてきたが，臨床試験の計画段階で考慮すべきである．また，これらの障壁は研究の追試を計画したり，ある程度まで障壁を克服した人々から学ぶという立場から，さらに，エビデンスを解釈したり，適用を試そうとしたりするときに考えなければならない問題点としても考慮されるであろう．

⇒ NHSの研究管理，エビデンスに基づく医療，エビデンスを臨床で活かす際の問題点，試験が開始されないことについて研究者が示した理由，試験

表56　RCTへ患者が参加するのを妨げる障壁

患者に関係すること
1. 付加的な患者への要求
   - 付加的な手続きや予約
   - 旅行の問題や費用
2. 特定の治療（もしくは無治療）に対する患者の好み
3. 治療や試験の不確定要素に対する心配
4. 情報と同意についての患者の不安

患者参加の障壁としての臨床医
1. 募集問題を引き起こすプロトコル
2. 患者への情報対策についての臨床的な不安
3. 患者の不参加の決定に影響を与える臨床医

中止・中断について研究者が示した理由，ランダム化比較試験（RCT）へ臨床医が参加するのを妨げる障壁，臨床研究の流れ，臨床試験が遅れたり完了できない原因，臨床試験によるエビデンスの欠点，臨床試験によるエビデンスの利点，臨床試験のエビデンスを診療に活かすときの障壁

ランダム化比較試験（RCT）へ臨床医が参加するのを妨げる障壁 [barriers to clinician participation in randomised controlled trials]

ランダム化比較試験（RCT）へ臨床医が参加するのを妨げる障壁をまとめて表57に示す．

これらの障壁は，文献のシステマティックレビューで確認されてきたが，臨床試験の計画段階で考慮すべきである．また，これらの障壁は研究の追試を計画したり，ある程度まで障壁を克服した人々から学ぶという立場から，さらに，エビデンスを解釈したり，適用を試そうとしたりするときに考えなければ

表57　RCTへ臨床医が参加するのを妨げる障壁

1. 時間的制約
2. スタッフトレーニングの不足
3. 医師と患者関係に与える影響の心配
4. 患者への心配
5. 職業上の自己決定権の喪失
6. 同意の手続きの難しさ
7. 報酬と表彰の欠如
8. 興味が持てない質問

ならない問題点としても考慮されるであろう．
⇨ NHS の研究管理，エビデンスに基づく医療，エビデンスを臨床で活かす際の問題点，試験が開始されないことについて研究者が示した理由，試験中止・中断について研究者が示した理由，ランダム化比較試験（RCT）へ患者が参加するのを妨げる障壁，臨床研究の流れ，臨床試験が遅れたり完了できない原因，臨床試験によるエビデンスの欠点，臨床試験によるエビデンスの利点，臨床試験のエビデンスを診療に活かすときの障壁

ランダム化前の同意　[prerandomisation consent]

ランダム化前の同意は，実際の割り付けの前に，その臨床試験における可能な治療法のうちの1つにランダムに割り付けられることに患者が同意するときに起こる．これはたいていの臨床試験に共通の特徴である．

図48で，試験に適格な患者のプールから始める．ランダム割り付けに同意した患者が（群B），試験の1治療法に割り付けられる．

ランダム割り付けを望まない患者もいることに注意しよう（群D）．それらの患者に何が起こるかは，その試験のその後の特徴に依存する．群Dの患者が自分で試験のどの治療群を受けるかの選択を許される試験もある．その試験における別の比較，つまり，ランダム化された患者とランダム化されなかった患者の比較が可能であるかぎりこれは有用である．他の場合には群Dの患者は試験結果を記述するときのみに議論される．

⇨ CONSORT，同意，ヒトに対して使用する医薬品の臨床試験に関する欧州連合指令，ヘルシンキ宣言，ベルモントレポート，ランダム化後同意

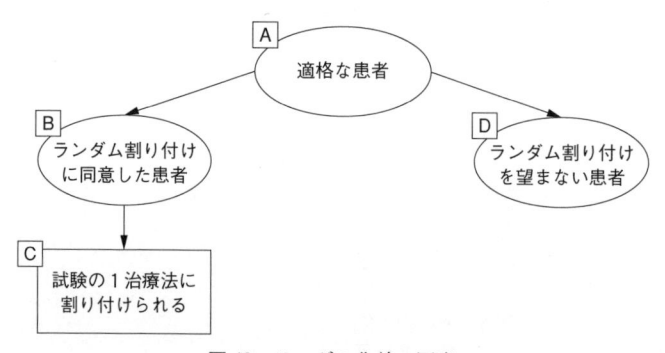

図48 ランダム化前の同意

ランダム誤差 [random error]

ランダム誤差とは偶然に起こる誤差である．
⇨ 信頼区間，バイアス

ランダム選択 [random selection]

ランダム選択とは確率を用いて患者を選択する方法である．
⇨ ランダムな，ランダム標本，ランダム割り付け

ランダム置換ブロック [random permuted blocks]

ランダム置換ブロックとはどの時点においても，同数の患者がそれぞれの試験群に割り当てられているように，ランダムに患者を割り付ける方法である．それぞれのブロック中の患者数を同数あるいは差がたとえば2を超えないように保ちたいとき，ランダム置換ブロックはしばしば用いられる．

ランダム置換ブロックは，ブロックランダム化あるいは制限付きランダム化とも呼ばれる．

望むならばブロックの大きさも，ランダム化できる．
⇨ 勝ち馬に賭ける規則，層別ランダム化，ブロックランダム化
○ Altman DG and Bland JM (1999) How to randomise. *BMJ.* **319**: 703-4.

ランダムな [random]

ランダムなという用語は偶然の，系統的でない，予測ができない発生形式のという意味である．

たとえば，臨床試験では，ランダムと以下のようなかかわりがある：
・患者のランダムな選択
・ランダムな割り付け
・結果のランダムな誤差．
⇨ 変量効果モデル，ランダム化，ランダム化比較試験，ランダム選択，ランダム割り付け

ランダム標本 [random sample]

ランダム標本とは確率を用いて選ばれた患者の標本である．
⇨ ランダムな

ランダム割り付け [random allocation]

ランダム割り付けとは偶然性を使って割り付けることを意味する．

臨床試験におけるランダム割り付けは，患者を偶然性に基づいて試験の治療群に割り付ける仕事である．

ランダム割り付けは，患者を無計画に割り付けることを意味するわけではない．ランダム割り付けという用語は，各患者が既知の確率－通常，同確率－をもって試験の治療群の1つに割り当てられることを意味する．たとえば，A，Bの2群の試験があるとすると，各患者がAかBかに割り当てられる確率は50％である．

ランダム割り付けをする理由は次のようなものである：
・患者が受けた治療だけが違う場合に結末を比較するため
・多くの一般的な統計理論はランダム抽出の原則に基づく
・割り付けの方法から研究者を遠ざけるため．

⇒ 勝ち馬に賭ける規則，擬似ランダム割り付け，均衡状態，バイアス，ベンチマーキング，ランダム化後同意，ランダム化比較試験，ランダム化前の同意，ランダム選択，ランダムな

○ Altman DA and Bland JM (1999) Treatment allocation in controlled trials: why randomise ? *BMJ*. **318**: 1209.
○ Chalmers I (1999) Why transition from alternation to randomisation in clinical trials was made. *BMJ*. **319**: 1372.

利害抵触 [conflict of interest]

臨床試験に関係する一部の当事者間で利害の対立があるという考えである．当事者とは，たとえば：
・試験の主催者
・試験の費用の支払者
・試験の運営者
・試験の監視者
・試験報告の著者
・試験報告の査読者
・試験結果あるいはそれに代わる要約の出版社
・試験の推進者，あるいは公表者（肯定的あるいは否定的）．

ある状況では起こりうる利害抵触を完全に公開することが要求されるが，他の状況ではその一部の事実だけが公開を求められる（たとえば会社の株式，コ

ンサルタント契約，スタッフの支援）．ある状況では閾値を超える利害関係だけが申告することを要求される（たとえば500ドル以上の交通費）．

多くの雑誌では著者らに，彼らが利害抵触をもっているか否かを公表することを要求している．しかし，雑誌や，第三者によってそのシステムがどのように管理されているかは，多くの人々にとって明らかでない．利害抵触に関係する学術集会での方針は不明確なままである．

最善の診療についての意見の一致が得られていないので，申告されるべきものは何か，誰が，いつ，誰に，は詳しく議論されるべき重要な問題として残されている．

⇨ IRB，英国医学研究審議会（MRC）による臨床試験実施ガイドライン，NHSの研究管理，エビデンスを臨床で活かす際の問題点，MREC，LREC，説明責任，透明性，バイアス，ピアレビュー，ヒトに対して使用する医薬品の臨床試験に関する欧州連合指令，臨床試験運営委員会，倫理的問題

○ Bernard L, Wolfe LE and Berkeley A (2000) Conflict of interest policies for investigators in clinical trials. *NEJM*. **343**: 1616-20.
○ Drazen JM and Koski G (2000) To protect those who serve. *NEJM*. **343**: 1643-5.
○ Marco CA (2001) Guidelines for research co-operation with biomedical industry organisations. *Acad Emerg Med*. **8**: 756-7.
○ Topol EJ, Nurok M, Ratain MJ *et al*. (2001) Conflict on interest policies. *NEJM*. **344**: 1017-18.

罹患（罹病）[morbidity]

罹患とは，死亡ではなく健康状態を反映するために用いられる用語である．

⇨ エンドポイント，クオリティオブライフ，結末ピラミッド，健康，死亡数，主要評価項目，代替エンドポイント，多重エンドポイント，複合エンドポイント

罹患数（発生数）[incidence]

罹患数とは，与えられた期間（たとえば，今日，今週）に罹患した新しい症例の数である．incidenceはincidence rateと同様に罹患率や発生率を表すことも少なくない．どちらを指しているか注意する．

罹患率（発生率）[incidence rate, incidence]

罹患率（I）は通常次のように計算される：

りすく

$$I = \frac{ある期間に発生した新しい症例の数}{ある期間に危険に暴露された個人の数} \times 100$$

罹患率は関心のあるイベント（たとえば，疾患や薬の副作用）が発現する確率の直接的な推定値である．

最近公表された例としては，英国の前向きの神経疾患の地域社会研究における神経疾患の罹患率の決定がある．

⇨ 有病者数

○ Hawkes ND, Swift PM and Jenkins HR (2001) Incidence and presentation of coeliac disease in South Glamorgan. *Eur J Gastroenterol Hepatol.* **12**: 345-9.
○ MacDonald BK, Coekerell OC, Sander JW and Shorvon SD (2000) The incidence and lifetime prevalence of neurological disorders in a prospective community-based study in the UK. *Brain.* **123**: 665-76.

【訳注】：罹患数と罹患率との関係を明示するために，原著にない見出し語（incidence rate）を追加した．

リスク因子（危険因子）[risk factor]

あるイベントが発生する確率に影響を与える因子をリスク因子という．
たとえば：

・Gorelickらは，初回卒中発作のさまざまなリスク因子（高血圧，冠動脈疾患，血中脂質レベルを含む，心房細動，糖尿病，無症候性頸動脈狭窄）と生活習慣因子（たとえば，喫煙，飲酒，身体活動量，食事）について概説している

・最近公表された Edinburgh Breast Group の Dixon らのコホート研究によると，触知できる乳房嚢腫のある女性で乳癌のリスクが高いことが認められた．嚢腫吸引後の最初の年あるいは若年者において最もリスクが高いが，嚢腫のタイプによってはリスクに差がないことが認められた．

⇨ 因果関係，関連，コホート研究，リスク-便益比，臨床試験

○ Dixon JM, MacDonald C, Elton RA *et al.* (1999) Risk of breast cancer in women with palpable breast cysts. *Lancet.* **353**: 1742-5.
○ Elwyn G (2000) Explaining risks to patients. *Br J Gen Pract.* **50**: 342-3.
○ Gorelick PB, Sacco RL, Smith DB *et al.* (1999) Prevention of first stroke. A review of guidelines and a multidisciplinary consensus statement from the National Stroke Association. *JAMA.* **281**: 112-20.

リスク差 [risk difference]

絶対リスク減少（率）のことをリスク差と呼ぶことがある．

⇒ 絶対リスク減少率

リスク-便益比 [risk-benefit ratio]

リスク-便益比とは得られる便益（受益度）に対するイベントのリスク（危険度）の計算結果である．一般に，リスク-便益比は小さければ小さいほどよい．

⇒ MCA，結末ピラミッド，トレードオフ，リスク因子

○ Elwyn G (2000) Explaining risks to patients. *Br J Gen Pract*. **50**: 342-3.

罹病 ➡ 罹患

両側検定 [two-tailed test]

両側検定とは，どの方向に効果が現れるかが事前に特定できない検定をいう．

たとえば：
- 乳癌が寛解した女性において，専門病院ではなくプライマリケアのもとで追跡を行う場合に，医療の提供に関する満足度が異なるか
- 月経過多の女性において，子宮内膜の子宮鏡下手術を内科的管理と比較した場合，長期的にみた月経時の症状にどのような違いがあるか
- 乳癌にタモキシフェンの投与を受けている閉経後女性で，クロニジンを投与することで，ほてりの発現率に変化があるか
- 長期の経口抗凝固治療を受ける必要のある患者で，抗凝固治療の専門家による管理と，自己管理との間で，効果にどのような違いがあるか
- 左心室収縮期機能不全によって引き起こされた重度のうっ血性心不全の患者において，スピロノラクトンと通常治療の併用によって，全死亡率に何らかの差がみられるか
- 臨床的な肥満児において，食事指導のみで1年後の肥満状態に影響があるか
- 新たな禁煙のための介入を行うことで，男性の禁煙率は女性のそれと違いが生じるか．

両側検定を行う理由は，ある治療法の結果が対照となる治療法に比べてよいのか悪いのかがわからないためである．たとえば，禁煙率の試験においては，男性の禁煙率は，女性のそれと比べて高くなる可能性も低くなる可能性もある．そのため，群間差がいずれの方向にあるか確信をもてない場合に，いずれ

の方向であってもよいように両側検定を用いるのである．
⇒ 片側検定，対立仮説，統計的検定の流れ図

臨床研究における不遵守例のよくみられる領域 [common areas of non-compliance in clinical studies]

臨床試験において守られるべき一連の標準規則がある場合に，これらの規則が，実際にはどの程度守られているかを知ることは興味深くかつ有益である．現在の英国の行政機関である英国保健省医薬品管理局と国民保健サービス（NHS）は公衆に対して「臨床試験の不遵守例のよくみられる領域」の情報を提供することもできないし，法律的に命じられてもいない．

それでも，米国からのいくらかのエビデンスがあるのでそれを利用する．（米国）食品医薬品局（FDA）は臨床試験における不遵守について，研究者や審査委員会に対する警告レターを含めて頻回の強制行動を始めている．不遵守者に対するすべての活動，警告と強制通知は特別であるけれども，表58は不遵守の臨床試験研究者に対するFDAの召喚の見方を与えてくれる．

表58 臨床試験における不遵守例のよくみられる領域

対象領域	1994年以来不遵守で召喚された公的活動の割合
試験計画と実施計画書の厳守	82%
被験物質の管理	44%
文書化	85%
報告	74%
患者の保護	67%

不遵守情報が，英国の新しい研究に基づくNHSや，臨床試験の調和のためのヨーロッパレベルの運動の中で利用できるようになっているかどうかを知ることは興味深い．また，公的なレポートが英国の主要な非営利試験スポンサー（たとえばウエルカムトラスト，英国心臓病支援基金，医学研究審議会）から入手できるかどうかを知ることも同様に興味深い．彼らは不遵守例の検出と処理について何をするのか，そして，将来この問題を減少させるため，多数の読者とともに彼らの貴重な経験を共有することができるのだろうか．

⇒ IRB，英国医学研究審議会（MRC）による臨床試験実施ガイドライン，
　 NHSの研究管理，MREC，MCA，LREC，監査，臨床研究の流れ，臨床

試験にかかわる前に質問すべきこと
○ Food and Drug Administration (2000) *Oversight of Clinical Investigators*. HHS Office of the Inspector General, FDA, Bethesda, MD.

臨床研究の流れ [fate of clinical research]

図49は，臨床試験の流れをピラミッド状に描いている．裾野に示した研究に対する最初の構想から頂上，すなわち日常診療への影響まで続いている．図の中で強調されているようにこれらの裾野から頂上までの間には種々の段階が存在する．

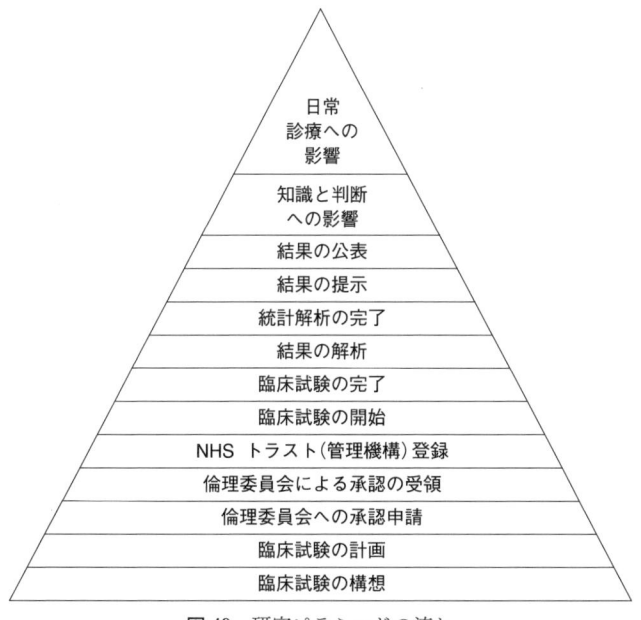

```
                    日常
                  診療への
                    影響
                知識と判断
                への影響
               結果の公表
               結果の提示
             統計解析の完了
              結果の解析
            臨床試験の完了
            臨床試験の開始
       NHS トラスト(管理機構)登録
        倫理委員会による承認の受領
        倫理委員会への承認申請
          臨床試験の計画
          臨床試験の構想
```

図49 研究ピラミッドの流れ
上に示した研究ピラミッドの流れで臨床試験を確認する一方で，診療において，別の研究法の流れを反映するためにピラミッドの用語を変更することができる．
研究に倫理的承認が不必要である場合だけが，ピラミッドから外すことができる．ピラミッドの性質は本質的には同じである．

ピラミッドを裾野から上へ向かって読むと，計画された臨床試験の数よりもはるかに多くの臨床試験の構想があるという印象が得られる．ピラミッドをさらに上に進むと，計画された臨床試験のすべてが倫理委員会の承認を得られて

いるわけではないことがわかる．倫理委員会の承認を得られなかったということは，試験の構想と方法に関して問題があったことを示唆しているが，このこと自体は必ずしも悪いことではない．問題は，承認が得られなかった研究とその理由に関する包括的なデータベースが存在せず，したがって，他の研究者や研究を承認する委員会が学ぶことのできるデータバンクが存在しないということである．

　さまざまな理由から，開始されたすべての試験が完了できるものではない．また，完了した試験がすべて解析されたり，結果が示されたり，公表されるものでもない．解析された試験のいくつかは，販売許可申請の一部として機密を保持した状態で医薬品許可機構に提出される．販売許可が申請され，承認されれば，商品が市場に出ることになる．現在までのところ，英国保健省医薬品管理局は，医薬品許可機構として，販売承認の条件の一部として販売承認を裏づける臨床試験を公表することを要求していない．これに対して，欧州連合全加盟国での販売を目的とした，中央審査方式による販売許可審査システムを通して販売許可申請が行われた場合には，試験のエビデンスに関する医薬品許可機構の審査の要約が公表用審査報告書の様式でインターネット上に公開される．医薬品許可機構に，意思決定の元となったエビデンス，エビデンスの要約ならびに機関の決定を公表することを要求すべきだろうか．

　一部の医療関連の事業者は，その製品が試験条件下で有益であることを示せば，試験の結果がより「科学的栄誉」を示唆することになるので，彼らの製品を臨床試験に供している．これらの企業に対して臨床試験のプロトコルとその結果を公表するように勧めるべきである．

　一般に，試験のプロトコルと結果は少なくともインターネット上に公表すべきであるとの議論がなされている．試験プロトコルと結果を公表することにより，試験に関して自由で，独立した体系的な評価が可能になるので，臨床試験のプロトコルと臨床試験の結果は誰もが入手できるようにすべきである．これは，方法と結果を検索と査察用に公表することを認めることであり，公表された試験方法と結果はいつでも容易にアクセスできる．これは，公表されていない試験の情報について，試験実施者や試験依頼者に問い合わせたり，関連する「社内資料」について試験依頼者に問い合わせたりするよりも容易にアクセスすることができるようになっているためである．試験のプロトコルと結果の公表はさらなる試験の計画を立てる場合にも役立つ．

ピラミッドの頂上は日常診療に影響を及ぼす臨床試験で占められるが，多数の要因が複雑に日常診療に影響しており，臨床試験の結果の解釈は日常診療に影響を及ぼす可能性のあるものの1つにすぎないことを思い出すとよい．

　このピラミッドを臨床試験に適用することを示してきたが，このピラミッドは他のすべての形式の研究にも適用できる．ピラミッドはある種のチェックリストとして使用することができる．たとえば，もしもある医師が臨床試験の結果が判断に影響すると述べているときは，医師と一緒になってピラミッドの下層に関連する疑問点について考えてみるべきである．

⇨ 研究質問と研究方法，試験が開始されないことについて研究者が示した理由，試験中止・中断について研究者が示した理由，臨床試験が遅れたり完了できない原因，臨床試験によるエビデンスの欠点，臨床試験によるエビデンスの利点

○ Earl-Slater A (2002) Research governance and the fate of research. *Br J Clin Gov.* **7**: 57-62.
○ Easterbrook PJ and Mathews DR (1992) Fate of research studies. *J R Soc Med.* **85**: 71-6.
○ Prescott RJ *et al*. (1999) Factors that limit quality, number and progress of randomised controlled trials. *Health Technol Assess.* **3**: 1-137.

臨床試験　[clinical trial]

　臨床試験とは介入の本質と結果を確認し，評価するために用いられる前向きの実験である．

　基本的には，患者は試験のある一群に割り付けられ，試験期間中ずっと追跡される．その最も単純な型は一部の患者（ケースと呼ぶ）が興味のある新しい介入に割り当てられ，一方残りの患者（コントロールと呼ぶ）は試験の他の群に割り付けられる．コントロールはプラセボ投与を受けるように割り付けられるかもしれないし，何も投与されないかもしれない．さらに，現在実施されている治療法に割り付けられるかもしれないし，試験で興味あるその他の薬物に割り付けられるかもしれない．やがて，ケースは遵守と結末の両者の点からみてコントロールと異なるであろう．そのときの仕事は違いの原因がどこにあるかを明らかにすることである．

　臨床試験の目的を以下に示す：
・診断方法を改善すること

- 治療方法を改善すること
- 予防方法を改善すること
- 疾患の原因と発生機序の理解を助けること
- 患者のリスクプロフィールの知識と理解を深めること
- 介護を改善すること
- サービスと，技術と人材の活用を改善すること．

 もし，臨床試験の主要な目的が見いだせないならば，試験の結果にかかわりをもったり，解釈する際には細心の注意が必要になる．

 ヘルスケアにおける臨床試験は下記のものを対象に実施される：
- 人間
- 動物
- 組織
- 培養物
- 植物
- 遺伝子組み換え生物
- 介護制度のシステム（たとえば助産師付き診療所 対 標準的看護）．

⇨ エビデンスに基づく医療，エビデンスの階層体系，観察研究，QUOROM，クロスオーバー試験，系統的レビュー，研究質問，研究質問と研究方法，研究質問の種類，試験中止・中断について研究者が示した理由，実験的研究，対照群，プラセボ，並行試験，メタアナリシス，ランダム化試験における倫理的問題，ランダム化比較試験，臨床研究の流れ，臨床試験運営委員会，臨床試験の相

○ Chow SC and Liu JP (1998) *Design and Analysis of Clinical Trials*. John Wiley & Sons, Chichester.
○ Jadad A (1998) *Randomised Controlled Trials*. BMJ Books, London.
○ Mathews J (2000) *Introduction to Randomised Controlled Clinical Trials*. Edward Arnold, London.
○ Meinert CL (1996) *Clinical Trials Dictionary : terminology and usage recommendations*. Johns Hopkins University Press, Baltimore, MD.
○ Peto R and Baigent C (1998) Trials: the next 50 years. *BMJ*. **317**: 1170-1.
○ Raven A (1993) *Clinical Trials : an introduction*. Radcliffe Medical Press, Oxford. Out of print.

臨床試験運営委員会 [clinical trial steering committee]

臨床試験運営委員会とは臨床試験を指導する責任を有する人々の集まりである．

運営委員会の各メンバーは以下の条件を満たす必要があると主張されている：
- 臨床試験の経験者であること
- プロジェクト管理の専門家であること
- 熟練した対人関係の手腕をもっていること
- 権威があること
- 試験のスポンサーとは金銭面で独立していること．

試験開始前，臨床試験運営委員会がもつべきものは：
- 明確に示された一連の権限と責任．公開されていて，誰でもみることができる
- 民主的に選ばれた委員長
- 委員あるいは委員の家族が，臨床試験において，あるいは臨床試験のスポンサーと共有する何らかの利害関係についての文書による申告．

臨床試験運営委員会は臨床試験実行委員会と呼ばれることもある．

⇒ IRB，スポンサー，説明責任，データモニタリング委員会，透明性，PI

臨床試験が遅れたり完了できない原因 [causes of delay and failure to complete a clinical trial]

Goodが1976年に編集した本は臨床試験が遅れる原因や，完成に至らず失敗する原因のいくつかを一覧表にして載せている．われわれの多くは，なおこれらの遅延を経験しているので，ここにその表を再掲する（表59参照）．

表59は臨床試験が遅れたり完了できないすべての原因の完全なリストではなく，また，この問題がいかに広くゆきわたっているか，どのようにしてそれらが解決されるか，なぜいくつかは解決できないかについて示唆を与えるものでもない．

表59に挙げた諸問題は試験の開始あるいは試験に関係する前，また結果をまとめたり，解釈するときに考慮されるべきである．

⇒ NHSの研究管理，MREC，LREC，試験が開始されないことについて研究者が示した理由，試験中止・中断について研究者が示した理由，臨床研究の流れ

表59 臨床試験が遅れたり完了できない原因

領域	局面	例
計画	プロトコル	悪い質問
		正しくない試験デザイン
計画者	統計家	助言を求めない
	顧問	試験の後期に助言が求められた
	医学アドバイザー	経験がない
権限	倫理委員会	遅延
	専門医	興味の喪失
	病院医	過剰な委託
指導者	医学アドバイザー	不十分な追跡
	臨床試験チーム	管理が悪い
	看護師のオブザーバー	動機づけが不足している
薬品の調達・配送	治療用物品	処方が間違っている
		毒性の出現
		臨床試験用の貯蔵が不足している
患者		選択が悪い
		募集が不適切
		非協力的
		評価に参加しない
患者の記録		デザインが悪い
		不完全な記入
		確認が不適切
薬剤師	企業	治験薬の供給の失敗
	病院	治験薬の投与の失敗
公表		試験の書き上げ，雑誌へ投稿する勢いの不足
		不完全な結果
		乏しい記述
		雑誌の紙面不足

○ Altman DG (1994) The scandal of poor medical research. *BMJ*. **308**: 283-4.
○ Good CS (ed.) (1976) *The Principles and Practice of Clinical Trials*. Churchill Livingston, London.

臨床試験実施計画書 → プロトコル

臨床試験における患者の好み [patient preferences in clinical trials]

　臨床試験によっては，患者は以下の事項に対して彼らの好みを述べることが許される：
・特別な治療経過

- ランダム化されるかされないか.

最近の例には以下のようなものがある.
- Chilvers らは，プライマリケアにおける大うつ病の治療で，抗うつ薬と一般的なカウンセリングのどちらかを患者の好みで選ぶことができるランダム化比較試験を報告した．この試験で，患者はカウンセリングか抗うつ薬にランダムに割り付けられるが，もし彼らが好むなら好きな群（たとえば，カウンセリング）に入ることが許された．患者は8週目と12か月目に追跡された．
- Ward らは，うつ病患者に対する，非指示的カウンセリング，認知療法，通常の一般診療のランダム化比較試験を報告した．

British Medical Journal には，これらの論文をとりあげたレターが続々と出た．これらのレターは，このような試験とその妥当性に関して広く深く理解するために検討する価値がある．

患者の好みの実際上の根拠はまだ十分に調べられていない．

一般に好みをとりいれた試験には3つの主要なタイプがある：
- 包括的コホートデザイン
- ウェンバーグのデザイン
- ジーレンのデザイン.
⇒ ウェンバーグの計画，患者の好み，均衡状態，ジーレンの単純同意割り付け，選好試験，ヘルシンキ宣言，包括的コホートデザイン

○ Ashcroft R (2000) Giving medicine a fair trial. *BMJ.* **320**: 1686.
○ Brewin CR and Bradley C (1989) Patient preferences and randomised clinical trials. *BMJ.* **299**: 684-5.
○ Chilvers C, Dewey M, Fielding K *et al.* (2001) Antidepressant drugs and generic counselling for treatment of major depression in primary care: randomised trial with patient preference arms. *BMJ.* **322**: 772-5.
○ Lambert MF and Wood J (2000) Incorporating patient preferences into randomized trials. *J Clin Epidemiol.* **53**: 652-6.
○ MacPharson K, Britton AR and Wennberg JA (1997) Are randomized controlled trials controlled? Patient preferences and unblind trials? *Lancet.* **90**: 652-6.
○ Silverman WA and Altman DG (1996) Patients' preferences and randomised trials. *Lancet.* **347**: 171-4.
○ Torgerson DJ, Klaber-Moffett J and Russell IT (1996) Patient preferences in randomised trials: threat or opportunity? *J Healthe Serv Res Policy.* **1**: 194-7.
○ van der Windt DAWM, Koes BW, van Aarst M *et al.* (2000) Practical aspects of

conducting a pragmatic randomised trial in primary care: patient recruitment and outcome assessment. *Br J Gen Pract.* **50**: 371-4.
○ Ward E, King M, Lloyd M *et al.* (2000) Randomised controlled trial of non-directive counselling, cognitive-behaviour therapy, and usual general practitioner care for patients with depressions. I. Clinical effectiveness. *BMJ.* **321**: 1383-8.

臨床試験にかかわる前に質問すべきこと [questions to ask before getting involved in a clinical trial]

臨床試験にかかわり合いになる前に，尋ねておくべき種々の質問がある．その中のいくつかを表60に示す．

表60の質問の多くは，種々の人が用いることができる．たとえば，その質問は以下の人々が用いることができる：

・総括研究者（PI）に質問したい医療専門家
・試験のスポンサーに質問したい医療専門家
・他の医療専門家に質問したい医療専門家
・所属機関で試験への関与を考えている医師に質問したい医療管理者
・試験のスポンサーに対する医療管理者
・PIに質問する倫理委員会
・患者が医師にこれらの質問をすることができる
・患者がPIにこれらの質問をすることができる．

この表は長くかつ興味深いけれども，すべてを包括しているわけではない．尋ねたい質問は他にもあるであろう．

経験上，読者は表をざっと読み飛ばそうとしたかもしれない．もしそうなら，個人的にも専門的にも本当に読者自身のためにはならない．

短時間の練習として，来週1時間数人の同僚を集めてみよう．集まった人の中の1人が臨床試験にかかわったことがあることを確認しよう．その試験についての情報をすべて集めよう．この会合で表60の質問すべてについての回答を探そう．

読者が患者，健康なボランティア，プライマリケアグループやトラストや医院の管理者，審査委員会のメンバー，医療専門家のいずれであっても，臨床試験は真剣な科学実験であるので軽々しく参加すべきではない．同様に，臨床試験について質問することを決して恐れるべきではない．このことは読者が試験の構想を真剣にとらえていることを示すであろう．

表60　臨床試験にかかわる前に質問すべき項目

1. 主たる研究質問は何か
2. なぜ，研究を実施するのか
3. 研究者が何を達成しようとしているのか
4. その介入について何が既知か
5. その疾患について何が既知か
6. 組み入れ基準，除外基準は何か
7. 組み入れ基準，除外基準を支持するのにどんなエビデンスが存在するか
8. 試験の形式は何か
9. どんなエビデンスが試験の形式を支持するか
10. 患者募集のシステムは何か
11. 試験の割り付けのシステムは何か
12. 試験期間中何がなされ，その期間はどれくらいか
13. 試験にかかわるリスクは何か
14. 試験から期待される便益は何か
15. 他にどんな治療があるか
16. もし私が試験に入ることを拒否しても，まだその薬品を利用可能か
17. 試験の考えられるリスクと便益は現行の方法と比較してどうか
18. どのようなデータを収集するのか
19. どのようにデータを収集するのか
20. 誰がデータを解析するのか
21. 試験終了後データを使って何をするのか
22. 試験結果を広める計画はどのようなものか
23. 結果の要約を，公表前にみることができるか
24. どこに試験の結果が公表されるか
25. 試験実施施設はどこか
26. どれくらいの頻度で出席する必要があるか
27. そこにいるとき何をしなければいけないか
28. 支払いを受けるのか
29. 試験期間中の私の責任は何か
30. 試験期間中に事態が悪化したら何が起こるか
31. 試験について他人と話をすることができるか
32. 私が試験に入っていることを他人が調べることができるか
33. 試験終了後私に何が起こるか
34. もし私が試験から早期に離れたいと思ったら，何が起こるか
35. もし，十分な患者数を組み入れられなければ，何が起こるか
36. もし，組み入れの速度が予測より遅かったら，何が起こるか
37. 試験が早期に中止されたら，私に何が起こるか
38. 試験のスポンサーは誰か
39. 試験のスポンサーがスポンサーをしている理由は何か
40. 誰が試験を審査したか
41. 誰が試験を承認したか
42. 試験は倫理的，規制上，および法律的な要件を満たしているか
43. 総括研究者は誰か
44. 試験担当者や組み入れ担当者がどのような技術と経験を有するか
45. 臨床試験プロトコルのコピーをもつことができるか

読者自身の質問を重視することが重要である．

最も重要なことは，読者が質問をし，その回答に満足を感じることである．適切な権限をもった人物（たとえばPI）から文書で回答を受け取ることは通常，非常によい考えといえる．

もし，読者がそれらの回答に不満を感じたり，回答が明確でなければ，再度質問をし，もしまだ確信がなければ，同僚や友人と議論すること．もし，深刻な疑念があるのなら，その試験にはかかわるべきではない．

⇒ IRB，ICH，NHSの研究管理，エビデンスに基づく医療，エビデンスを臨床で活かす際の問題点，患者情報シートと同意書，説明責任，適正手続き，透明性，ヘルシンキ宣言，面接の落とし穴，ランダム化比較試験，臨床試験によるエビデンスの欠点，臨床試験によるエビデンスの利点

臨床試験によるエビデンスの欠点 [disadvantages of evidence from clinical trials]

さまざまな理由から，エビデンスの出所として臨床試験がますます注目されてきた．

近年では，意思決定を行う際には，その決定の根拠となるエビデンスの存在を問われることが多くなっている．エビデンスがあるとしても，それについて質問を受けるかもしれない．したがって，臨床試験から得られるエビデンスの主な限界を理解しておくことは有用である．

表61に，臨床試験から得られるエビデンスの重大な欠点を提示する．

したがって，以下に挙げる情報源からエビデンスの要約を入手したときに

表61 臨床試験からのエビデンスを入手したり利用する場合にみられる10項目の欠点

1. 試験の患者は，一般的な患者を代表しているわけではない
2. 試験を実施する医療機関と医師は，すべての医療機関や医師を代表しているわけではない
3. 試験には厳しい組み入れ基準や除外基準がある
4. 試験における患者のモニタリングは，日常診療のモニタリングと同じではない
5. 医療専門家は，日常診療と同じように行動しない
6. 情報システムとデータ収集は，日常診療と異なっている
7. プラセボは日常診療における現実的なあるいは実際的な治療を反映していない
8. 結末は日常診療で認められるものと同じでないことがある
9. 統計的に有意な結果は，その結果が臨床的に重要であることを意味しない
10. 臨床試験の期間は比較的短い

は，そのエビデンスに限界があることを考慮しておく必要がある：
- 委員会の同僚
- 他の開業医
- カンファレンス，シンポジウム，ワークショップあるいは研修会
- 医薬情報担当者（MR：medical representative）
- 日常診療へ勧告を行う政府機関の職員
- 専門家集団
- 専門審議会．

翌週のある日に同僚2人を一緒に昼食に誘って話をするとする．仕事は最近公表されたある臨床試験について考え，自身の経験に照らしてみることである．食事をしながら上記の表61を用いて，そのエビデンスにそれぞれの制約が当てはまるかどうかを確認する．

日々の診療では，臨床試験から得られたエビデンスの欠点や限界を見極めるために他の人をあてにすべきではない．自分自身が見つけていくことが重要なことである．

臨床試験から得られたエビデンスに欠点があることもあろうが，逆によい点もあるだろうから，バランス感覚を保つことを覚えておくとよい．

⇒ NHSの研究管理，エビデンスを臨床で活かす際の問題点，MREC，系統的レビュー，結果の内的妥当性，透明性，プロトコル，メタアナリシス，臨床試験，臨床試験にかかわる前に質問すべきこと，臨床試験によるエビデンスの利点

○ Earl-Slater A (2001) Critical appraisal of clinical trials: advantages and disadvantages of evidence from clinical trials. *J Clin Govern.* **6**: 136-9.

臨床試験によるエビデンスの利点 [advantages of evidence from clinical trials]

エビデンスの情報源として，臨床試験は利点と欠点の両者をもつ．表62に臨床試験からのエビデンスの重要な利点をまとめておく．

これらの利点は以下に挙げる状況下で慎重に考慮されるべきである：
- 試験の設計段階で
- 書き上げるとき
- 試験の結果を一般に広めるとき

表62 臨床試験からのエビデンスを入手し用いることの利点のトップ10

1. 患者が注意深く選ばれている
2. 患者が注意深くモニターされている
3. 結末の明確な尺度が使われている
4. 結末の臨床的,統計的重要性が確認,議論されている
5. 患者が受けるケアパスが確認,解析されている
6. 試験が未来の研究アイデアや疑問の方向性を与えることができる
7. 試験からのデータが,日常診療における患者ケアの議論の出発点を提供する
   (例:試験が全国的なあるいは地域的なプロトコルをどうやって比較するか)
8. 臨床で起こること,起こるかもしれないことをシミュレートするモデルの基準として臨床試験を用いることができる(例:プライマリケアグループで)
9. 臨床で欠けている情報は何か,どうやってその情報を臨床のために集められるかを確認することに臨床試験を用いることができる
10. 異なる試験や対照をなすエビデンスは,現場の特殊な患者に対する最もよい可能なケアパッケージを議論する理想的な機会を与える

・試験のエビデンスに基づいて部分的に決定を行うとき.

　ちょっとした練習問題として,10項目の利点のそれぞれを質問に変えてみよう.たとえば,利点1「患者が注意深く選ばれている」は質問1「患者は実際にどのように選ばれているか?」に変わる.表62を10項目の質問に変えることができたら,同僚と勉強したり,ある薬物の試験の文献を考察したり,いくつの質問に答えられるか試してみよう.

⇒ エビデンスの実践に際しての問題点,組み入れ基準,系統的レビュー,主要な質問,除外基準,臨床試験にかかわる前に質問すべきこと,臨床試験によるエビデンスの欠点

○ Earl-Slater A (2000) Critical appraisal of clinical trials: advantages and disadvantages of evidence from clinical trials. *J Clin Govern.* **6**: 136-9.
○ Earl-Slater A (2001) Critical appraisal of clinical trials: barriers to putting trial evidence into clinical practice. *J Clin Govern.* **6**: 279-82.
○ Rosser WM (1999) Application of evidence from randomised controlled trials to general practice. *Lancet.* **353**: 661-4.

臨床試験のエビデンスを診療に活かすときの障壁 [barriers to putting clinical trial evidence into practice]

　臨床試験のエビデンスを診療に活かそうとするとき,いろいろな障壁に出くわすだろう.これらの障壁はより一般的に,おそらくより役に立つように,エ

ビデンスを診療に活かすときの問題として分類される．
⇨ エビデンスを臨床で活かす際の問題点，臨床試験によるエビデンスの欠点，臨床試験によるエビデンスの利点
  ○ Earl-Slater A (2001) Barriers to applying clinical trial evidence in practice. *J Clin Ev.* **6**: 279-82.

臨床試験の結果の外的妥当性 [external validity of clinical trial results]

臨床試験の結果を解釈する場合，試験がある条件のもとで実施されていることにすぐに気がつくであろう．本当に知りたいことは，臨床試験とその結果が日常診療にどのようにかかわっているのかということである．したがって，診療，たとえば，プライマリケアグループにおける治療と試験を比較する必要が出てくる．もちろん，試験と日常診療との間には差があるが，問題はこれらの違いがどの程度重要であるかということである．

この情報を入手できると，臨床試験の結果が読者の日常診療にどの程度有効で，妥当であるかを決めることができる．たとえ同じプライマリケアグループやトラストに属していても，読者が読者の診療で行うことは，同僚が同僚の診療で行うこととは異なっているかもしれない．したがって，臨床試験の結果の外的妥当性はヘルスサービスにおいて，読者がどの現実の領域をみているかに依存することになる．

定義によると，臨床試験の結果の外的妥当性とは，その試験の結果が別の場所や別の時期においてどこまで妥当であるかを示す程度である．

結果の外的妥当性は試験結果の一般化可能性，移行可能性 (transferability)，適用可能性 (applicability) と呼ばれることもある．
⇨ エビデンスに基づく医療，エビデンスを臨床で活かす際の問題点，解析的見通し，結果の内的妥当性，系統的レビュー，固定効果モデル，変量効果モデル，メタアナリシス，有効性，臨床試験にかかわる前に質問すべきこと
  ○ Earl-Slater A (2001) Critical appraisal of clinical trials: barriers to putting evidence into practice. *J Clin Govern.* **6**: 279-82.
  ○ Lilford RJ, Pauker SG, Braunholtz DA and Chard J (1996) Getting research findings into practice: decision analysis and implementation of research findings. *BMJ.* **317**: 405-9.

臨床試験の相 [phases of clinical trials]

臨床試験が必要となる薬品は，一般に研究の特定の段階を踏む．臨床に入る前の期間の基礎研究，生物学的検査，およびスクリーニングから，薬品は第1, 2, 3相臨床試験を，そして時には第4相臨床試験を経験する（第1～4相臨床試験の項参照）．図50は，試験の種々の相により薬品の知識がどのように変わるのか程度を示している．

実際，図50はヒトでの研究における薬品の効果に関する知識の増大量を示

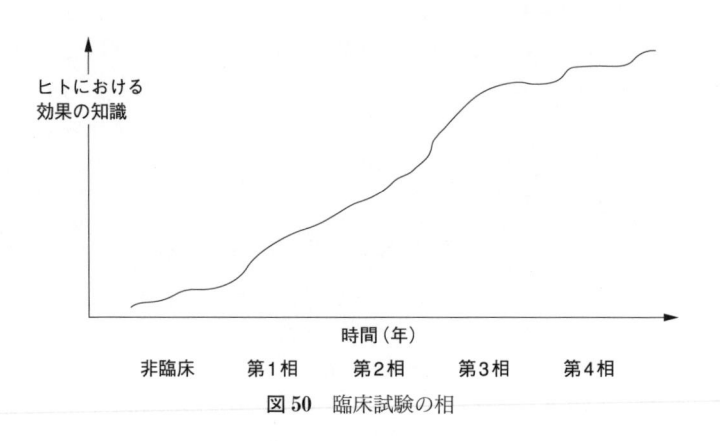

図50 臨床試験の相

しているが，線はケースにより異なるであろう．図は説明だけのために概念を示したものである．図は特定の薬品の知識を反映しないかもしれず，開発段階の多くの薬品は，第2相臨床試験を通過することができない．さらに知識は期間中に消えてしまうこともあるので，破線となる可能性もある．図は必ずしも誰か1人の知識と関連しているわけでもない．それは個人個人からなるグループ（たとえば，一連の相を通過するすべての臨床試験に加わった人）と関連しているかもしれない．

この図のキーメッセージは個々の相が以前に存在していたよりも多くの知識をもたらすべきだということである．

⇒ MCA，市販後調査，第1相臨床試験，第3相臨床試験，第2相臨床試験，第4相臨床試験

臨床試験の歴史 [history of clinical trials]

臨床試験，教育法の試験，福祉医療の試験の歴史に興味のある人にとっての

よい出発点は，Royal College of Physicians of Edinburgh の「歴史上の比較試験」に関するウェブサイトである (http://www.rcpe.ac.uk)．

この大学のウェブサイトには次のようなことが載っている：
・不確定な状況下での選択に直面したときに，人間社会でくじ引きがどのように用いられてきたかという記述
・選択バイアスの制御
・観察者バイアスの制御
・試験記録の画像
・試験の歴史的側面に関連した論文や本の目録
・試験記録に関する他の参考文献集
・ウェブサイトに関する最近の追加や改善を列挙した"what's new"の欄．
⇨ NRR

臨床試験報告に対する統合基準 → CONSORT

臨床試験倫理審査委員会：主目的 [clinical trial ethical approval committee : primary purpose]

一般的に，臨床試験倫理審査委員会の主な目的は時間とともに，また設定によって変化する．主な目的は患者を保護し，高い質の試験を促進することである．他の目的には下記のものがある：
・研究者を保護すること
・倫理的問題に助言を与えること
・研究の水準を維持すること
・高い品質の研究を支援すること
・ある人々にとって感情的に受け入れられないことをより立派に，かつ受け入れられるようにすること
・臨床試験のために公的支援を続けること
・研究提案の倫理的および科学的特質を評価すること．

倫理上の承認を求める前に，試験の主目的が何かについてあなたの知っていることを確かめるため，委員会の幹事や議長と，会話を行うことは常に価値がある．また，試験の勧誘者あるいは患者として臨床試験にかかわり合いをもつならば，倫理審査委員会の主目的を確認することは役立つであろう．
⇨ IRB，NHS の研究管理，MREC，LREC，臨床試験運営委員会，倫理的問

題

臨床的有意義性 [clinical significance]
　一般に，ある結果が臨床的背景から重要であると考えられれば，その結果は臨床的に有意義であるといわれる．重要な点は誰が臨床的に重要であると思うかである．それは臨床家か，患者か，その他の人か，あるいは委員会か．
　肥満している人の体重を10 kgだけ減らすと，脳卒中になるリスクが20%だけ減少する．このリスクの20%減少は臨床医グループによって臨床的に有意義と考えられる．
　臨床的に有意義な結果は統計的に有意であるかもしれないし，有意でないかもしれない．逆に，統計的に有意な結果は臨床的に有意義でないかもしれない．
⇒ 解析的な見方，統計的検定：統計的検定でだます10通りの方法，統計的有意性，有意性，臨床試験のエビデンスを診療に活かすときの障壁，臨床的有意義性 対 統計的有意性

臨床的有意義性 対 統計的有意性 [clinical versus statistical significance]
　早期に公表された軽度ないし中程度のアルツハイマー病患者に対するドネペジルの臨床試験では，認知機能の統計的有意差がプラセボを処方された患者とドネペジルを処方された患者間の比較で検出された．何人かの健康管理の専門家はこの結果はわずかで，臨床的な意義がなく，日常診療で価値がないことを主張した．その後，さらに強力な結果が追加ドネペジル試験から出現してきている．
　ドネペジル試験から得られた早期の成績は再度重要な諸問題を引き起こした．すなわち，臨床的有意義性と統計的有意性が異なる可能性である．図51はこの点を示している．
　図51が示しているのは：
・臨床試験の結果は臨床的に有意義かもしれない
・臨床試験の結果は統計的に有意かもしれない
・臨床試験の結果は臨床的に有意義であり，統計的にも有意かもしれない．
⇒ 統計的検定：統計的検定でだます10通りの方法，統計的検定の流れ図，統計的有意性，有意性，臨床的有意義性

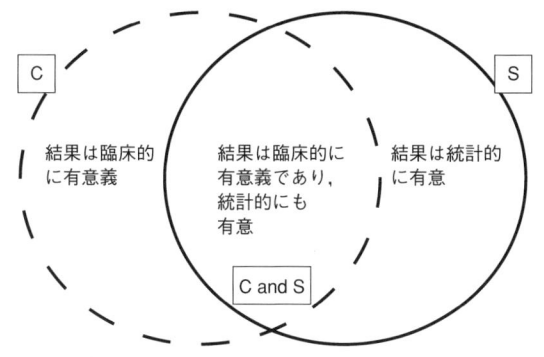

図 51　臨床的有意義性　対　統計的有意性

(図中ラベル) C / S / 結果は臨床的に有意義 / 結果は臨床的に有意義であり，統計的にも有意 / 結果は統計的に有意 / C and S

臨床統治 ➡ クリニカルガバナンス

臨床プロトコル［clinical protocols］
　臨床プロトコルとは臨床研究あるいは日常の診療に対する正確で明確なルールである．臨床プロトコルにはしたがうべきである．臨床プロトコルは事例によっては，字義どおりに守らなくてもよいように常に逃げ道を用意しておくべきである．
⇨　NHS の研究管理，診療ガイドライン，透明性，プロトコル

倫理的問題［ethical issues］
　倫理的問題とは，主観的な原則もしくは行動の規則を集めたものである．倫理的問題は，行為の規範や人格の評価を組織的に述べるために，人々がどのように考え，どのように行動すべきであるかについての思慮深い探究から生じる．
　表 63 はいくつかの鍵になる用語とその意味を一覧で示している．
⇨　LREC，NHS の研究管理，MREC，解析見通し，説明責任，道徳性，ヘルシンキ宣言，ベルモントレポート，ランダム化試験における倫理的問題

- Beauchamp T and Childress J (1994) *Principles of Biomedical Ethics*. Oxford University Press, Oxford.
- Boyd KM, Higgs R and Pinching AJ (1997) *The New Dictionary of Medical Ethics*. BMJ Publishing Group, London.
- Edwards SJL, Lilford RJ, Jackson JC *et al.* (1998) The ethics of randomised controlled trials: a systematic review. *Health Technol Assess*. **2**: 1-128.

表63　倫理的問題とその意味

倫理的問題	意味
善行	よいことを行おうと試みること
無害性	害を加えないこと
自主性	次の点に関して自由に自分自身で決定すること
	・意思
	・思考
	・行動
公正	公平かつ正当な行動

○ Edwards SJL, Lilford RJ and Hewison J (1998) The ethics of randomised controlled trials from the perspective of patients, the public and healthcare professionals. *BMJ*. **317**: 1207-12.
○ Gillon R (1995) Defending the 'four principles approach' to biomedical ethics. *J Med Ethics*. **21**: 323-4.
○ Singer PA (2000) Recent advances: medical ethics. *BMJ*. **321**: 282-5.
○ Strobl J, Cave E and Walley T (2000) Data protection legislation: interpretation and barriers to research. *BMJ*. **321**: 890-2.
○ Working Group of the Royal College of Physicians' Committee on Ethical Issues in Medicine (1994) Independent ethical review of studies involving personal medical records. *J R Coll Phys Lond*. **28**: 439-43.

累積メタアナリシス　[cumulative meta-analysis]

1つの話題に関する5つの臨床試験があり，それらの結果を総括することが可能であるとしよう．累積メタアナリシスの実施を考えてみる．表64は累積メタアナリシスの一例を示す．

累積メタアナリシスは，新しいエビデンスが加わるごとにどのように結論が変化していくかを示せるという利点がある．欠点は，データを加えるという内在している問題を解決できたとしても，論文がどのように順序化されるべきかが明確ではないことである．

表64　累積メタアナリシス

1	論文1
2	論文1と2
3	論文1,2と3
4	論文1,2,3と4
5	論文1,2,3,4と5

論文が順序化された方法は明確にされるべきである．たとえば，順序はその試験の結果が査読がある医学雑誌に最初に現れた日，試験が終了した日，あるいは試験開始日によって決定される．

はっきりさせておくべき1つの重要な点は試験の原データからの累積メタアナリシスであるか，あるいは公表された論文のデータからの累積メタアナリシスかである．前者が通常，解析用のより強力なデータベースを提供するが，たとえ前者と後者が併存していても前者が常に利用できるとはかぎらない．

⇨ 感度分析，コクラン共同計画，メタアナリシス

○ Lau J, Schmid CH and Chalmers TC (1995) Cumulative meta-analysis of clinical trials: builds evidence for exemplary medical care. *J Clin Epidemiol.* **48**: 45-57.
○ Whiting GW, Lau J, Kupelnick B and Chalmers TC (1995) Trends in inflammatory bowel disease therapy: a meta-analytic approach. *Can J Gastroenterol.* **9**: 405-11.

連続変数 [continuous variable]

連続変数とは無限小の差で区別できる変数である．

例えば：
・血圧
・高密度リポ蛋白コレステロール（HDLコレステロール）
・除脂肪体重
・体温．

⇨ 結末，結末ピラミッド，データの種類

漏斗プロット（ファンネルプロット）[funnel plot]

プライマリケアや二次的ケアを行っているものから選ばれたメンバーが薬品に関するエビデンスを審査するために毎月会合を開いていると仮定する．薬品に関する各研究論文は体系化された一連の質問にしたがって分析されているとする．

重要な2つの疑問が生じる．
・使用された標本の大きさはどの程度であったのか．
・得られた効果の大きさはどの程度であったのか．

漏斗プロットは，たとえば，異なった研究でみられた標本の大きさと効果の大きさをグラフで表す方法である．漏斗にギャップがある場合や，対称的でない場合には出版バイアスがあると疑われる．

図 52 漏斗プロット

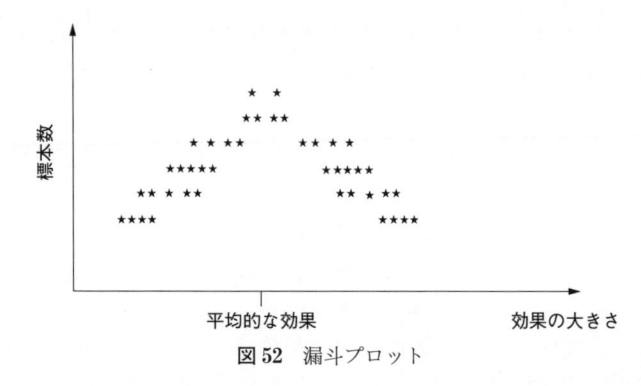

図 52 は「理想的な」漏斗プロットを示している．

公表資料を分析した場合に，出版バイアスがなければ効果の大きさに対して標本数をプロットしたものは，漏斗を逆さまにした形のようにみえる．その理由は以下のように説明される：
- 標本数が小さい研究は結果がばらつくと考えられる
- 標本数が大きい研究は広がりが小さいと考えられる
- 効果の平均的な大きさは標本数にかかわらず同じ大きさであるはずである．

漏斗プロットは，異論もあるが，出版バイアスを検出するのに使用される．ギャップが漏斗の片方にみられたり，漏斗が対称でなかったりする場合は，いくつかの試験が出版されていなかったり，見つけ出されていないことを示唆している．事実，ギャップをさらに詳細に解析することにより，ある研究は実施さえもされていないことがわかることがある．漏斗プロットが何を示すことができるかを明らかにするような経験的エビデンスは存在しないし，そのロジックにも疑問がある．これらのプロットが出版バイアスを検出するのに本当に役立つかどうかは，それ自体目下検討中である．

3 つの問題点を心にとどめておくとよい．
- 漏斗プロットは，それぞれの試験において介入が同じであるかどうかを必ずしもいつも提示しているわけではない（常にチェックすべきである）．
- 漏斗プロットは，試験関係者，クリニック，試験にかかわっている医師のタイプの違いを必ずしもいつも明確にしているわけではない．
- 最近では，漏斗プロットが示しているものが何であるか，それ自体が新たな討議の対象となっている．

⇒ 系統的レビュー，CONSORT，データ表示形式，併合解析，ラベプロット
- Bandolier (2000) Funnel plots and heterogeneity. *Bandolier.* **November**: 81-5.
- Bowling A (1997) *Research Methods in Health.* Open University Press, Buckingham.
- Gavaghan DJ, Moore RA and McQuay HJ (2000) An evaluation of homogeneity tests in meta-analysis in pain using simulations of individual patient data. *Pain.* **85**: 415-24.
- Lewis S and Clarke M (2001) Forrest plots: trying to see the wood and the trees. *BMJ.* **322**: 1479-80.
- Light RJ and Pillemer D (1984) *Summing UP.* Harvard University Press, Cambridge, MA.
- Stevens A, Abrams K, Brazier J, Fitzpatrick R and Lilford R (eds) (2001) *The Advanced Handbook of Methods in Evidence-Based Healthcare.* Sage Publishing, London.
- Tang J and Liu JI (2000) Misleading funnel plot for detection of bias in meta-analysis. *J Clin Epidemiol.* **53**: 477-84.

わ行

割り当て抽出（クオータサンプリング）[quota sampling]

　割り当て抽出とは，母集団からの抽出をある一定数（割り当て数）まで行う方法を記述するのに用いる用語である．これはランダム化の手順ではない．

　たとえば，その割り当て数とは，試験の各群が 200 例になったところで募集を中止するというようなものかもしれない．ランダム化が不可能であったり，非倫理的であったり，ないしは適当でないときに割り当て抽出が用いられる場合がある．より頻繁に，そのスピードと利便性から，市場調査や一般の調査に用いられる．

⇨ サンプリング法，閉じた逐次試験

割り付け［allocation］

　割り付けという語は，試験において患者を複数の研究グループに割り当てる手順を指す．この手順は以下のように行われるかもしれないし，そうでないかもしれない：

・秘密にされる（例：医師がその手順を知ると，秘密が洩れるかもしれない）
・方法論的に頑健である（例：デザインの不備から頑健性が損なわれるかもしれない）
・ランダム化によって行われる（例：最初の 2 人の患者は試験の一方のグループに，次の 2 人の患者は他方にといった非ランダム化）．

⇨ バイアス，ブラインディング，ランダム化

割り付けた治療による解析［analysis by assigned treatment］

　患者が受けるようにと割り付けられた治療に基づいた臨床研究の分析は，割り付けた治療による解析と呼ばれる．

　この治療は患者が実際に受けた治療ではないかもしれない．この用語は治療意図による解析の正確さを欠く別の表現である．

⇒ ケアパス，最終観察値の再利用，治療意図による解析，投与された治療による解析

割り付け方法の隠ぺい [concealment of method of allocation]
　割り付け方法の隠ぺいとは試験において患者がどのよう治療を割り付けられるかを医師にも患者にも知らせないときにみられるものである．隠ぺいは割り付けに関する何らかの予見を可能なかぎり防ぐために用いられる．
⇒ 隠ぺい，バイアス，ブラインディング

和文索引

(太数字は見出し用語)

あ 行

IRB 1
ICH 1,9,274
ICD 1
アウトカム 1
アウトライアー 1
アクションリサーチ 1
後同意 4
アトリション 4
誤り 5
洗い流し期 5
RR 195
RRI 196
RRR 198
アルゴリズム 5
RBI 194
安定(性) 5

イエローカード制度 5
閾値解析 7
医原性疾患 7
移行可能性 373
異質性 7
異質な製品 8
一元配置分散分析 249
一貫的反証 272
一致性 133
一致頻度 55
一般化 172
──の能力 118
一般開業医 61
一般化可能性 119,150,217,373
意図 8
意図的抽出 8,146
イベント 9,172,195,196,339
イベント抽出 146
イベント発現率 194,197,198,348

医薬品規制調和国際会議(ICH) 9,275
医薬品の製造管理と品質管理に関する基準 17
医薬品の臨床試験の実施 112
医薬品の臨床試験の実施に関する基準(GCP) 11
医療プライバシー運動 59
因果仮説 11
因果関係 11
因子分析 12
インフォームドコンセント 11,175
隠ぺい 12

ウィリアムの一致度指標 12
ウィルコクソンの順位和検定 249
ウィルコクソンの符号 249
ウェンバーグの計画 14
ウォッシュアウト 224
ウォッシュアウト期間 15
後ろ向き 40,131,171
後ろ向き研究 15
打ち切り 16
打ち切りデータ 16
運営委員会 296

ARI 75
ARR 227
英国医学研究審議会(MRC)による臨床試験実施ガイドライン 16
(英国)医薬品安全性委員会(CSM) 19
英国王立一般医協会 294
(英国)境界型薬剤に関する諸問委員会 19
英国医療技術評価機構(NICE) 20
(英国)国立研究登録(NRR) 22
(英国)多施設研究倫理委員会(MREC) 23
(英国)地域研究倫理委員会(LREC) 24,34
英国保健医療向上研究所(NICE) 36
英国保健省 37,98,242
英国保健省医薬品管理局(MCA) 36
英国保健省医療機器局(MDA) 36
英国保健省国民保健サービス(NHS)における研究管理 36
SHO 344
SF-36質問票 197
エディンバラ出産後うつ尺度 197
NICE 20,37,98
NRR 38
NHS 20,36,60,62,98,109,110,120,178,238,241,256,360,377
──のトラスト 60
NHS執行部 57
NHSの研究管理 38
NNH 38,75
NNT 38,103,178,228
N-of-1試験 38
エビデンス 3,21,26,43,52,80,85,93,120,164,172,181,194,270,279,292,297,299,323,325,348,350,352,370,373,378
エビデンスに基づく医療 38
エビデンスの階層体系 39
エビデンスを臨床で活かす際の問題点 43
エフェクトサイズ 44
FDA 9,45,360

MREC 23, 45
MRC 16, 91, 137, 238, 360
MCA 36, 45
MDA 36, 45
LREC 23, 33, 45
エンドポイント 45

OR 47
欧州委員会 9
欧州自由貿易地域 9
欧州製薬団体連合会 9
欧州連合指令 275
横断研究 45, 114
遅れ 45
オックスフォード中央研究倫理委員会 149, 151
オッズ 45, 122, 346
オッズ低下率 46
オッズ比 46, 227
オープン漸増試験 189
オープンラベル試験 48
オープン臨床試験 48
オペレーションズリサーチ 114

か 行

回帰分析 250
介護 242
カイ二乗傾向検定 249
カイ二乗検定 249
解釈の余地のある質問 115
解析的な見方 49
解析方法 250
外挿 105
ガイドライン 50
ガイドライン, 臨床試験と変化 51
介入 52, 91, 117, 206, 279, 285, 319, 339, 342
確率的抽出 146
仮説 53, 202, 208, 245
仮説検定 53
仮説検定における決定 53
片側検定 53
偏り 54
勝ち馬に賭ける規則 54
カッパ係数 54
仮定 57, 59, 74
カルディコットガーディアンズ 57

間隔尺度 201
頑健な 59
監査 19, 60
監査サイクル 61
観察研究 63, 117, 131, 170
観察者 63
観察者間一致性 63
観察者内一致性 64
観察者バイアス 375
観察的 118
観察的解析 114
患者情報 3, 57
患者情報シートと同意書 64
患者-症例 119
患者特有NNT 229
患者の期待イベント発現率 71, 228
患者の好み 71, 367
患者の同意 243
患者の登録簿 72
患者募集 343
感度 41, 72, 254
感度分析 73
関与 350
完了した治療 74
完了例 74
完了例に基づく解析 74
関連 74
関連性 75, 192

危害必要数(NNH) 75
危機的な出来事 92
棄却 80, 202, 208, 245
棄却域 75, 80
棄却限界値 75
帰結 75
危険因子 75
記述的研究 158
基準連関妥当性 216
擬似ランダム化 168
擬似ランダム割り付け 75
基礎調査質問票 109
基礎評価 109, 110
既存対照 76
期待イベント発現率 227
帰無仮説 53, 76, 125, 202, 208, 210, 245, 289, 327, 328
逆選択 78
急性の 78
QOL 78, 83
境界型アプローチ 78

競合因子 79
競合死因 79
強制漸増試験 188
共働作用 79
協力者 80
許容域 80
許容可能リスク 82
禁忌 241
均衡状態 82

偶然 274
クオータサンプリング 83
クオリティオブライフ(QOL) 83, 195
QUOROM 85
薬の半減期 5
組み入れ基準 88, 293
クラスカル-ワリス検定 249
クラスター 89, 346
クラスター抽出 146
クラスター分析 90
クラスターランダム化 90
クラスターランダム化試験 91, 92, 94
クリティカルインシデントテクニック 92
クリニカルガバナンス 93
クリニカルパス 94
グループ試験 117
グループランダム化 90, 94
クロスオーバー 94, 224
クロスオーバーグループランダム化試験 94
クロスオーバー効果 271
クロスオーバー試験 66, 94, 147
クロスオーバー率 97

ケアパス 94, 97
経過観察 206, 207
警告レター 360
経済評価の方式 99
経済分析と臨床試験 98
系統的抽出 146
系統的な解析 292
系統的レビュー 40, 101, 114, 187, 297
ケース 363
ケースコントロール研究 102
結果指標 102
結果の提示法 103

結果の内的妥当性 104
欠損値 104
決定木 105
決定的な臨床試験 107
結末 107,320
結末ピラミッド 107
欠落 108,231
研究管理 36,109,120
研究管理：現状把握 109
研究管理施行計画書 109,110
研究管理制度 109
研究管理体制 109,110
研究質問 113
研究質問と研究方法 113
研究質問の種類 114
研究者 116
研究申請者 152
研究中間報告書 31
研究導入期間 116
研究の種類 117
研究のタイプ 147
研究法の比較 118
研究倫理委員会 120,297
研究倫理委員会：中間報告書式の事例 119
研究倫理委員会中央局 35
健康 122
健康指数 108
健康上の利益 122
健康プロフィール 108
検査後オッズ 122
検査後確率 123
検査の精度 72,254
検査前オッズ 122,123
検査前確率 124
研修医 344
検出力 59,125,147,208
検出力計算 125
検定の検出力 125
倹約原理 126

効果の大きさ 126
交互割り付け 126
交差確認法 127
構成概念妥当性 216
交絡 147
交絡因子 127,147
国際疾病分類(ICD) 127
国際多施設臨床試験 112
国際的な試験 212
国民保健サービス 34

国民保健サービス母性部門 60
コクラン 322
コクラン共同計画 128
コクラン計画 41
コクラン総説データベース 128
コクラン比較試験登録 130
コクランライブラリー 130
コクランレビュー 128
後光作用 130
誤差 145,147
固定効果モデル 130,314
固定サイズ試験 131
コホート 118,131
コホート研究 40,101,114,117,131
コミュニティ試験 117
ゴールドスタンダード 133,216
混合効果モデル 314
コンコーダンス 133,167
CONSORT 133,245
CONSORTシステム 88
コントロール 140,363
コントロールイベント発現率 227
コントロール群 140
コンプライアンス 140

さ 行

サイクル 180
最終観察値の再利用 141
最大の利益 244
査定者 141,280
査読 141
査読者のためのチェックリスト（BMJ推奨）141
サブグループ解析 142
作用 144
作用修飾因子 144
賛意 145
参加 65
参加者 145
三重盲検試験 145,290
サンプリング 191
サンプリング誤差 145
サンプリング法 145
サンプルサイズ 145,208
サンプルサイズ計算 147
サンプルサイズの決定要因 148

CER 228
J型分布 148
CSM 148
GHQ-28 216
GMP 17,152
志願者 149
志願者バイアス 148
時間に基づく抽出 146
時期効果 149
試験運営委員会 149
試験開始時 302
試験が開始されないことについて研究者が示した理由 149
試験管理 343
試験結果の一般化可能性 150
試験実施施設 151
試験中止・中断について研究者が示した理由 151
事後オッズ 123
自己決定 152
自己決定能力 242,243
事後的 152
事後的に 152
GCP 37,62,153
　　——に関するICHのハーモナイゼーション日米欧3極ガイドライン 16
GCP欧州連合指令 153
GCP基準 37
事象 152
指針 152
システマティックレビュー 153
施設内審査委員会(IRB) 153
事前オッズ 124
事前確率 124
自然経過の調査 156
事前的に 156
自然な反応 156
実現可能性 343
実験群 156
実験研究 117
実験的介入 226
実験的研究 157
実行可能性試験 157
実施医療機関 130
実践的試験 157,162
実践的ランダム化試験 157

実地研究 158
質的解析 158, 257
質的研究のチェックリスト
　　（BMJ 版）160, 161
質的な調査 3
実薬対照 160
実薬対照同等性試験 160
実薬対照臨床試験 161
実薬治療 160
実用的効果試験 163
実用的試験 163
自発的抽出 146
市販後研究 209
市販後調査 164
市販後調査試験 294
死亡数 164
死亡率 164
ジャックナイフ推定 164
社内資料 267, 362
自由回答型質問 165
自由裁量 166
縦断研究 166
受給率 166
主成分分析 11
出版バイアス 380
主任研究者 23
受容 202, 208
主要な質問 166
主要評価項目 167
主要評価指標 197
順位検定 249
遵守 18, 164, 167
順序 167
順序効果 168
順序尺度 201
準ランダム化 75, 168
準ランダム化試験 168
状況 297
使用上の注意 241
承認相 169
消費者 349
証明的試験 169
症例 157
　──の数 145
　──の抽出 117
症例研究 114, 169
症例集 169
症例集積 114
症例対照研究 40, 114, 117, 170
症例と対照のマッチング 171
症例発見 172

症例報告 172
症例報告書 173
症例報告用紙 173
症例を抽出する方法 280
除外基準 173, 293
資料分析 174
ジーレンの片群承諾計画 175
ジーレンの単純同意割り付け 175
ジーレンの両群承諾計画 175
真陰性率 253
人格の尊重 312
人口統計プロフィール 177
審査委員会 368
真陽性率 73
信頼区間 178, 314
信頼限界 178
信頼性 39
診療ガイドライン 179
推論 179
ストリッピングアウト 292
スポンサー 152, 179
SMART 112
正義 312
制限付きランダム化 293, 355
成功報酬 179
精神保健法 1983 244
製造販売後調査 180
生体利用率比較試験 180
製品概要 234
製品ライフサイクル 180
世界医師会総会 305
世界保健機関（WHO）9, 122, 128
セカンダリケア 157
設計段階 371
絶対便益 180
絶対便益増加率 181
絶対リスク 181
絶対リスク減少率 103, 182, 227, 359
絶対リスク増加率 75, 184
折半解析法 184
説明責任 184
説明的試験 185
説明と同意 185
ゼーレンの同意化デザイン 185
善行 185, 312

選好群 186
選好試験 186
前後比較解析 187
センサリング 188
漸増試験 188, 337
漸増法 189
選択基準 190
選択バイアス 375
潜伏期間 190
層 200
相加効果 190
層化サンプリング 191
層化抽出 146
総括研究者（PI）18, 120, 150, 151, 191, 368
相関 192
相関係数 192
早期中止規約 192
相乗効果 193
相乗作用 194
相対便益増加率 194
相対リスク 195
相対リスク増加率 196
相対リスク低下率 46, 103, 198
層別ランダム化 200
測定誤差 147
測定尺度 200
測定方法 214

　　　　た　行

第1種の過誤 53, 202, 327
第1相臨床試験 202
対応のある t 検定 249
対応のあるデータ 249
対応のない t 検定 249
対価表 203
第3相臨床試験 204
代謝による排出 5
対照 171, 206, 335
対象 206
対照介入 160
対照群 206, 292, 322
対象者の目減り 207
対象被験者 145
代替エンドポイント 207
第2種の過誤 53, 126, 208
　──の確率 125
第2相臨床試験 208
代用エンドポイント 209

第 4 相臨床試験　209, 268
対立仮説　53, 77, 125, 210, 328
多施設共同試験　211
多重エンドポイント　212
多重原因論　212
多重水準モデル化　213
脱落　214, 224
ダーティデータ　214
妥当性　39, 214
妥当性確認　216
探索的データ解析　217
単施設試験　217
単純ランダム抽出　146
単純ランダム標本　217
単的反証　272
断面研究　217
単盲検試験　218, 290, 294

地域研究倫理委員会　23
地域試験　219
逐次試験　219, 257
地区のプライマリケアトラスト　36
地区病院　36
知の枠組　270
中間解析　220, 294
中間報告書　111
中止　68, 192, 205, 214, 222, 224
中止規約　220, 222
長期　223
長期解析　224
治療意図による解析　224
治療拒否　243
治療群：実験治療群　226
治療効果　226
治療必要数(NNT)　226
陳腐化　230

対計画　231
追跡調査　200
追跡不能例　231
通常介護　333
通常のケア　273
釣り合い型計画　231
釣り合った対　232

デイケアセンター　304
定量的解析　232
定量的研究　232
定量的試験　159
適応　241

適応外使用　232
適応型試験　54, 232
適応性　233
適格基準　233
適格性　234
適正手続き　234
適切性　32
適用可能性　150, 373
データクリーニング　234
データさらい　234
データ消失　235
データの種類　235
データの取り扱い　18
データ評価法　216
データ表示形式　236
データ品質保証　346
データフィッシング　237
データベース　324
データマイニング　235
データモニタリング委員会　238, 346
撤回　238
手元のデータによる解析　238
デュエムの反証不能理論　239
デュープロセス　240
デルファイ法　240
添付文書　241
同意　4, 11, 133, 241, 242
同意：法律と同意に関する 8 つの鍵となる質問　242
同意書　64, 241
等価用量　244
統計家のチェックリスト(BMJ推奨)　245
統計的検出力　245
統計的検定　186, 289
統計的検定：統計的検定でだます 10 通りの方法　246
統計的検定の流れ図　248
統計的に有意な差　245
統計的有意性　250
同時介入　251
同質　251
同質な製品　251
同時併用療法　251
同等性試験　251
道徳性　253
投票のパラドクス　253
透明性　254
投与された治療による解析　254

投与方法　241
同僚による審査　254
特異度　41, 72, 254
特別保健局　109, 110
独立　255
独立データモニタリング委員会　88
――なデータ　249
特例　256
閉じた質問　115, 256
閉じた逐次試験　257
トップダウンアプローチ　51
賭博師の誤解　257
トライアンギュレーション　257
トラスト　37
取り組み割合　258
トレードオフ　259
ドロップアウト　259

な 行

内挿　105
内的妥当性　104
内容的妥当性　215
二次的ケア　91
二重否定による質問　116
二重盲検試験　260, 290, 294, 340
二段抽出　260
二本腕スロットマシン割り付け　261
日本製薬工業協会　9
日本の厚生労働省　9
二律背反　261

は 行

バイアス　41, 262
――の種類と意味　263
バイアスコイン法　262
灰色文献　262
パイロット試験　157, 169, 267
暴露する　267
バスカービル試験　267
外れ値　269
発生数　269
発生率　269
パラダイム　269

パラダイムシフト **270**
パラームの計画 **270**
ハロー・グッバイ効果 **271**
反証主義 **271**
販売許可申請 **362**

PI **191,272**,368
ピアレビュー **272**
PEER **71**,228
PSNNT **229**
BMJ **160**
比較試験 **272**
非確率的抽出 **146**
被患率 **272**
被験者 **273**
　──の数 **245**
非実験的研究 **274**
PCG **213**
比尺度 **201**
ピーターソン法 **316**
P 値 **59,274**
ピートウの方法 **274**
ヒトに対して使用する医薬品の臨床試験に関する欧州連合指令 **274**
1人の患者の試験 **38,278**
批判的評価 **278**
非復元抽出 **279**
非盲検臨床試験 **279**
費目変更 **280**
費用 **203**
評価項目 **167**
評価者 **281**
評価者間信頼性 **281**
評価尺度 **351**
評価バイアス **260**
標準的ケア **207**
標本数 **380**
標本抽出法 **286**
表面的妥当性 **275**
開いた逐次試験 **281**
開かれた(答えの定まっていない)質問 **115**
非ランダム化研究 **281**
非ランダム化試験 **42**
非ランダム化臨床試験 **281**
非劣性 **282**
非劣性試験 **281**
品質保証と監査 **18**

ファンネルプロット **379**

フィッシャーの直接確率検定 **249**
フィードバック試験 **282**
フィールド試験 **283**
フォーカスグループ **283**
フォローアップ **284**
不活性の **285**
付加療法 **285**
不完備型治療選択デザイン **286**
復元抽出 **146,286**
複合エンドポイント **287**
複合仮説 **288**
副作用 **6,66,241,289**
副次評価指標 **197**
複数の要素を含む質問 **116**
服薬遵守 **320**
符号検定 **249**
不遵守 **360**
不正確な質問 **115**
不適切 **32**
プライマリケア **91,157**
プライマリケアグループ **37,61,131,183,213,228,342,368,373**
プライマリケアトラスト **37,61,109,110**
ブラインド **289**
ブラインディング **290**
プラセボ **66,161,194,291,292,335,348**
プラセボ群 **196**
プラセボ効果 **291**
プラセボ対照 **207**
プラセボ対照比較試験 **99**
プラセボ比較試験 **292,294**
ブロッキング **292**
ブロック **293**,355
ブロックランダム化 **293**,355
プロトコル **17,57,293,362**
プロトコル:研究申請書の監査 **294**
プロトコル違反 **294**
プロトコル改訂 **296**
PROBE 法 **296**
文脈 **297**
分類誤差 **147**
分類データ **249**

併合解析 **297**
並行試験 **297**

米国健康福祉庁 **154**
米国食品医薬品局(FDA) **298**
米国製薬工業協会 **9**
米国の監察長官局 **153**
ベイズの定理 **299**
ベイズ流効果モデル **131,314**
ベイズ流の解析 **299**
併用試験 **300**
ベースライン **301**
ベースラインデータ **302**,303
ベースラインの調整 **302**
ベースラインの特性 **303**
ベースラインのバランス **304**
ベースラインレベル **303**
ヘルシンキ宣言 **16,305**
ヘルスケア **91**
　──の倫理 **185**
ヘルスケアシステム **51**
ベルヌーイ試行 **311**
ベルモントレポート **312**
便益 **40,82,180,203,359**
便宜的抽出 **146**
偏コイン法 **312**
ベン図 **313**
ベンチマーキング **313**
変動 **314**
変量効果モデル **130,314**
変量モデル **314**

包括的コホートデザイン **314**
捕獲-再捕獲抽出法 **315**
保健局 **20,61**
保健施行計画書 **110**
保健省 **109**
　──の研究管理施行計画書 **110**
保健省研究開発部長局 **109,110**
保護帯 **342**
母集団 **145,362**
補助療法 **285,317**
母数効果モデル **317**
母数モデル **317**
捕捉率 **318**
ホーソン効果 **317**
ボトムアップアプローチ **51**
HOPE 試験 **193**
ボランティア **318**

ま 行

前向き 40, 131, 171
前向き研究 319
マクネマー検定 249
マスク 319
マッチドペア 319
マッチング 320
慢性の 320
マン‐ホイットニーのU検定 249

無回答 320
無配慮な質問 116

名義尺度 201
メガトライアル 212, **321**
メタアナリシス 40, 85, 114, 130, 196, 274, 297, 314, **322**
メタアナリスト 87
メタ解析 323
MeSH 323
面接の落とし穴 324

盲検 260, **324**
盲検化 260, **324**, 340
盲検化試験 66
黙認反応 325
持ち越し効果 326
モニタリング 299

や 行

野外試験 327
薬品効果の知識 374
薬物動態学 327
薬力学 327

有意 376
有意確率 327
有意水準 147, 221, 250, **327**
有意性 328
有意抽出 328
優越性試験 328
有害作用 235, 339
有害事象 329
有害薬物反応 330
有効性 331
有効性試験 157, **331**
尤度 331

誘導期間 190, **331**
誘導的質問 332
誘導的な質問 115, **332**
尤度比 122, **333**
有病者数 334
有病数 335
有病率 335

要因試験 335
要約統計量 322
用量 241
用量漸増 337
用量範囲探索試験 338
用量反応 337
用量比較試験 337
予後予測 338
予想される有害作用 338
予想される有利な作用 338
予想しない有害作用 339
予想しない有利な作用 339
予備調査 2
予防試験 339
四重盲検試験 340

ら 行

ライセンス 341
ラカトス研究綱領 342
ラカトスのハードコア，保護帯 342
ラグ 342
ラテン方格 342
ラベプロット 343
ランイン期間 345
乱数表 345
ランダム 8, 18, 127, 168, 185, 195, 314, 346, 354, 355
ランダム化 14, 175, 186, 200, 209, 297, 315, **346**, 354, 355, 362
ランダム化後同意 346
ランダム化試験 65, 273, 339
ランダム化試験における倫理的問題 347
ランダム化対照試験 118
ランダム化二重盲検プラセボ比較試験 133, 194
ランダム化比較試験 40, 41, 76, 85, 136, 163, 197, 198, 273, 339, 348, 350

ランダム化比較試験の計画，実施，解釈への消費者の関与 349
ランダム化比較試験(RCT)へ患者が参加するのを妨げる障壁 352
ランダム化比較試験(RCT)へ臨床医が参加するのを妨げる障壁 353
ランダム化プラセボ比較試験 340
ランダム化前の同意 354
ランダム化臨床試験 40
ランダム誤差 355
ランダム選択 355
ランダム置換ブロック 293, **355**
ランダムな 355
ランダム標本 355
ランダム割り付け 75, 186, 354, 355

利害抵触 356
罹患 357
罹患数 357
罹患率 357
リスク因子 358
リスク差 358
リスク‐便益比 359
リードタイム 117
罹病 359
両側検定 359
量的な調査 3
臨床疫学者 85
臨床決定支援システム 348
臨床研究 155
　――の結果の評価 141
　――のスポンサー 150, 152
臨床研究における不遵守例のよくみられる領域 360
臨床研究の流れ 361
臨床研究倫理委員会 294
臨床試験 10, 47, 88, 95, 114, 127, 211, 238, 267, 297, 321, 324, 331, 344, **363**
　――の実施に関する基準 37
臨床試験運営委員会 149, **364**
臨床試験が遅れたり完了できない原因 365
臨床試験実施計画書 366
臨床試験実施者 137

臨床試験における患者の好み　366
臨床試験にかかわる前に質問すべきこと　368
臨床試験によるエビデンスの欠点　370
臨床試験によるエビデンスの利点　371
臨床試験認可証　341
臨床試験のエビデンスを診療に活かすときの障壁　372
臨床試験の結果の外的妥当性　373
臨床試験の相　373
臨床試験の歴史　374
臨床試験報告に対する統合基準　375

臨床試験免除認可証　341
臨床試験倫理審査委員会：主目的　375
臨床的エビデンス　41
臨床的に有意　251
臨床的有意義性　376
臨床的有意義性 対 統計的有意性　376
臨床統治　376
臨床プロトコル　377
倫理委員会　34,37,119,149,151,169,296,361
倫理承認委員会　296
倫理審査委員会　375
倫理的　176
倫理的問題　347,377

累積メタアナリシス　378

連続変数　379

漏斗プロット　379
ロバスト　60

わ　行

割合に関する Z 検定　249
割り当て抽出　382
割り付け　117,382
割り付けた治療による解析　382
割り付けバイアス　261
割り付け方法の隠ぺい　383

欧文索引

（見出し用語のみ）

A

absolute benefit　180
absolute benefit increase　181
absolute risk　181
absolute risk increase　184
absolute risk reduction　182
acceptable risk　82
acceptance area　80
accountability　184
acquiescence response　325
action research　1
active control　160
active control clinical trial　161
active control equivalence trial　160
acute　78
adaptive-adoptive trial　232
additive effect　190
adjunctive therapy　285
adjusting for baseline　302
adjuvant therapy　317
advantages of evidence from clinical trials　371
adverse drug reaction　330
adverse event　329
adverse selection　78
Advisory Committee on Borderline Substance　19
algorithm　5
allocation　382
alternating allocation　126
alternative hypothesis　210
analysis by administered treatment　254
analysis by assigned treatment　382
analytic perspective　49
anticipated adverse effects　338
anticipated beneficial effects　338
a posteriori　152
approval phase　169
a priori　156

assent　145
assessors　281
association　74
assumptions　57
attrition　4
audit　60
audit cycle　61
autonomy　152
available case analysis　238

B

Balaam's design　270
balanced design　231
barriers to clinician participation in randomised controlled trials　353
barriers to patient participation in randomised controlled trials　352
barriers to putting clinical trial evidence into practice　372
baseline　301
baseline balance　304
baseline characteristics　303
Baskerville trial　267
Bayesian analysis　299
Bayes' theorem　299
before-and-after analysis　187
Belmont Report　312
benchmarking　313
beneficence　185
Bernoulli trial　311
bias　262
biased coin method　313
blind　289
blinding　290
block　293
block randomisation　293
blocking　292
boundary approach　78

C

Caldicott Guardians 57
capture-recapture sampling 315
care path 97
carry-over effects 326
case-control study 170
case finding 172
case report 172
case report form 173
case series 169
case study 169
causal hypothesis 11
causal relationship 11
causes of delay and failure to complete a clinical trial 365
censoring 188
chronic 320
clinical governance 93
clinical pathway 94
clinical practice guidelines 179
clinical protocols 377
clinical significance 376
clinical trial 363
clinical trial ethical approval committee : primary purpose 375
clinical trial steering committee 364
clinical versus statistical significance 376
closed question 256
closed sequential trial 257
cluster 89
cluster analysis 90
cluster randomisation 90
cluster randomised trial 91
Cochrane Collaboration 128
Cochrane Controlled Trials Register 130
Cochrane Database of Review 128
cohort 131
cohort study 131
co-intervention 251
combination trial 300
Committee on the Safety of Medicines (CSM) 19
common areas of non-compliance in clinical studies 360
community trial 219
comparative bioavailability trial 180
comparing research methods 118
competing cause 79
completed treatment 74
completer 74
completer analysis 74
compliance 167
composite endpoint 287
composite hypothesis 288
comprehensive cohort design 314
concealment 12
concealment of method of allocation 383
concomitant therapy 251
concordance 133
confidence interval 178
confidence limits 178
conflict of interest 356
confounding factor 127
consent 241
consent : eight key questions on law and consent 242
CONSORT 133
context 297
contingency fees 179
continuous variable 379
control 206
control group 206
controlled trial 272
correlation 192
correlation coefficient 192
critical appraisal 278
critical incident techniques 92
critical region 75
critical value 75
cross-over 94
cross-over rate 97
cross-over trial 94
cross-sectional study 127
cross-validation 127
cumulative meta-analysis 378

D

data cleaning 234
data-display formats 236
data dredging 234
data fishing 237
data-monitoring committee 238
data types 235
decision tree 105
Declaration of Helsinki 305
deferred consent 4
definitive clinical trial 107
Delphi technique 240
demographic profile 177

demonstrative trial 169
derogation 256
dirty data 214
disadvantages of evidence from clinical trials 370
discretion 166
documentary analysis 174
dose comparison trial 337
dose escalation 337
dose response 337
double-blind trial 260
dropout 214
due process 233
Duhem's irrefutability theory 239

E

early stopping rule 192
economic analysis and clinical trials 98
effect 144
effect modifiers 144
effect size 44
effectiveness trial 163
efficacy 331
efficacy trial 331
elasticity 233
eligibility 234
eligibility criteria 233
endpoint 45
entry criteria 88
equipoise 82
equipotent dose 244
equivalence trial 251
error 5
ethical considerations in a randomised clinical trial 347
ethical issues 377
European Union Directive on clinical trials of medical products for humans 274
event 9
evidence-based medicine 38
exclusion criteria 173
experimental group 156
experimental study 157
explanatory trial 185
exploratory data analysis 217
expose 267
external validity of clinical trial results 373

F

factor analysis 12
factorial trial 335
falsificationism 271
fate of clinical research 361
feasibility trial 157
feedback trial 282
field trial 283
fixed-effects model 130
fixed-size trial 131
focus group 283
follow-up 284
Food and Drug Administration (FDA) 298
funnel plot 379

G

gambler's fallacy 257
GCP European Clinical Trials Directive 153
generalisability of trial results 150
gold standard 133
good clinical practice (GCP) 11
grey literature 262
group randomisation 94
guideline 50
guidelines, clinical trials and change 51

H

halo effect 130
Hawthorne effect 317
health 122
health gain 122
hello-goodbye effect 271
heterogeneity 7
heterogeneous product 8
hierarchies of the evidence 39
historical control 76
history of clinical trials 374
homogeneity 251
homogeneous product 251
hypothesis 53
hypothesis test decisions 53
hypothesis testing 53

I

iatrogenic disease 7

inactive 285
individual patient trial 278
incidence 357
incidence rate 357
inclusion criteria 190
incomplete treatment option design 286
independence 255
induction period 331
inference 179
informed consent 11
institutional review board 153
intention 8
intention-to-treat (ITT) analysis 224
interim analysis 220
internal validity of results 104
International Classification of Diseases (ICD) 127
International Conference on Harmonisation (ICH) 9
inter-observer agreement 63
inter-rater reliability 281
intervention 52
intra-observer agreement 64
investigator 116
involving consumers in designing, conducting and interpreting randomised controlled trials 349

J

jack-knife 164
J-shaped distribution 148

K

kappa coefficient 54

L

L'Abbe plot 343
label 241
lag 342
Lakatosian research programme 342
Lakatosian's hard-core, protective belt 342
last observation carried forward 141
latent period 190
Latin square 342
leading question 332
licence 341
likelihood 331
likelihood ratio 333

loaded question 332
Local Research Ethics Committee (LREC) 33
long term 223
long-term analysis 224
longitudinal study 166
lost 108
lost in follow-up 231

M

mask 319
matched pair 319
matching 320
matching cases and controls 171
Medical Devices Agency 36
Medical Research Council Guidelines for Good Practice in Clinical Trials 16
Medical Subject Headings (MeSH) 323
Medicines Control Agency (MCA) 36
mega-trial 321
meta-analysis 322
missing values 104
morality 253
morbidity 357
mortality 164
Multicentre Research Ethics Committee (MLEC) 23
multicentre trial 211
multilevel modelling 213
multiple causation 212
multiple endpoints 212
multiplicative effect 193

N

National Institute for Health and Clinical Excellence (NICE) 20
National Research Register (NRR) 22
natural history studies 156
natural response 156
non-experimental study 274
non-inferiority trial 281
non-randomised clinical trial 281
non-randomised studies 281
non-response 320
null hypothesis 76
number needed to harm (NNH) 75
number needed to treat (NNT) 226
number-of-1 trial 38

O

observational study 63
observer 63
obsolescence 230
odds 45
odds ratio 46
odds reduction 46
off-label use 232
one-tailed test 53
open-label trial 48
open question 165
open sequential trial 281
order 167
order effects 168
outcome 107
outcome measures 102
outcomes pyramid 107
outlier 269

P

paired design 231
paradigm 269
paradigm shift 270
paradox of voting 253
parallel trial 297
parsimony principle 126
participants 273
patient information sheet and consent forms 64
patient preferences 71
patient preferences in clinical trials 366
patient's expected event rate (PEER) 71
patients' register 72
peer review 272
peer reviewers' checklist (BMJ recommended) 141
period effects 149
Peto's method 274
pharmacodynamics 327
pharmacokinetics 327
phase 1 clinical trial 202
phase 2 clinical trial 208
phase 3 clinical trial 204
phase 4 clinical trial 209
phases of clinical trials 373
pilot trial 267
pitfalls of interviewing 324
placebo 291

placebo-controlled trial 292
placebo effect 291
play-the-winner rule 54
pooled analysis 297
post hoc 152
post-marketing surveillance 164
post-randomisation consent 346
post-test odds (PTO) 122
post-test probability (PTP) 123
power 125
power calculation 125
power of a test 125
pragmatic trial 157
preference group 186
preference trial 186
prerandomisation consent 354
pre-test odds 123
pre-test probability 124
prevalence 334
prevalence rate 334
prevention trial 339
primary outcome 167
primary question 166
principal investigator (PI) 191
PROBE 296
problems with regards to putting evidence into practice 43
product life cycle 180
prognosis 338
prospective study 319
protocol 293
protocol amendment 296
protocol: audit of research applications 294
pseudorandom allocation 75
purposive sampling 8
P-value 274

Q

quadruple-blind trial 340
qualitative analysis 158
qualitative research checklist (BMJ's version) 159
quality of life (QOL) 83
quantitative analysis 232
quasi-randomisation 168
quasi-randomised trial 168
questions to ask before getting involved in a clinical trial 368
QUOROM 85

quota sampling 382

R

random 355
random allocation 355
random-effects models 314
random error 355
random number table 345
random permuted blocks 355
random sample 355
random selection 355
randomisation 346
randomised controlled trial(RCT) 348
raters 280
reasons given by the investigator for a study being abandoned or in abeyance 151
reasons given by the investigator for a study never being started 149
relative benefit increase(RBI) 194
relative risk(RR) 195
relative risk increase(RRI) 196
relative risk reduction(RRR) 198
research ethics committee: possible progress report form 119
research governance: baseline assessment 109
research governance implementation plan 110
research governance in the NHS 36
relative risk reduction 197
research question 113
research questions and research methods 113
retrospective studies 15
risk-benefit ratio 359
risk difference 358
risk factor 358
robust 59
run-in period 116

S

sample size 145
sample size calculation 147
sample size determinants 148
sampling error 145
sampling strategies 145
sampling with replacement 286
sampling without replacement 279
scales of measurement 200

sensitivity 72
sensitivity analysis 73
sequential trial 219
side-effect 289
significance 328
significance level 327
simple random sample 217
single-blind trial 218
single-site trial 217
specificity 254
split-half method of analysis 184
sponsor 179
statistical power 245
statistical significance 250
statistical test diagram 248
statistical tests: ten ways to cheat with statistical tests 246
statisticians' checklist(BMJ recommended) 245
stopping rules 222
stratified randomisation 200
stratified sampling 191
subgroup analysis 142
subject 206
superiority trial 328
surrogate endpoint 207
synergy 79
systematic review 101

T

take-up rate 258
threshold point analysis 7
titration 188
titration trial 189
trade-off 259
transparency 254
treatment effect 226
treatment group: experimental 226
trial site 151
trial steering committee 148
triangulation 257
triple-blind trial 145
truncated data 16
two-armed bandit allocation 260
two-stage sampling 260
two-tailed test 359
type 1 error 202
type 2 error 208
types of research questions 114
types of study 117

U

unanticipated adverse effect 339
unanticipated beneficial effect 339
unblinded clinical trial 279

V

validity 214
validity checks 216
value-for-money table 203
Venn diagram 313
virement 280
volunteer 149

volunteer bias 148

W

washout period 5
ways of presenting results 103
Wennberg's design 14
William's agreement measure 12
withdrawal 222

Y, Z

yellow card scheme 5

Zelen's consent design 175

Memo

Memo

監訳者略歴

佐久間 昭(さくま・あきら)

- 1930年　埼玉県に生まれる
- 1958年　東京大学化学系大学院修了
- 1974年　東京医科歯科大学難治疾患研究所・教授
- 現　在　独立行政法人医薬品医療機器総合機構・臨時顧問
  薬学博士

宮原 英夫(みやはら・ひでお)

- 1935年　東京都に生まれる
- 1960年　東京大学医学部卒業
- 1994年　北里大学医療衛生学部教授
- 現　在　つくば臨床薬理センター観音台クリニック・名誉所長
  豊橋創造大学教授
  医学博士

折笠 秀樹(おりがさ・ひでき)

- 1956年　大阪府に生まれる
- 1988年　ノースカロライナ大学公衆衛生学部医学統計学科大学院修了
- 現　在　富山大学大学院医学薬学研究部バイオ統計学・臨床疫学教授
  Ph.D.(学術博士)

臨床試験用語事典

定価は外函に表示

2006年10月25日　初版第1刷

監訳者	佐 久 間 　 昭
	宮 　 原 　 英 　 夫
	折 　 笠 　 秀 　 樹
発行者	朝 　 倉 　 邦 　 造
発行所	株式会社 朝 倉 書 店

東京都新宿区新小川町6-29
郵便番号　162-8707
電　話　03(3260)0141
FAX　03(3260)0180
http://www.asakura.co.jp

〈検印省略〉

ⓒ 2006〈無断複写・転載を禁ず〉

壮光舎印刷・渡辺製本

ISBN 4-254-32213-5　C 3547　　　Printed in Japan

前北里大 宮原英夫・北里大 池田憲昭・北里大 鶴田陽和訳

医学統計学辞典

12162-8 C3541　　　　Ａ５判 344頁 本体8500円

医学統計学領域における基本的な専門用語1600について、明快な定義を与える辞典。図を豊富に取り入れ、数式は一切いらず、やさしい表現で解説しており、医者、医学部の学生に理解できるよう配慮したもの。〔主な収載項目〕因子分析／後ろ向き研究／欠測値／コックスの比例ハザードモデル／疾病地図／スクリーニング調査／多重エンドポイント／発病率／プラセボ効果／分散分析／メタアナリシス／予後スコアリングシステム／無作為割付け／盲検法／ランダム回答法／臨床試験／等

前北里大 宮原英夫・富山大 折笠秀樹監訳
統計ライブラリー

実践医学統計学

12668-9 C3341　　　　Ａ５判 256頁 本体4600円

実際に役立つ欧米での標準的テキスト。〔内容〕有意性の検定／フィッシャーの２×２分割表の検定／カプラン-マイヤー法／生存率曲線／正規分布／医学データの線形回帰モデル／比例ハザード回帰分析／臨床試験のデザイン／疫学的応用／他

長崎県大 古川俊之監修
国立保健医療科学院 丹後俊郎著
統計ライブラリー

新版 医学への統計学

12546-1 C3341　　　　Ａ５判 336頁 本体5800円

〔内容〕医学データの整理／統計学的推測の基礎／平均値に関する推測／相関係数と回帰直線に関する推測／比率と分割表に関する推論／実験計画法／標本の大きさの決め方／生存時間に関する推測／交絡因子の調整／$\varDelta$検定／多変量解析／他

丹後俊郎・山岡和枝・高木晴良著
統計ライブラリー

ロジスティック回帰分析
―SASを利用した統計解析の実際―

12656-5 C3341　　　　Ａ５判 256頁 本体5000円

具体的な問題を取り上げ、問題自体の理解から本分析の適用を示し、その結果・出力の理解の仕方を実践的にまとめた好著。〔内容〕歴史と応用分野／ロジスティック回帰モデル／SASを利用した解析例／他の関連した方法／統計的推測／付録

前統数研 矢船明史・統数研 石黒真木夫著
統計科学選書6

母集団薬物データの解析

12586-0 C3341　　　　Ａ５判 160頁 本体2900円

ヒトの体内で薬物濃度がどのように変化するか？対象者全体での薬物のふるまいを統計的に解析。〔内容〕母集団薬物動態解析とは／薬物動態解析／統計理論／情報量規準／母集団の解析／血液中薬物濃度推移のベイズ推定／他の解析例／EIC／他

国立保健医療科学院 長谷川敏彦編

医療安全管理事典

30086-7 C3547　　　　Ｂ５判 400頁 本体13000円

「保健医療界における安全学」をシステムとして日本の医療界に定着させることをめざす成書。総論的・理論的な概説から、体制・対応・分析技法、さらに個別具体的な事例までまじえて解説。基礎的かつ体系的な専門知識と技術のために必要な事項を、第一線の研究者・実務家がわかりやすく解説。〔内容〕組織の安全と人間理解／未然防止とエラーリカバリー／事故報告制度／安全管理院内体制／危機管理／臨床指標／RCA／院内感染／手術・麻酔／透析／誤薬予防／転倒転落／他

高野健人・伊藤洋子・河原和夫・川本俊弘・城戸照彦・中谷陽二・中山健夫・本橋 豊編

社会医学事典

30068-9 C3547　　　　Ｂ５判 420頁 本体13000円

現在の医療の状況を総合的に把握できるよう、社会医学において使用される主要な用語を見開き2頁で要領よく解説。衛生学・公衆衛生学・法医学・疫学・予防医学・環境医学・産業医学・医療情報学・保健計画学・地域保健学・精神衛生学などを包括したものである社会医学の内容を鮮明に描き、社会医学内の個々のジャンルの関連性、基礎医学・臨床医学との接点、境界領域の学際的知見をも解説。医療・看護・介護・保健・衛生・福祉分野の実務者・関係者、行政担当者の必携書

国立感染症研究所学友会編

感 染 症 の 事 典

30073-5 C3547　　　　　B 5 判　336頁　本体14000円

人類の歴史は，その誕生以来細菌・ウイルスなどの病原体によるさまざまな感染症との闘いの連続であるともいえる。ペスト，天然痘，結核，赤痢，そして最近ではO157など数えればきりがない。本書は，新興・再興の感染症に関する基礎研究の中心的存在である国立感染症研究所の学友会を編集母体として，代表的な100余の感染症について，概要，病原体，疫学，臨床所見，病原体診断などについて図・表，電子顕微鏡写真を用いてわかりやすく解説した五十音配列の事典である。

三島濟一総編集　岩田　誠・金井　淳・酒田英夫・澤　充・田野保雄・中泉行史編

眼 の 事 典

30070-0 C3547　　　　　A 5 判　656頁　本体20000円

眼は生物にとって生存以外不可欠なものであり，眼に対しては動物は親しみと畏怖の対象である。ヒトにとっては生存のみならず，Quality of Lifeにおいて重要な役割を果たしており，何故モノが見え，色を感じるのかについて科学や眼に纏わる文化，文学の対象となってきている。本事典は眼についての様々な情報を収載，また疑問に応える『眼に関するエンサイクロペディア』として企画。〔内容〕眼の構造と機能／眼と脳／眼と文化／眼の補助具／眼の検査法／眼と社会環境／眼の疾患

老人研 鈴木隆雄・老人医療センター 林　禁史総編集

骨 の 事 典

30071-9 C3547　　　　　A 5 判　480頁　本体15000円

骨は動物の体を支える基本構造であり，様々な生物学的・医学的特性をもっている。また古い骨や動物の遺骸を通して過去の地球上に生息し，その後絶滅した生物等の実像や生活習慣等を知る上でも重要な手掛かりとなっている。このことは文化人類学においても重要な役割を果たしている。本事典は骨についての様々な情報を収載，また疑問に応える『骨に関するエンサイクロペディア』として企画。〔大項目〕骨の進化・人類学／骨にかかわる風俗習慣と文化／骨の組成と機能／骨の病気

東邦大 有田秀穂編

呼 吸 の 事 典

30083-2 C3547　　　　　A 5 判　744頁　本体24000円

呼吸は，生命活動の源であり，人間の心の要である。本書は呼吸にまつわるあらゆる現象をとりあげた総合的事典。生命活動の基盤であるホメオスタシスから呼吸という行動まで，細胞レベルから心を持つヒトのレベルまで，発生から老化まで，しゃっくりの原始反射から呼吸中枢まで，睡眠から坐禅という特殊な覚醒状態まで，潜水から人工血液まで，息の文化からホリスティック医療までさまざまな呼吸関連の事象について，第一線の研究者が専門外の人にも理解しやすく解説したもの

東大 松島綱治・京府医大 酒井敏行・東大 石川　昌・富山医薬大 稲寺秀邦編

予 防 医 学 事 典

30081-6 C3547　　　　　B 5 判　464頁　本体15000円

「炎症・免疫，アレルギー，ワクチン」「感染症」「遺伝子解析，診断，治療」「癌」「環境」「生活習慣病」「再生医療」「医療倫理」を柱として，今日の医学・医療において重要な研究テーマ，研究の現状，トピックスを，予防医学の視点から整理して解説し，現在の医療状況の総合的な把握と今後の展望を得られるようにまとめられた事典。
医学・医療・保健・衛生・看護・介護・福祉・環境・生活科学・健康関連分野の学生・研究者・実務家のための必携書。

国立保健医療科学院 丹後俊郎・
日本イーライリリー 上坂浩之編

臨床試験ハンドブック
―デザインと統計解析―

32214-3 C3047　　　　A5判 772頁 本体26000円

ヒトを対象とした臨床研究としての臨床試験のあり方，生命倫理を十分考慮し，かつ，科学的に妥当なデザインと統計解析の方法論について，現在までに蓄積されてきた研究成果を事例とともに解説。〔内容〕種類／試験実施計画書／無作為割付の方法と数理／目標症例数の設計／登録と割付／被験者の登録／統計解析計画書／無作為化比較試験／典型的な治療・予防領域／臨床薬理試験／グループ逐次デザイン／非劣性・同等性試験／薬効評価／不完全データ解析／メタアナリシス／他

筑波大椿　広計・国立保健医療科学院 藤田利治・
京大 佐藤俊哉編

これからの臨床試験
―医薬品の科学的評価―原理と方法―

32185-6 C3047　　　　A5判 192頁 本体3500円

国際的な視野からの検討を加え，臨床試験の原理的・方法的側面の今日的テーマを網羅した意欲作。〔内容〕Pコントロール／人体実験から臨床試験へ／用量反応情報／全般的な臨床評価／ITT解析／多施設臨床試験／代替エンドポイント／他

◆ 医学統計学シリーズ ◆

データ統計解析の実務家向けの「信頼でき，真に役に立つ」シリーズ

国立保健医療科学院 丹後俊郎著
医学統計学シリーズ1

統計学のセンス
―デザインする視点・データを見る目―

12751-0 C3341　　　　A5判 152頁 本体2900円

データを見る目を磨き，センスある研究を遂行するために必要不可欠な統計学の素養とは何かを説く。〔内容〕統計学的推測の意味／研究デザイン／統計解析以前のデータを見る目／平均値の比較／頻度の比較／イベント発生までの時間の比較

国立保健医療科学院 丹後俊郎著
医学統計学シリーズ2

統計モデル入門

12752-9 C3341　　　　A5判 256頁 本体4000円

統計モデルの基礎につき，具体的事例を通して解説。〔内容〕トピックスI～IV／Bootstrap／モデルの比較／測定誤差のある線形モデル／一般化線形モデル／ノンパラメトリック回帰モデル／ベイズ推測／Marcov Chain Monte Carlo法／他

長崎大中村　剛著
医学統計学シリーズ3

Cox比例ハザードモデル

12753-7 C3341　　　　A5判 144頁 本体3000円

生存予測に適用する本手法を実際の例を用いながら丁寧に解説する〔内容〕生存時間データ解析とは／KM曲線とログランク検定／Cox比例ハザードモデルの目的／比例ハザード性の検証と拡張／モデル不適合の影響と対策／部分尤度と全尤度

国立保健医療科学院 丹後俊郎著
医学統計学シリーズ4

メタ・アナリシス入門
―エビデンスの統合をめざす統計手法―

12754-5 C3341　　　　A5判 232頁 本体4000円

独立して行われた研究を要約・統合する統計解析手法を平易に紹介する初の書〔内容〕歴史と関連分野／基礎／代表的な方法／Heterogenietyの検討／Publication biasへの挑戦／診断検査とROC曲線／外国臨床試験成績の日本への外挿／統計理論

国立保健医療科学院 丹後俊郎著
医学統計学シリーズ5

無作為化比較試験
―デザインと統計解析―

12755-3 C3341　　　　A5判 216頁 本体3800円

〔内容〕RCTの原理／無作為割り付けの方法／目標症例数／経時的繰り返し測定の評価／臨床的同等性／非劣性の評価／グループ逐次デザイン／複数のエンドポイントの評価／ブリッジング試験／群内・群間変動に係わるRCTのデザイン

日本イーライリリー 上坂浩之著
医学統計学シリーズ6

医薬開発のための 臨床試験の計画と解析

12756-1 C3341　　　　A5判 280頁 〔近刊〕

医薬品の開発の実際から倫理，法規制，ガイドラインまで包括的に解説。〔内容〕試験計画／無作為化対照試験／解析計画と結果の報告／用量反応関係／臨床薬理試験／臨床用量の試験デザイン用量反応試験／無作為化並行試験／非劣性試験／他

上記価格（税別）は 2006 年 9 月現在